# つながる脳科学

## 「心のしくみ」に迫る脳研究の最前線

理化学研究所 脳科学総合研究センター　編

ブルーバックス

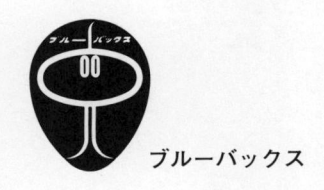

カバー装幀　芦澤泰偉・児崎雅淑
カバー・本文イラスト　大久保ナオ登
本文デザイン　齋藤ひさの（STUDIO　BEAT）
本文図版　さくら工芸社
取材・構成　丸山篤史

# はじめに

人類は古代から、この世界がどのようにできているのか、考えを巡らせてきました。土や水や空気が何でできているのか。地球、月、そして太陽はどのように動いているのか。こうした自然の事物を探究することによって、神の怒りと思われた稲妻が放電現象であることや、不吉な予兆と思われた日食が、月によって太陽が隠される現象であることが分かるなど、世界に対する見方を進歩させてきました。

では私たちは、私たちの住む世界のすべてを、こうした自然科学的な見方で理解できるようになったと言えるでしょうか？

現代に生きる私たちにとっての「世界」は、土、水、空気だけではありません。毎日、家族や友人と会話をしたり、スマートフォンやコンピューターを通してやりとりをします。良い音楽を聴いて感動したり、試合に負けて悔しがったりもします。そんな日常が私たちの暮らす世界です。

土や水、空気といった物質だけではなく、「情報」の世界でもあるのです。そして、この情報社会は、人の心が生み出しているものに他ならず、その「心」を生み出しているのは、私たちの身体の一部である、「脳」なのです。

脳も物質である以上、自然科学の言葉で語ることができるはずです。すなわち脳科学とは、自然科学の研究手法を用いて脳を調べることによって、脳が生み出している私たちの心や社会を理解することを目指す学問なのです。

しかし、脳の理解は、簡単ではありません。身体の他の臓器とは異なり、脳の神経細胞は、その一つ一つがそれぞれ異なる働きをしています。そのため、心の働きを物質のレベルで理解しようとしたときには、脳全体に含まれる物質を調べただけでは、その働きを理解することはできません。どの分子が、いつどこで働いているのかを明らかにする必要があります。

そのためには、脳を「観る」ための高度な技術が欠かせません。そうした脳を観る技術が開発されるまで、脳は闇に包まれていました。近年になって、ようやく生きている動物の脳を細胞レベルで観察できるようになり、多くのことが分かってきましたが、生きている人の脳を細胞レベルで観察できる技術の開発は、これからの課題です。

ひょっとして、私たちの「心」についての理解は、今も、稲妻を神の怒りと思っていた古代人の自然についての理解とさほど違わないレベルかもしれません。

脳が行っている仕事は、外界や身体の状況を把握し、過去の記憶と照らし合わせて分析し、総合的に判断して身体を制御して行動を起こさせるための情報処理、すなわち「計算」をすることです。ですから、脳を理解するには、脳の中の神経細胞やグリア細胞はどんなものなのか、それらがいかにして脳内のネットワークを作っているかを解明しなければなりません。そして、そのネットワークがどのような原理で情報処理を行っているかを研究することも大切です。

ただ、それだけでは足りません。私たちのこの脳の働きが、心や社会を生み出しているのですから、自然科学だけではなく、人文・社会科学の知識も総動員して、脳の働きを調べていく必要があるのです。

このように脳科学は、生物学・物理学・化学・数学・情報科学から人文・社会科学まで、あらゆる学問を総動員して進めていかなければならない分野であるため、学際的な研究体制が求められます。1990年代に、こうした学際的な研究体制を整えるためには脳科学を一体として推進する必要がある、という動きがあり、脳科学の中核的研究施設が設置されることになりました。そうして1997年に、理化学研究所に脳科学総合研究センター（BSI：Brain Science Institute）ができたのです。その後私たちは、さまざまな研究成果を挙げてきました。そしてこの度、創立20周年を機に、本書を出版することとなりました。

この本では、現在の脳研究でどこまで脳のことが分かったのか、あるいはまだまだ分かっていないことについて、研究者たちがその最前線をお伝えしていきます。本書のテーマは「つながり」です。

先に書いたように、脳科学はあらゆる学問とのつながりが欠かせなくなっていますが、それだけではありません。研究が進んだことによって、さまざまな脳の部位ごとのつながり、その脳の各部位における細胞同士のつながり、さらには脳の機能が私たちの行動や感情とどうつながっているかなどが次第に明らかになりつつあるのです。そして、脳科学の研究は、多くの人々を苦しめている精神神経疾患の原因を解明して診断法・治療法を開発することや、脳にヒントを得た新しい人工知能の開発など、多様な形で社会への貢献にもつながります。

扱うトピックは章ごとに分かれていますので、興味のあるところから読んでいただいて構いません。脳研究と一口に言ってもさまざまな専門に分かれますが、本書を読んでいただければ、各章で紹介する研究同士につながりがあることも実感いただけるはずです。

では、宇宙と並んで人類最大のミステリーである「脳」の世界へと、皆様をご案内しましょう。

理化学研究所脳科学総合研究センター
センター長　利根川進

# 本書で紹介する脳のつながり

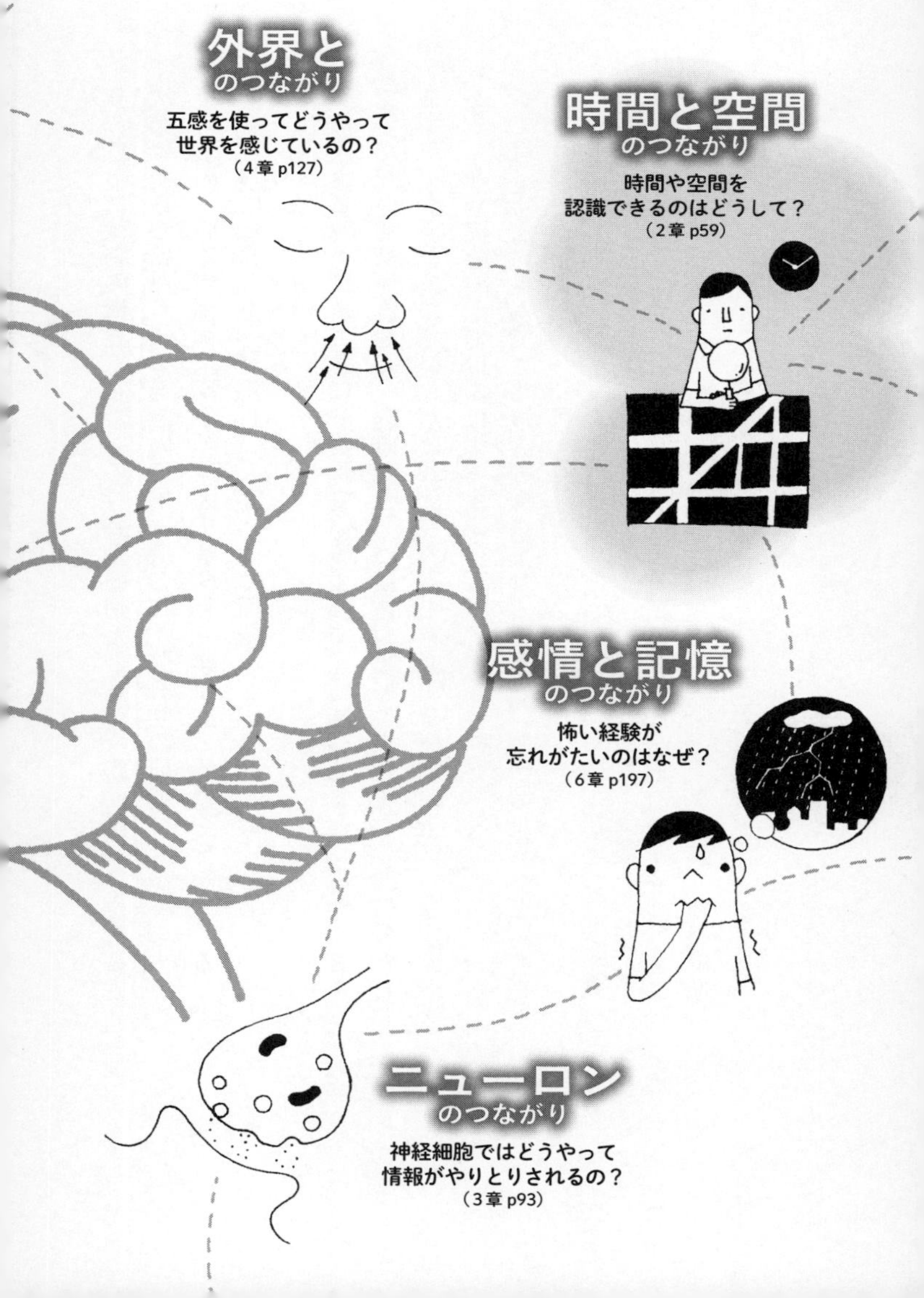

外界と
のつながり
五感を使ってどうやって
世界を感じているの？
（4章 p127）
時間と空間
のつながり
時間や空間を
認識できるのはどうして？
（2章 p59）
感情と記憶
のつながり
怖い経験が
忘れがたいのはなぜ？
（6章 p197）
ニューロン
のつながり
神経細胞ではどうやって
情報がやりとりされるの？
（3章 p93）

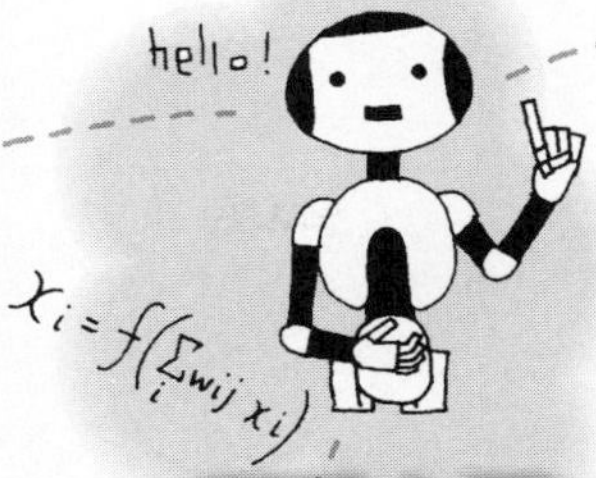


## 理論と脳のつながり

脳のはたらきを数理モデルで考えるってどういうこと？
（5章 p163）

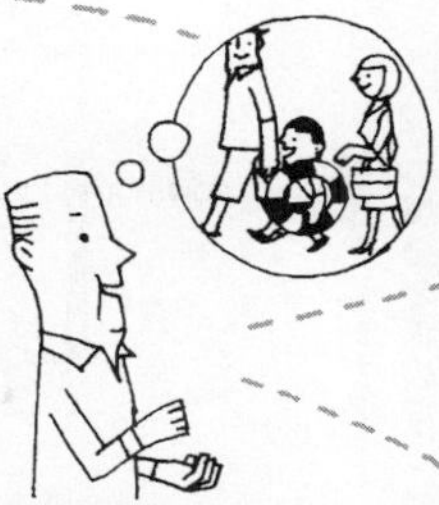

## 記憶と脳のつながり

記憶はどうやって作られるの？
（1章 p17）

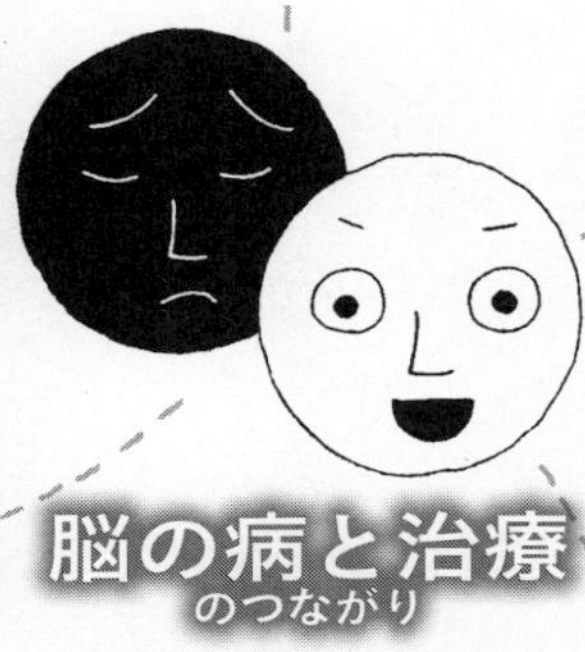

## 親子のつながり

子育てや親子の絆にも脳が関わっているの？
（9章 p281）

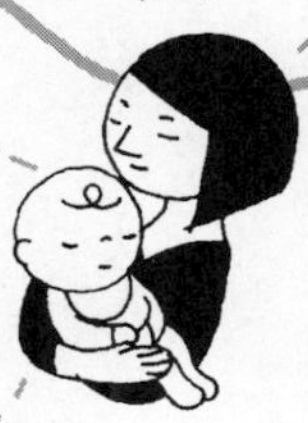

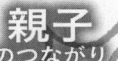

## 脳の病と治療のつながり

「心の病」は脳の病気なの？
（8章 p245）

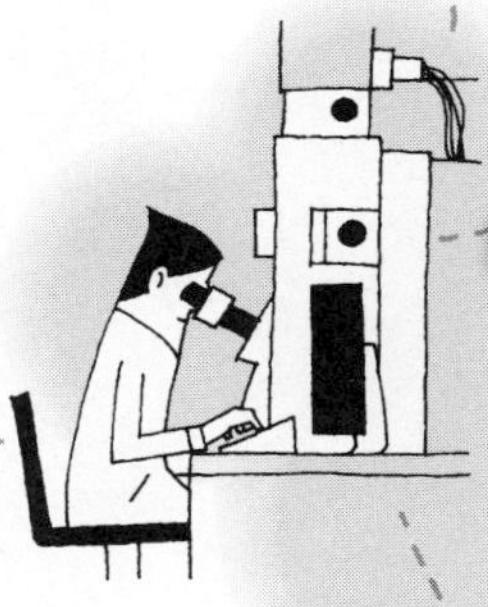

## 最新技術と脳研究のつながり

脳のことを知るために欠かせない技術って？
（7章 p229）

『つながる脳科学』もくじ





# 第1章 記憶をつなげる脳

「記憶」は脳のどこにどのように蓄えられ、どのようにして思い出されるのでしょうか？　そのメカニズムが明らかになりつつあります。なんと、記憶を人為的に想起させたり、経験していない記憶を作ることまで可能になってきているのです。



利根川進
理化学研究所
脳科学総合研究センター
センター長

## 第2章 脳と時空間のつながり

いま自分がどこにいるのか、時間がどれくらい経ったのか、私たちはどうやって認識していると思いますか？　じつは頭の中には、地図や時計のような役割をする神経細胞があって、それらがじつに巧妙な働きをしているのです……！



藤澤茂義

システム神経生理学
研究チーム
チームリーダー

## 第3章 ニューロンをつなぐ情報伝達

脳には1000億もの神経細胞が詰まっていて、複雑につながりあって情報を伝えています。この章では、脳のいちばん基本的な構造「シナプス」に注目してみましょう。ミクロな世界から、脳のどんな働きが分かってくるのでしょうか？



合田裕紀子

シナプス可塑性・回路制御
研究チーム
チームリーダー



## 第4章 外界とつながる脳

見る、聞く、嗅ぐ、味わう、触る……私たちは五感を使って外界を認識しています。ですが、そもそも知覚は脳の中でどうやって生み出されるのでしょうか？ ここでは、嗅覚のメカニズムに迫ります。研究に貢献するのは、なんと「ハエ」です。



風間北斗

知覚神経回路機構
研究チーム
チームリーダー

# 第5章
# 数理モデルでつなげる脳の仕組み

脳を知るための研究は、実験だけではありません。数理モデルなど「理論」で追究することも重要です。脳の学習はどのように進むのか？　AIのディープラーニングとは何が違うのか？　理論から脳を眺めると、新たなつながりが見えてきます。



豊泉太郎

神経適応理論
研究チーム
チームリーダー

# 第8章 脳の病の治療につなげる

「心の病」といわれるうつ病なども、本当は脳に原因がある「脳の病」。認知症や双極性障害などさまざまな脳疾患がありますが、現在の薬は根本治療薬とは言えません。ですが、脳の仕組みを解明することで、脳の病の克服に一歩ずつ近づいています。



加藤忠史
精神疾患動態研究チーム
チームリーダー

第9章

## 親子のつながりを作る脳

親が子を育て、子どもが親を慕う「親子関係」に、脳はどう関わっているのでしょうか？　最終章では、脳から見た親子のつながりに迫るとともに、脳研究が今後どう役に立っていくのか、「社会とのつながり」も皆さんと考えたいと思います。



黒田公美
親和性社会行動研究チーム
チームリーダー

第1章

# 記憶をつなげる脳

「記憶」は脳のどこにどのように蓄えられ、どのようにして思い出されるのでしょうか? そのメカニズムが明らかになりつつあります。なんと、記憶を人為的に想起させたり、経験していない記憶を作ることまで可能になってきているのです。

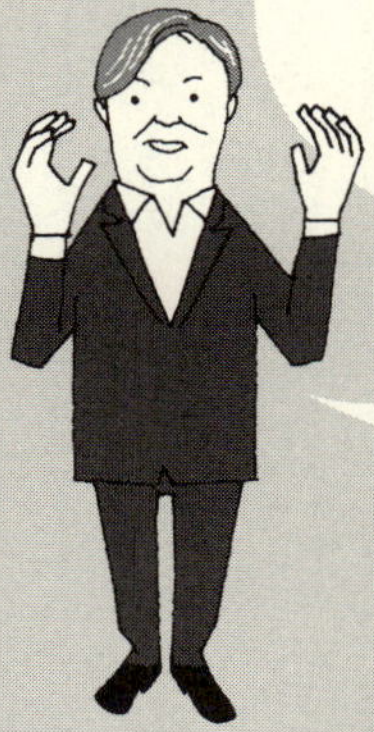

利根川進
理化学研究所脳科学総合研究センター センター長

記憶とは、何でしょうか？　記憶と言っても、ものごとを覚えたり、忘れたりすることだけではありません。記憶は、非常に重要な働きをしていて、いろいろな心の現象に関与しています。

たとえば、過去の出来事を思い浮かべてください。その経験は楽しかったですか？　それとも、とても怖かったでしょうか？　記憶を辿ると、さまざまな感情も一緒に思い出すはずです。つまり、記憶は感情にもリンクしているわけです。あるいは、何か質問に答える場面を想像してください。質問に答えるには、質問そのものを覚えて、関連する情報を思い出し、回答するために言葉を組み立てるはずです。つまり、ものを考えるときにも記憶は必要なのです。

我々の研究チームは、記憶の仕組みの解明を目指しているので、記憶に関係する「海馬《かいば》」や「扁桃体《へんとうたい》」という脳領域に注目しています。海馬は、脳の中でも比較的大きな組織なので、大雑把な実験でも、記憶に関係しているだろうと推測することは可能でした。そして現在、海馬は記憶を作ったり取り出したりすることに関係していることが分かっています。また扁桃体のほうは、感情の記憶に関係していることが分かっています。

やがて研究が進めば、記憶に関する病気を治すことも可能になるのです。たとえばアルツハイマー病や記憶喪失などで失われた記憶も、取り戻せるかもしれません。正確に言うと、「アルツハイマー病」は、少なくともその初期段階においては、「記憶が失われた」のではなく、「脳のどこかにある記憶をうまく思い出せなくなったのだ」と考えています。この結論に至ったのは、ここ20年ほどの我々の研究によって記憶のメカニズムが細胞レベルで明らかになり、マウスの記憶を操作することによって、人為的に記憶を作ったり思い出させたりすることができるようになったからです。

## 記憶とは何だろう

それではまず、身近な記憶について考えてみましょう。たとえば今、あなたの目の前で起こっている一連の出来事を覚えること、これを「エピソード記憶」といいます。ご飯を食べたことや人に会ったこと、旅行に出かけたことなどは、エピソード記憶になります。

もし海馬が何かの原因で壊れると、「エピソード記憶を作ること」が困難になります。昨日誰とどこで何をしていたのか、分からなくなってしまうのです。大雑把な実験でもこうしたことはある程度分かりますが、神経細胞のネットワークはとても複雑なので、これだけで記憶の仕組みが分かったとは言えません。そこで、もっと海馬を詳細に調べるため、細胞レベル、あるいは分子レベルでコントロールする技術が求められました。

記憶の研究の世界でいちばん大きな問題は「どうやって記憶を作るか」ということです。たとえばこの本を読んだとき、あなたの脳にはいろいろな情報が入っていくことでしょう。その情報が、いったいどういう形であなたの脳の中に蓄えられているのか？　ということを知りたいのです。

情報は、脳のいろいろなところに散らばって蓄えられているのか、あるいは、ある脳部位に局在して蓄えられているのか。さらに、いくつぐらいの細胞が一つの記憶に対応しているのか。また、似たような経験をしたときに、その情報を担っている細胞はどのぐらい共通していて、どのぐらい別々なのか。そうしたことを調べるために、まずは、いろいろな記憶の痕跡（エングラム）、つまり、経験によって変化したニューロン（神経細胞）のネットワークの様子や各ニューロン間のつながり、あるいはニューロンそのものの状態を探るわけです。

COLUMN 1

## どのようにニューロンが信号を伝達するか？

脳の仕組みを理解するには、ニューロン（神経細胞）がどのように信号を伝達するか、という知識が必要になります。基本的なことなので、ここで少し確認しておきましょう（図1-1）。

そもそもニューロンは、細胞膜の電位（膜電位）が上昇することを引き金として、信号を伝達します。つまり、あるニューロンが次のニューロンに信号を伝達するには、細胞の電気的な活動が必要なのです。これをニューロンの「興奮」といいます。

ニューロンには、興奮性と抑制性の2種類があります。興奮性ニューロンとは、自身が発する信号の受け手になるニューロンを興奮させる（膜電位を上げる）タイプの

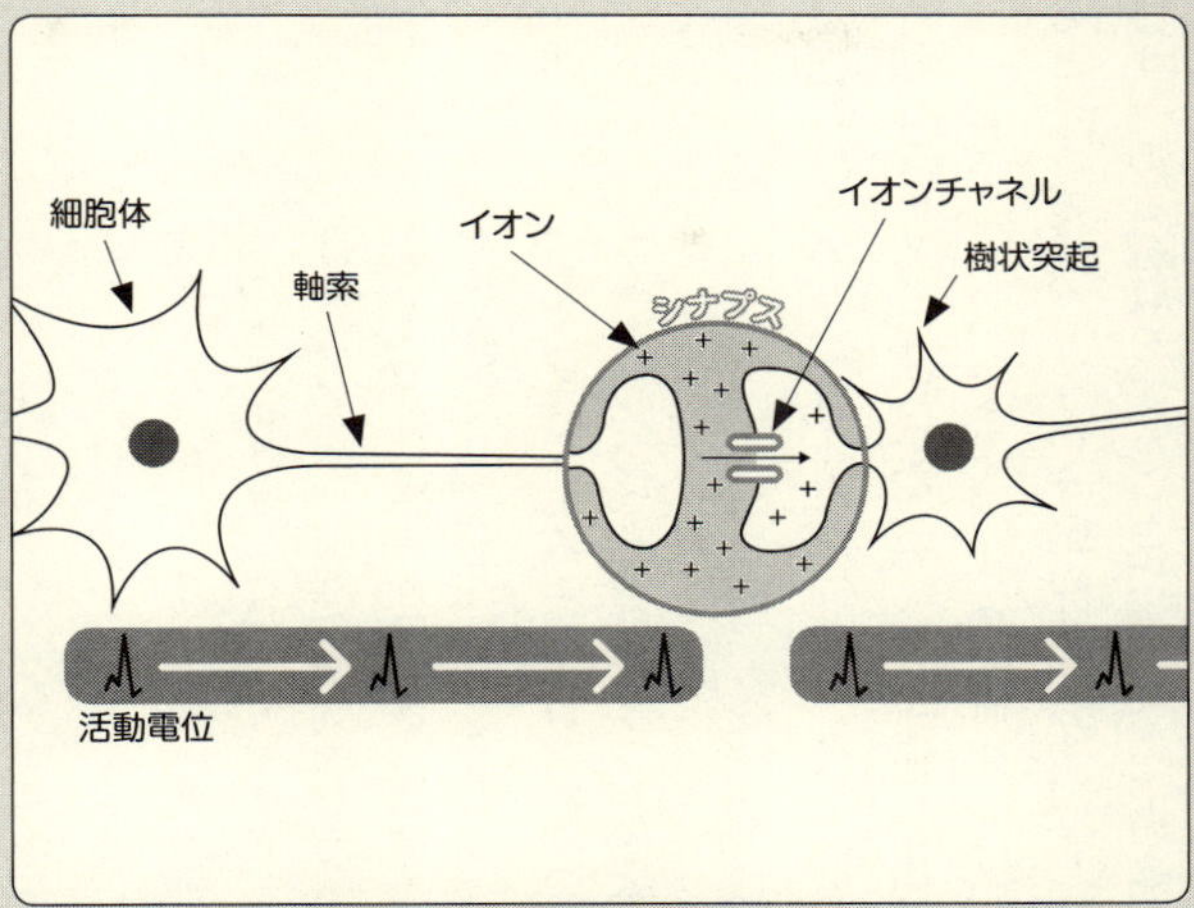


図1-1 ニューロンの情報伝達の仕組み
ニューロンの発火が連続し、信号を伝達していく。

ニューロンで、抑制性ニューロンとは、逆に信号の受け手になるニューロンを抑制する（膜電位を下げる）タイプのニューロンのことです。

一つのニューロンには、何千個ものニューロンからの入力があるといわれています。つまりニューロンは、何千個もの別のニューロンからの信号を受けて、膜電位が閾値《いきち》を超えると、次のニューロンに信号を送るわけです。膜電位が閾値を超えることを「発火」といいます。各ニューロンは、別のニューロンからの入力を受けて発火すると、次のニューロンに信号を出力するのです。

このとき膜電位を上げ下げするのは、細胞膜にある「イオンチャネル」と呼ばれるタンパク質です。イオンチャネルは、特定のイオンだけが通ることのできる門だと考えてください。イオンチャネルを通じ、細胞の内外にイオンが出入りすると、膜電位は変化します。細胞の電気的な活動とは、ようするに細胞内外のイオン濃度差が変化することによって生じるのです。

たとえば、あるニューロンが別の興奮性ニューロンから入力を受けると、陽イオンのチャネルが開いて、膜電位が上がります。逆に抑制性ニューロンから入力を受けると、陰イオンのチャネルが開いて、膜電位が下がります。そして、膜電位が閾値を超えると、次のニューロンに信号を出力するのです。これが、ニューロンの信号伝達の基本です。こうしたニューロンの信号伝達が、縦横無尽にネットワークになっているのが、脳なのだとイメージしてください。

記憶というのは、蓄えただけでは役に立ちません。「思い出す」ことが必要です。脳にいろいろな情報を貯め込んでいても、それを取り出せなかったら意味がありません。記憶を思い出すことは、「想起」といいます。我々の研究では、この想起に注目しています。ではいったい、想起するというのは、どういう脳の状態なのでしょうか。

まず、ある経験をすることによって、あなたの脳にあるニューロン群が発火します。しかし発火は、ずっと継続しているわけではなくて、やがておさまります。ただし、おさまったあとも、何らかの物理的・化学的な変化が維持されているわけです。これが、記憶による変化です。

そこで次の日、あなたがその経験を思い出したとします。しかし、何かを思い出すためには、きっかけになる刺激が必要です。きっかけになる刺激には、さまざまな可能性があります。ふとある匂いを嗅いで、突然に何かを思い出すこともあるでしょうし、音楽の一節や、言葉、人の顔などが、一連の記憶を引き出すこともあるでしょう。

たとえば今、あなたが僕と会って話したとしましょう。そのことが、あなたの脳に記憶を作ります。その後、他の人たちと忙しくいろいろな活動をします。その間、僕との話はまったく思い出さないかもしれません。けれども、あるときにどこかで僕の写真を見たりすると、それをきっかけとして、「ああ、この人と話をしたことがある」と思い出すこともあるでしょう。

一度思い出すと、その内容をかなり詳しく思い出すことができる場合もあります。もしかしたら、話をした部屋の細かな情景さえ鮮明に思い出すことができるかもしれません。このとき、あなたの脳の中でいったい何が起きているのでしょうか？

おそらく、話をしたときに発火していたニューロン群（あるいはニューロンのネットワーク）が、話したことを思い出すときに再び発火しているのです。しかし、しばらくすると他のことに気が向いて、もう僕との話は思い出していません。このときには発火が沈静化して、ニューロン群はまた元の状態に戻っているわけです。

ただし、戻ってはいますが、記憶する前の状態、つまり話をする前の状態にまでは戻っていません。話をした記憶が作られた変化は維持されているはずです。だから、いつかまたきっかけがあれば思い出すこともできるでしょう。場合によっては、この変化はずっと維持されて、何年間も覚えている可能性だってあるでしょう。

## エングラムセオリー――記憶の痕跡を求めて

ある出来事を記憶することによって脳内に起こり維持される物理的・化学的変化のことを「記憶のエングラム（痕跡）」といい、エングラムを作ることによって記憶ができたり、エングラムを保持している細胞群の発火でその記憶が思い出されたりするというアイデアを、「記憶のエングラムセオリー」といいます。

素朴な形のエングラムセオリーは、遥かギリシャ時代、プラトンの頃からありました。それを詳しく、科学的なコンセプトとして形作ったのが、ドイツのリチャード・ジーモンです。彼は19世紀後半から20世紀初めの人で、記憶の獲得と想起の過程を１９０４年に本に記しました。

ジーモンが名づけた「エングラム（記憶の痕跡）」とは、記憶に伴う脳内の変化のことです。記憶そのものの情報と言ってもいいでしょう。エングラムという言葉は、おそらく「文字やデザインを石などに刻む、彫刻する」という意味の英語「engrave」からの造語です。ジーモンは、今に残る遺跡になぞらえて、情報を何かに刻むことや刻まれて残る情報のことを「記憶のエングラム」と呼んだわけです。

そして我々が、そのエングラムを保持するニューロン群、「エングラムセル」を発見しました。エングラムセルとは、「記憶の痕跡」を持った細胞群のことです。

## エングラムセルの発見

たとえば、昨日の経験と今日の経験とは、違っているはずですね。それぞれの経験に、別のエングラムがあるわけです。いずれも、脳の中の使われている領域は共通で、海馬が重要な役割を果たします。

我々の実験では、マウスの脳に記憶を作るために、「状況依存的恐怖条件付け」(context-dependent fear conditioning)という手法を使いました。もう少し、具体的に説明しましょう。マウスを新しいケージ(実験用のマウスを入れる箱)の中に入れると、最初にマウスはケージの中を動き回って、「このケージってどんなところなんだろう?」と、一生懸命探索して覚えようとします。だいたい5分から7分ぐらい探索させると、マウスは新しいケージの特徴を覚えます。つまりそのマウスの脳内に、新しいケージの記憶ができます。状況(context:場所、匂い、光などの情報）のエングラムです。

そのあとで、床に弱い電気を流してマウスの足裏に軽い電気刺激を与えると、少しピリピリっとするので、びっくりしたマウスはちょっとジャンプしますが、すぐにすくみます。フリーズする（動かなくなる）のです。と同時に、自分が今いるケージは危ないところだという記憶を作ります。これは「恐怖記憶」のエングラムが扁桃体のほうにできて、それが状況（この場合は場所）のエングラムと結びついたからです。

自然界でマウスは、猫のような捕食者の臭いがしたときにフリーズします。動き回ると見つかるからです。だからフリーズは、恐怖記憶による行動だと解釈できます。つまり、フリーズするかどうかというマウスの行動を観察すれば、恐怖記憶が想起されたかどうかを測れるわけです。

さらに恐怖記憶を作った次の日、ショックを受けた実験用のケージに同じマウスを戻すと、ショックを与えなくても、マウスはすぐにフリーズしました。

このことから「ショックを受けたケージ」が、恐怖記憶を想起するためのきっかけになっていることが分かります。別のケージに入れても、このマウスはフリーズしません。つまりこのマウスは、ショックを受けた場所を覚えていて、同じ場所に戻されると過去のショックを思い出し、またショックを受けるかもしれないということでフリーズするわけです。ここまでは、以前から分かっていました。

そこで我々は、後述するオプトジェネティクスという手法を使って、このマウスが持つ「恐怖記憶のエングラムセル」を同定したのです。

## 記憶を人工的に呼び起こす

では実際に、どのように恐怖記憶のエングラムセルを同定していったのかをお話ししましょう。先に、記憶に関係する脳部位として、海馬と扁桃体を挙げました。過去の研究でも、海馬は新しく記憶を作るときに働いていて、扁桃体では感情の記憶が作られることが分かっています。

我々はまず、マウスが新しい環境を覚えようと探索するときにだけ発火する海馬のニューロン群を探して、特定しました。さらに、それらのニューロン群が発火しているとき、その中でだけ働いている遺伝子を同定しました。続いて、その遺伝子が発現するために必要なプロモーターという部位を使って、あるトランスジェニックマウスを作りました。トランスジェニックマウスについては36ページのコラムで紹介しますが、ここでは遺伝子操作したマウス、と捉えておいてください。

このトランスジェニックマウスは、海馬のニューロン群のうち、ある場所の探索行動をしたときに発火したニューロン群にだけ、チャネルロドプシンという特殊なタンパク質が発現するように操作してあります。チャネルロドプシンはイオンチャネルの一種で、ある波長の光が当たるとチャネルを開き、細胞の膜電位を変化させます。そして、このマウスの海馬に、細い光ファイバーを使って直接光を当てられるようにしたのです。

もし、このマウスの海馬のニューロン群にチャネルロドプシンが発現していれば、光を当てることによって、それらのニューロン群の発火を人為的に操作することができます。このように、チャネルロドプシンを用い、光照射でニューロンの発火を制御することを「オプトジェネティクス」といいます。この技術については、のちほど詳しく解説します。

このトランスジェニックマウスに、数分間、新しいケージAを探索させると、その場所を記憶した海馬のニューロン群にだけ、チャネルロドプシンが発現します。そのあとで、このマウスの足に軽い電気ショックを与えました。するとこのトランスジェニックマウスは、「このケージAは危険な場所だ」という恐怖記憶を、扁桃体に作ります(図1-2)。

このとき、恐怖記憶を作るために発火した扁桃体のニューロン群は、探索行動でチャネルロドプシンが発現した海馬のニューロン群と結びついています。つまり、この恐怖記憶に対応した海馬のエングラムセルを、チャネルロドプシンで標識したことになります。このとき標識された海馬のニューロン群には、場所の記憶が入っていて、扁桃体にできた恐怖記憶とつながっているのです。

さて、この恐怖記憶を持つトランスジェニックマウスを、まったく別のケージBで観察しま

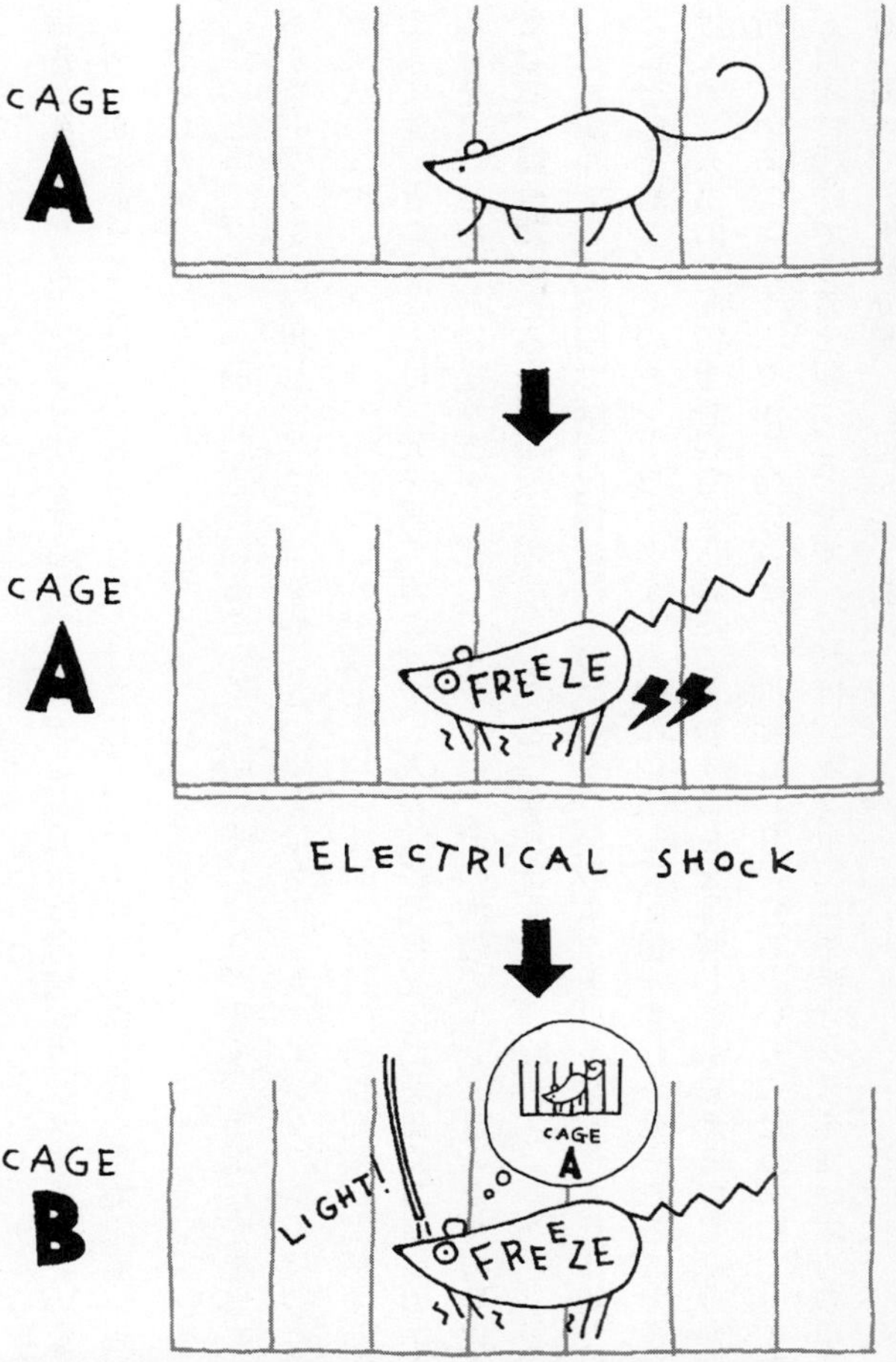


図1-2　**電気ショックの記憶を、別の場所で思い出させた**

ケージAの場所とそこで受けた電気ショックの恐怖を記憶しているニューロン群を光で刺激。すると、別の場所（ケージB）にいるのにケージAでの恐怖記憶を思い出し、マウスはフリーズした。

す。もちろん、何事もなく普通に探索しています。ところが、このトランスジェニックマウスの海馬に光を当てると、フリーズするのです。ケージBでは電気ショックを受けていないのにフリーズしたということは、光刺激をきっかけにして、ケージAで作られた恐怖記憶を想起したということになります。

このとき、マウスの脳で起きていることを説明しましょう。まず、海馬に光を当てると、チャネルロドプシンが発現したニューロン群、この場合はケージAのエングラムを持った細胞群だけが発火します。チャネルロドプシンが発現したニューロン群は、恐怖記憶に関係するエングラムセルです。ということは、光を当てることで、人為的に恐怖記憶に関係する海馬のエングラムセルを発火させたことになります。そしてマウスは、その海馬のエングラムセルの発火をきっかけとして、扁桃体にある恐怖記憶を想起したことになります。

したがってこの実験では、記憶が特定のニューロンのネットワークとして具体的な形で存在すること、そして、そのネットワークを人為的に刺激して記憶を想起させられることを証明したわけです。人為的に記憶を想起させられることのすごさを理解してもらえるでしょうか。記憶を保持しているエングラムセルを発火させたり抑制したりできるということは、つまり、記憶の想起を自由に操作できるということです。これは、オプトジェネティクスを使って心の現象を操作する、初めての実験です。

## 経験していない記憶まで作れた

さらに我々は、マウスが経験したことのない出来事の記憶を、マウスの中に作ることまでできました。たとえば、一度もショックを与えられていないケージなのに、ある操作をしてからそのケージに入れると、そのケージの中でフリーズする。そういう記憶を、エングラムセルを操作して作ることができるのです。記憶を操作して、経験したことのない記憶を作ってしまうわけです。

具体的にお話ししましょう。

まず、ケージAの中にトランスジェニックマウスを入れます。この階段で、マウスはフリーズしません。しかし、ケージAの特徴を覚えて、「ケージA」のエングラムを作ります。このエングラムをチャネルロドプシンで標識します（図1‐3）。

次に、このマウスを別のケージCに移します。そして、このとき海馬に光を当てると同時に、足に弱い電気ショックを与えます。海馬に光を当てたので、このときのマウスは、安全だと判断したケージAのことを想起していたはずです。しかし、同時に電気ショックを受けたので、フリーズしました。想起からの判断は覆されたのです。

そうすると、その後どうなったでしょうか？　なんと、最初の安全なはずのケージAにそのマ

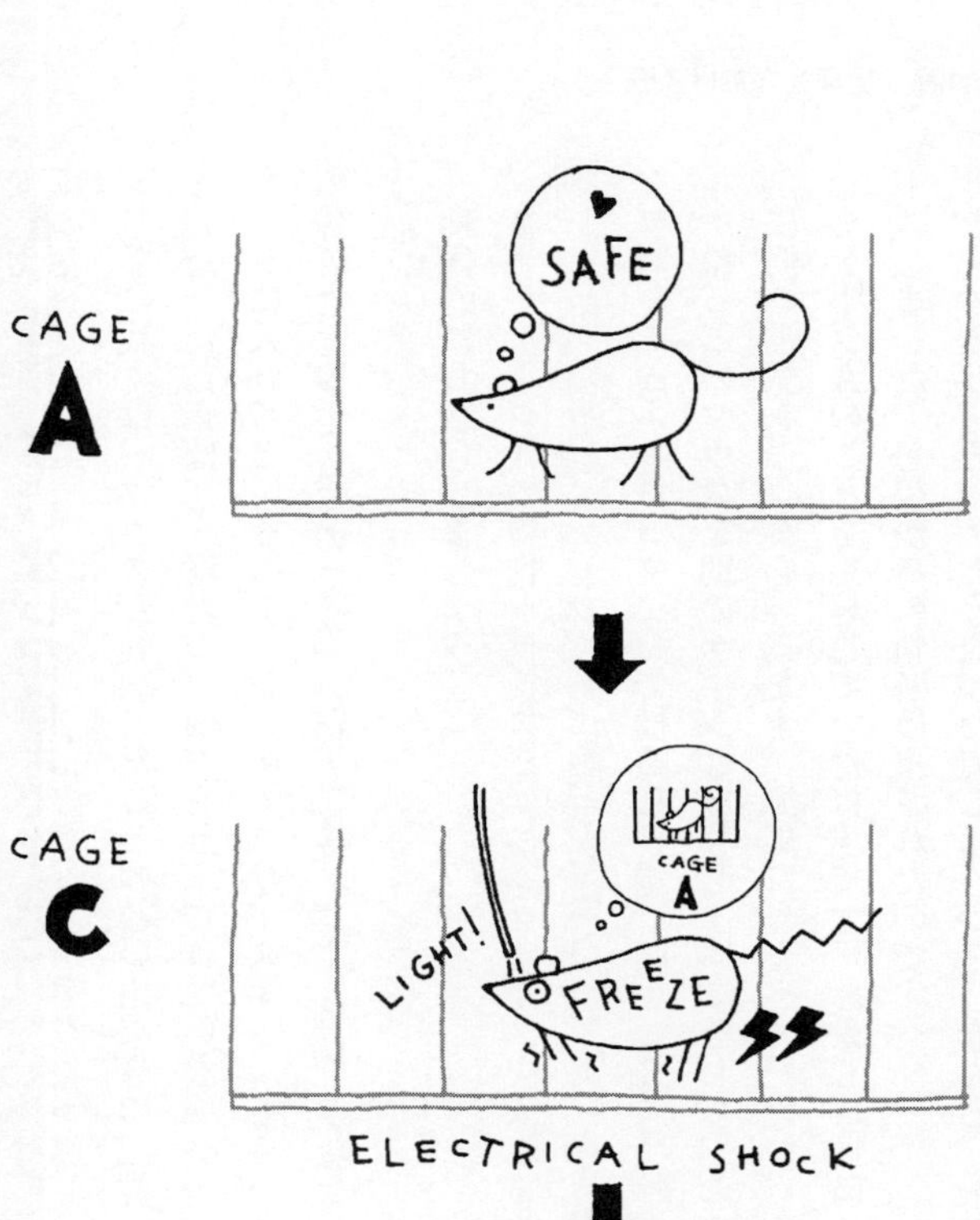


図1-3　**安全だと記憶していた場所を怖がるように……**

マウスを安全なケージAからケージCに移したあと、ケージAを記憶している海馬に光を当てながら電気ショックを与える。すると、ケージAに戻しても恐怖記憶を想起してフリーズするように。

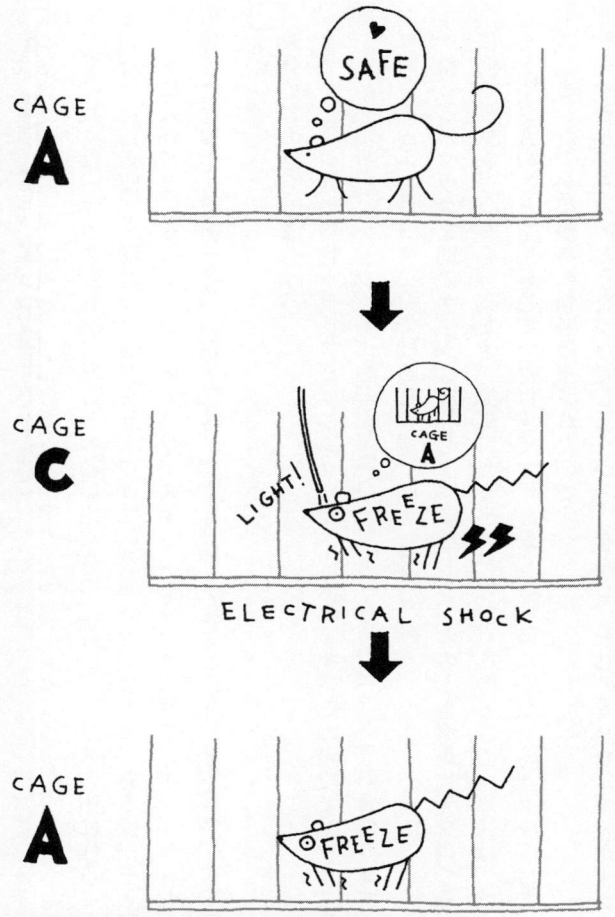

ウスを戻すと、フリーズするようになったのです。

つまり、当初安全だと判断した最初のケージAの記憶と、電気ショックの記憶が、新たに結びついたわけです。言いかえるならば、最初のケージAを想起させるエングラムが再構成され、扁桃体の恐怖エングラムと結びついて、恐怖記憶に変わったということです。

そのため、「ケージA」では一度もショックを受けていないのに、ケージAに移されると、あたかも以前にケージAでショックを受けたことがあるように、フリーズするということです。もちろん、光刺激によって引き起こされる恐怖の記憶は、実験的に作られたものであって、実際の経験にもとづく記憶ではありません。

## 「過誤記憶」という大問題！

じつは人間でも、このように、現実に経験したことがないのにあたかも経験したがごとくに記憶ができてしまうことが、まれにあります。日本語で「過誤記憶」、英語では「フォールスメモリー」といいます。

意識するかしないかは別にして、我々は常に記憶を作り続けています。たとえば面接試験のような、とくに注意を払うような状況でだけ記憶が作られるわけではありません。そこの廊下ですれ違っただけの人でも、何か特徴のある人、たとえば容姿端麗だったり奇抜な服装だったりしたら、一瞬見ただけである程度は覚えてしまうでしょう。そういう調子で、始終私たちは記憶を作り続けているわけです。

そもそも記憶というものは、将来の自分の行動を決めるための一種のガイド、判断材料だと考えられます。ところがある条件下では、経験したはずがないことを「した」と主張して譲らないような人が現れるのです。

たとえば、大真面目に「私は宇宙人にさらわれた！」と言う人もいます。笑い話ではなく、これは大きな社会問題なのです。もちろん、宇宙人ではなくて、過誤記憶のほうです（笑）。

社会問題になる理由の一つは、裁判の証言に対する信憑性が揺らぐからです。単なるウソの証言（虚偽・偽証）は、過誤記憶と関係ありません。メカニズムは分かっていませんが、本当に何かが起こったとか、この人がやったとか、心から「それが事実なんだ」と信じている、そういう過誤記憶を持ってしまうことが、どうやら頻繁に人間にはあるのです。ですから今では、裁判の証言だけで重罪になるようなことはあってはいけないということになっています。

過誤記憶による混乱は実際に起こっていて、アメリカのある調査では、証言が中心的な役割を果たして重罪が決定し、長年懲役刑に服していた人々の4分の3は、じつは無罪であったということが報告されています。ＤＮＡ鑑定などの科学捜査が一般的になる前は、無実の人が何人も過誤記憶の証言による被害を受けていたはずです。それくらい、記憶というのは非常に不確かで頼りにならないものなのです。何年もたってから幼馴染みと昔の記憶を照合してみると、ずいぶんと内容が異なっているというようなことはよくあります。

## 分子遺伝学で脳を見てみたら……

先のマウス実験のように記憶の操作が可能になったのは、分子生物学の手法で脳を研究できるようになったからです。とくに重要なのは、分子遺伝学です。改めて、遺伝学的な研究の進め方を簡単に説明しましょう。

たとえば、突然変異が起こった個体（変異型）は、普通の個体（野生型）と比べて、何らかの違いを持っていることになります。それらは、形態や行動といった個体レベルでの違いとなって現れることもあります。そして、個体レベルで違いを見つけたら、次には組織レベル、細胞レベル、分子レベル、さらに遺伝子レベルで、その違いを見つけていきます。

もし注目する遺伝子によってタンパク質の情報がコード（符号化）されているのであれば、遺伝子レベルの変異によってタンパク質分子が変化してくるはずです。そして、タンパク質分子が変化している場合は、正常なタンパク質と比べることで、そのタンパク質が細胞の中で、どのように働くのかも分かります。

細胞内でタンパク質の働きが変化するということは、細胞の機能が変化するということです。

細胞の機能が変化すると、次は組織レベルでの変化につながり、そして個体レベルでの変化をきたす……というように各層の関係を調べていけば、最終的には遺伝子レベルの変異によって、細胞レベル、組織レベル、個体レベルの機能が変化してくると結論できます。

以上を踏まえて、記憶の研究に、遺伝学の論理が応用できるかどうか考えてみましょう。かつて、偶然に見つかる変異型を使って研究するしかなかった時代には、遺伝学的な記憶研究は限られていました。転機は、１９８０年代の終わりに、「トランスジェニックマウス」や「ノックアウトマウス」といった遺伝子改変マウスが作られるようになったことで訪れました。

COLUMN 2

## 遺伝子改変マウスの作り方

近年の遺伝子工学（遺伝子組み換え技術）の発達によって、さまざまな動植物の遺伝子を改変することができるようになりました。

ここでは、とくに遺伝子改変マウスについて簡単に説明しましょう。

遺伝学の用語では、実験の基本となる動物種や、この動物種が持つ遺伝子の表現型のことを「野生型」といいます。

遺伝子改変マウスは野生型マウスから作られ、その作り方で、大きく「トランスジェニックマウス」と「遺伝子ターゲティングマウス」に分類できます。

トランスジェニックマウスは、野生型が本来持たない遺伝子を導入したマウスという意味で、野生型マウスの受精卵に研究目的となる遺伝子を注入し、うまく取り込まれた個体を選抜して得られます。1980年に初めてトランスジェニックマウスが作られて、哺乳類の遺伝子改変が本格的に始まりました。

遺伝子ターゲティングマウスは、いわゆる「ノックアウトマウス」や「ノックインマウス」のことです。研究目的の遺伝子が働かないようにする操作をノックアウト、染色体の特定の位置に研究目的の遺伝子を導入することをノックインと呼んでいます。

遺伝子ターゲティングを哺乳類に応用するためには、胚性幹細胞（ES細胞：embryonic stem cells）の培養を確立する必要がありました（1981年）。このES細胞を野生型の動物で作り、遺伝子組み換えによって特定の遺伝子を改変し、別の野生型動物の初期胚に注入すると、ES細胞と野生型の細胞が混ざったキメラ動物になります。

キメラの生殖細胞（精子と卵）には、ES細胞由来と野生型由来のものが混ざっています。したがって、キメラマウスと野生型マウスの間には、ES細胞由来の染色体を半分持った子マウス（ヘテロ）が含まれます。遺伝子解析で選抜したヘテロマウス同士を交配すると、目的とする遺伝子ターゲティングマウス（ホモ：ES細胞由来の染色体をすべて持つ）が得られます。

この方法で、1989年に初めてノックアウトマウスが作られました。

遺伝子ターゲティングマウスの基礎開発……には、2007年にノーベル賞が授与されています。

## 記憶は脳のどこにある?

遺伝子改変マウスを用いた研究のメリットは、野生型と比べることによって、注目している遺伝子の機能を特定できることです。しかし、我々が研究を始めた1980年代の終わりには、まだ使える技術は多くありませんでした。遺伝子改変マウスにしても、非常にグローバルなノックアウトマウスを使っていました。ここでグローバルというのは「ある遺伝子が、マウスのすべての細胞で、生まれたときから失われている」という意味ですから、非常に大雑把な実験しかできないのです。

それ以前には、もっと大雑把な実験をしていました。それは、実験動物の脳内領域を部分的に削除するという実験です。昔は、脳内のどこかの機能を調べるために、細い管を使って脳の一部を吸引削除していました。しかしこれでは、たとえどんなに注意を払っても、かなり大きな領域の、いろいろな種類の細胞が削られてしまいます。

脳の組織を構成する細胞には、大きく分けて神経細胞（ニューロン）とグリア細胞の2種類があり、またニューロンにもグリア細胞にも、数多くのサブタイプがあります。たとえばニューロンには、興奮性ニューロンと抑制性ニューロンの2種類がありますが、細かく分類すれば、もっと多くのサブタイプに分けられます。もし海馬の小領域だけを削除することができたとしても、そこには異なる複数のタイプの細胞が混在してしまいます。これでは、記憶がどこにどのような形で保存されているのか、特定することはできません。そこで我々の研究室では、細胞タイプに特異的な遺伝子を改変した、特異的遺伝子改変マウスを開発しました。

この細胞タイプ特異的遺伝子改変マウスについて、少し解説しておきましょう。遺伝子は、染色体と呼ばれるDNAの長い鎖の中に、いくつものまとまり（コード、つまり符号）として存在します。DNAの列の中で、遺伝子は符号化（コード）されているのです。多くの場合、コードされている内容は、アミノ酸の配列、つまりあとでタンパク質を合成する元になるアミノ酸の構造です。ある遺伝子があるタンパク質を作る場合、まずプロモーター（遺伝子とは別の特殊なDNA領域）に、転写因子と呼ばれるタンパク質が結合します。転写因子を指にたとえるなら、プロモーターはスイッチです。スイッチを押すと、そのスイッチにつながった遺伝子が発現するというようにイメージしてもらえれば良いと思います。プロモーターは、それぞれの遺伝子に特有です。

つまり、特定の遺伝子のプロモーター領域をスイッチとして使えば、遺伝子操作の影響は、そのプロモーターを使う特定の細胞にだけ及びます。先に説明した遺伝子改変マウスを作るときにこの仕組みを利用すると、特定の細胞でだけ、標的遺伝子を沈黙させたり過剰に発現させたりできるのです。

もし、海馬の一部にだけ存在するタイプのニューロンに対して、そのニューロンに特有のプロモーターを見つけて、そのプロモーターを使った遺伝子操作を行えば、目的のタイプのニューロンだけを遺伝子操作できます。これによって、記憶を担う細胞を特定することができるようになったのです。

この細胞タイプに特異的な遺伝子改変マウスを使うことによって、脳の記憶メカニズムの研究が大きく進展しました。たとえば、ある特定のタイプのニューロンだけに毒性のあるタンパク質を発現させると、そのタイプのニューロンだけが欠落した神経回路を海馬に作ることができます。そのとき、マウスの記憶がどのように野生型と変わるのかを調べるのです。この技術を使って我々は、多くの種類の細胞からなる複雑な神経ネットワークに対して、それぞれの種類の細胞が、どのように記憶と関係するのかを詳しく探っていきました。

## "時間の壁"を突破したオプトジェネティクス

しかし、脳を研究するうえでは、これでもまだまだ大雑把なのです。脳研究には、もう一つ重要な点があるからです。それは「時間」です。

私たちの脳は、時々刻々と変化しています。とくに、記憶をターゲットにするのなら、ある出来事を経験し、記憶した前後でどのように脳が変化したのかを探らなければなりません。脳の変化をリアルタイムに操作して観察しなければ、分かりそうにありません。

ところが、ここ10年の間に、そんな夢のようなことができるようになりました。それが、前述したオプトジェネティクス（光遺伝学）です。簡単にいうと、光でニューロンを操作する実験技術です。

オプトジェネティクスという手法は、米国にあるスタンフォード大学のカール・ダイセロス博士の研究チームが、２０００年初頭にその汎用技術を開発しました。オプトとは光のこと、ジェネティクスは遺伝学、ここでは光に反応するタンパク質を使った遺伝子操作のことです。

遺伝子操作の基本は、遺伝子を導入することによって、本来は持っていなかったタンパク質を細胞に発現させることです。オプトジェネティクスでは、光に反応するタンパク質であるロドプシンの遺伝子を使います。ロドプシンは、動物の視細胞で働くタンパク質として知られていて、光に反応して、分子の立体構造を変えます。じつは、古細菌の持つロドプシンの中に、イオンチャネルとして働くもの（チャネルロドプシン）が見つかったのです。

そして、チャネルロドプシンを特定のニューロンに発現させると、光を当てるだけで膜電位を上げ下げできるわけです。まさに、光でニューロンを操作する、ということになります。

光ファイバーを使ってチャネルロドプシンの発現している付近を照らせば、生きた個体のニューロンを興奮させたり、抑制したりすることができます。しかも、光刺激にニューロンが反応するまで、わずかに１００分の１秒から20分の１秒という速さです。

オプトジェネティクスのメリットは、何よりも、反応が速いことと、反応が可逆的なことにあります。もっとも単純なノックアウトでは、生まれたときからずっと、ノックアウトした遺伝子が欠けたまま個体が成長することになりますが、オプトジェネティクスでは、好きなタイミングでニューロンの活動をオン／オフできるわけです。

## 記憶を操作して、病気を治す

はじめに紹介したように、我々は、記憶に関係するニューロンを操作し、記憶そのものを操作する方法を開発しました。

記憶に関係すると思われるニューロン群、つまりエングラムセルは、普通なら思い出すための何らかの感覚刺激をきっかけとして与えないと発火しないので、刺激がなければ記憶は出てこないはずです。ところが、先の「記憶を人工的に呼び起こす」のセクションでお話ししたように、エングラムセルをチャネルロドプシンで標識しておけば、直接その細胞に光を当てることで発火させられ、マウスの記憶は想起されるのです。このように我々が開発したのは、ニューロンレベルで記憶を人為的に操作できる方法です。

この方法には、いろいろな応用が考えられますが、私たちは、この技術を病気の治療に使えないかと考えました。

たとえば記憶には、感情に訴えるという意味で、ネガティブなものもポジティブなものもあります。ある出来事に対する評価、一つ一つの記憶につける価値のようなものです。普段、皆さんは意識していないと思いますが、大部分の記憶はニュートラル（中立）です。記憶というのは、たいていは、ちょっとポジティブ、ちょっとネガティブというくらいで、強くポジティブ、強くネガティブといった感情が伴うのは、特別な記憶のはずです。先ほど実験に使った恐怖記憶は、強くネガティブな記憶です。

一方で、「楽しい」というポジティブな感情を作ってそれを刺激すると、マウスが、その記憶が作られた部屋に積極的に行きたがるようになることも、我々の研究で分かりました（図1－4）。この場合の「楽しい記憶」とは、オスのマウスをメスのマウスと1時間一緒に遊ばせるこ

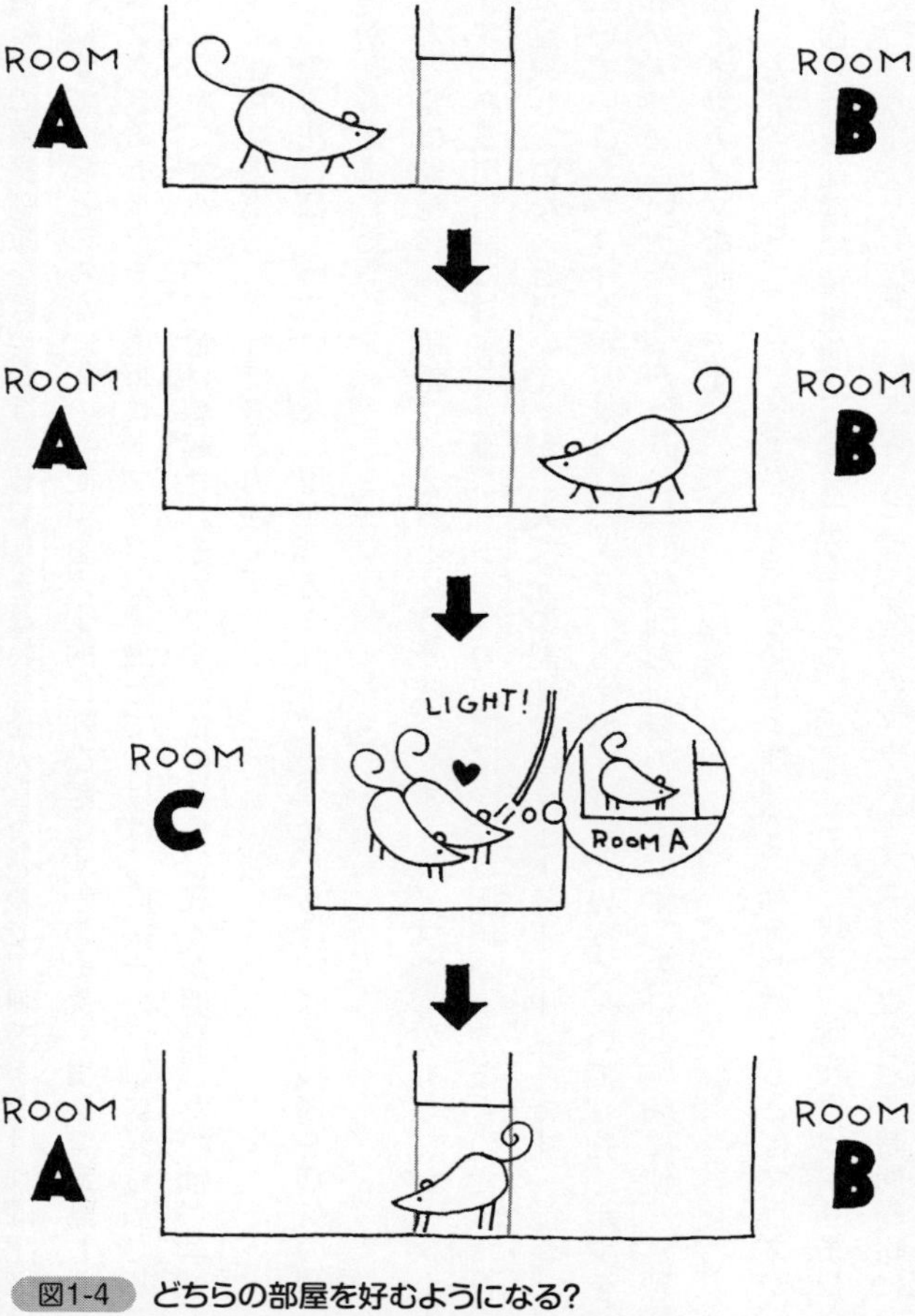


図1-4　どちらの部屋を好むようになる?

オスのマウスにAの部屋とBの部屋の記憶を作らせる。その後、Aの部屋を記憶している海馬の部分を光で刺激しながら、メスと1時間デートをさせる。すると、Aの部屋とデートの楽しい記憶が結びつき、Aの部屋を好んで選ぶようになった。

とで、オスの脳内に作られるのです。

次に説明する実験には、うつ病のモデルマウスを使いました。うつ病を発症するいちばんの原因は慢性的なストレスだといわれています。

あるオスのマウスに慢性的なストレスを与えます。この場合、体が自由に動けないように、一日1時間ほど拘束するということですが、そうするとマウスはうつ症状を示すようになります。この際、ストレスをかける前に、このオスのマウスを1時間くらいメスと遊ばせるのです。人間にたとえれば、デートしてもらうわけですね。これは楽しい、強くポジティブな記憶となってマウスの脳に保存されます。このポジティブな記憶のエングラムセルをロドプシンでラベルして、あとから光を使って発火できるようにしておきます。そしてデートのあと、マウスに拘束ストレスをかけてうつに誘導します。ここまでが実験準備です（図1－5）。

そして、このマウスが〝うつ状態〟か否かを診断するために、テストを行います。テストには「尻尾から吊ること」と「砂糖水を与えること」を用いました。前者は「嫌な刺激」なので、通常のマウスなら起き上がろうとしてもがきますが、〝うつ状態〟だと気力が持続せずに早く諦めるとされています。したがって、尻尾をつまんでマウスを持ち上げてから、もがくのを止めるまでの時間を目安に、うつかどうかを判定できます。また、後者の砂糖水は「好ましい刺激」なので、通常のマウスなら、水と砂糖水の両方を出されたら、砂糖水のほうを喜んで飲むのです

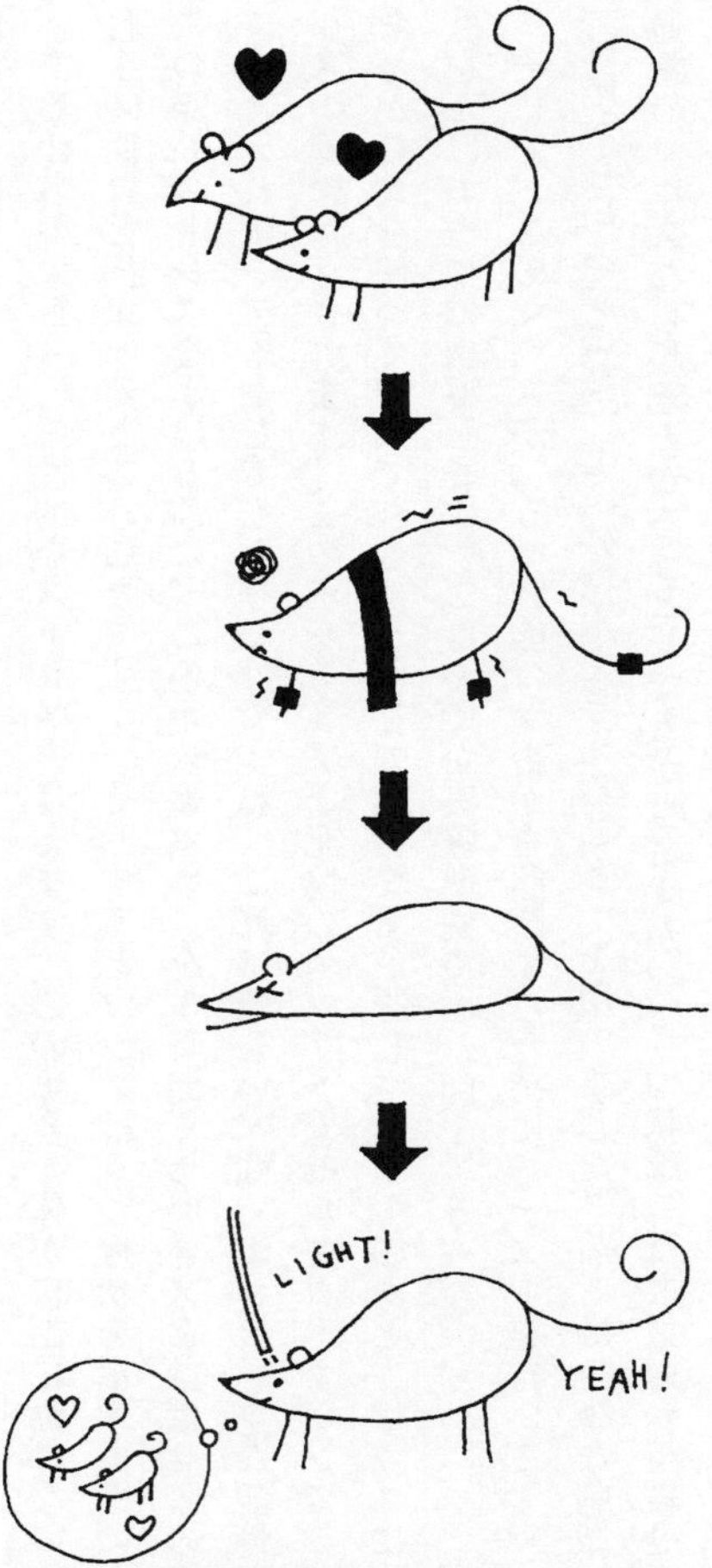


図1-5 デートの記憶を思い出させて、〝うつ〟が治った!?

メスとのデートのあと、拘束のストレスを与えてオスのマウスを〝うつ状態〟にする。その後、デートを記憶している海馬を光で刺激すると、楽しい記憶を思い出して、〝うつ状態〟が確認できなくなる。

が、〝うつ状態〟だと、水と砂糖水では、ほとんど差が出ません。どっちでもいいや、となるのですね。

では、先ほどの方法でうつに誘導し、このテストでも〝うつ状態〟だと確認できたマウスの海馬に光を当てて、海馬にあるデートの状況記憶を思い出させることで、それにつながっている扁桃体に保存されているデートのポジティブな感情記憶を思い出させると、どうなると思いますか？

なんと治ってしまうのです。治るというのは、少し語弊がありますが、少なくとも、テストではうつと診断されなくなります。ところが、海馬に照射した光を消すと、またうつに戻ります。このマウスの反応は、光のオン／オフでコントロールできます。つまり、マウスの〝うつ状態〟は、随意に非うつ状態へと切り替えられるのです。

## 楽しい記憶を思い出せれば、うつが治る!?

おそらく、記憶に関係するニューロンのネットワークの中では、ポジティブな記憶とネガティブな記憶が競合していると考えられます。いつも我々は、ある種の、嫌な記憶のセットと、楽しい記憶のセットを脳に蓄積しているのでしょう。それぞれの記憶のセット間では、どのセットが想起されるのか、常に競合しているのではないでしょうか。

だとすると、ポジティブな記憶のセットが非常に強く想起されると、脳はポジティブな感情で満たされるし、嫌な記憶が強く想起されると、ネガティブな感情が脳の中で優勢になるはずです。そして、脳がネガティブな記憶に支配される状態が、あまりにも長過ぎたり、程度がひどくなると、うつになると考えられます。

光で想起させる記憶は、自然に想起される記憶よりも、はるかに強力です。なぜなら、光を使って直接神経回路を刺激しているからです。そのため、先ほどうつに誘導されたマウスの脳内では、光刺激によるポジティブな記憶が支配的になって、ネガティブな記憶が薄れてしまったのでしょう。それによって、〝うつ状態〟から一時的に脱したと考えられます。

我々はマウスで実験しましたが、人間でも原理的にはできるはずです。もちろん、人間に光ファイバーを埋め込むようなことはしませんが、うつ病の治療として、それに似た効果を出す方法もあるそうです。精神科医が、ひたすら根気強く患者さんと話をするのです。

たとえば、若い頃に沖縄に行ったなんて話を患者さんから聞いたら、沖縄であった楽しい出来事を思い出させて、いろいろと説明させます。ところがうつ病の患者さんは、なかなか楽しい記憶が思い出せません。おそらく神経回路レベルで記憶に抑制がかかっているのでしょう。普通の人とは違って、なかなか上手に思い出すことができないのですが、中には、思い出すことに成功する患者さんも出てきます。そうすると、患者さんは、しばらく〝うつ状態〟から脱出できるのだそうです。ネガティブな記憶に支配されている脳の状態を、楽しい記憶を思い出すことでリフレッシュさせるわけですね。

それでは、マウスの実験でオプトジェネティクスを使ったように、もし、会話よりもっと強力な方法で患者さんの想起を制御できれば、うつは劇的に治ってしまうのではないでしょうか。会話で何とか記憶を引き出そうとするような方法ではなく、もっと直接的に、ポジティブな記憶を想起させるわけです。具体的にはまだ見当が付きませんが、将来的にエングラムセルを安全に発火できるような技術が開発されたら、ある楽しい記憶のエングラムセルだけを刺激して、うつ症状を治療するために使える可能性もあるでしょう。

脳の仕組みを考えれば、人間の記憶もマウスの記憶も似たようなものです。マウスでできたということは、おそらく人間でも効果が得られるでしょう。

## アルツハイマー病は「思い出せない」だけだった

エングラムセルを同定して記憶を操作する方法は、ほかにも応用が考えられます。たとえば、アルツハイマー病の研究も、その一つです。これまでの研究から、アルツハイマー病は、患者さんのニューロンが死んでしまうことで起きる病気だということが確実視されています。とくに、海馬のニューロンが早くから死んでしまいます。したがって、患者さんに特徴的な症状として、記憶障害が起こります。

では、その記憶障害とは、はたして記憶を作ること（記銘）ができないのでしょうか。あるいは記憶は作ることができて、それを保持していても、思い出すこと（想起）ができないのでしょうか。

これまで、大部分の研究者は、神経回路が壊れることで「記銘」ができなくなるのだろうと考えていました。ところが、患者さんをよく観察すると、奇妙なことが分かったのです。ニューロンが壊れていく、定型的なアルツハイマー病の進んだ状態になる前に、すでに記憶障害が起きている期間が1年くらいあるのです。

MRI（Magnetic Resonance Imaging：磁気共鳴画像）などで脳の中を調べても、細胞が死んだ痕跡がないにもかかわらず、記憶に障害が出ていることが観察されるのです。つまり、ニューロンが壊れるより前に、記憶が失われ始めているわけです。これを初期アルツハイマー病と呼んでいます。

我々は、その初期アルツハイマー病のモデルをマウスで作ることができました。そのモデルマウスを調べると、記憶障害が出ている初期アルツハイマー病でも記憶はできるのですが、作った記憶を上手く想起できなくなっている、ということが分かりました。以下に、それを証明した実験を説明します。

過去の研究では、先に説明した「状況依存的恐怖条件付け」を施したあと、ケージに戻すことでマウスの記憶を確認していました。野生型のマウスなら、恐怖記憶が作られたケージに戻されると、すぐその場所が危険だと思い出してフリーズするのですが、初期アルツハイマー病のモデルマウスはフリーズしません。したがって、彼らには記憶が無い（記銘できていない）と思われていたわけです。

そこで、まず我々は、初期アルツハイマー病のモデルマウスに「状況依存的恐怖条件付け」を施すと同時に、彼らの恐怖記憶エングラムセルをチャネルロドプシンで標識しました。もちろん彼らは、条件付けされた、つまり恐怖記憶が作られたケージに戻されただけでは、フリーズしませんでした。恐怖記憶を思い出せないか、あるいは記憶そのものが作られなかったかのいずれかになります。

ところが、光で直接にエングラムセルを発火させると、彼らはフリーズしたのです。ということは、彼らは扁桃体に恐怖記憶を持っていたことになります。

つまり、初期アルツハイマー病のモデルマウスは、記憶できないわけではなく、想起できないだけだったのです。そうすると、次の疑問は、なぜ想起できないのか、ということになります。

ここがまたおもしろいところで、それは、シナプスに関係していたのです。

## COLUMN 3 シナプス強化のメカニズム

ニューロンの電気的な活動は、細胞内外におけるイオン濃度差の変化でした。ニューロンは、イオンチャネルによって、細胞膜の膜電位を変動させ、膜電位が閾値を超えると、次のニューロンに信号を伝達します。

このときに伝達する信号は、じつは、電気でもイオン濃度差でもありません。一つのニューロンの中では電気的な活動がメインでしたが、ニューロンからニューロンに伝えられる信号は、ある種の化学物質で、神経伝達物質と呼ばれるものです。その神経伝達物質を受け渡しするための、ニューロンの末端にある微小な部位が、シナプスと呼ばれる構造です。

シナプスは、大きく二つの構造に分けられます。一つはシナプス前部、もう一つはシナプス後部と呼ばれます。二つの構造の間には微小な隙間があって、「シナプス間隙」と呼ばれています。シナプス前部は、信号を発信する側のニューロンにあって、膜電位が閾値を超えることを引き金にして、神経伝達物質をシナプス間隙に放出します（図1-6）。

シナプス間隙に放出された神経伝達物質は、シナプス後部に達し、専用の受容体（レセプター）と結合します。シナプス後部のレセプターはイオンチャネルでもあり、神経伝達物質が結合することで膜電位を変動させます。これで信号を受信したことになります。以上が、シナプスを通じた、ニューロンとニューロンの間の信号伝

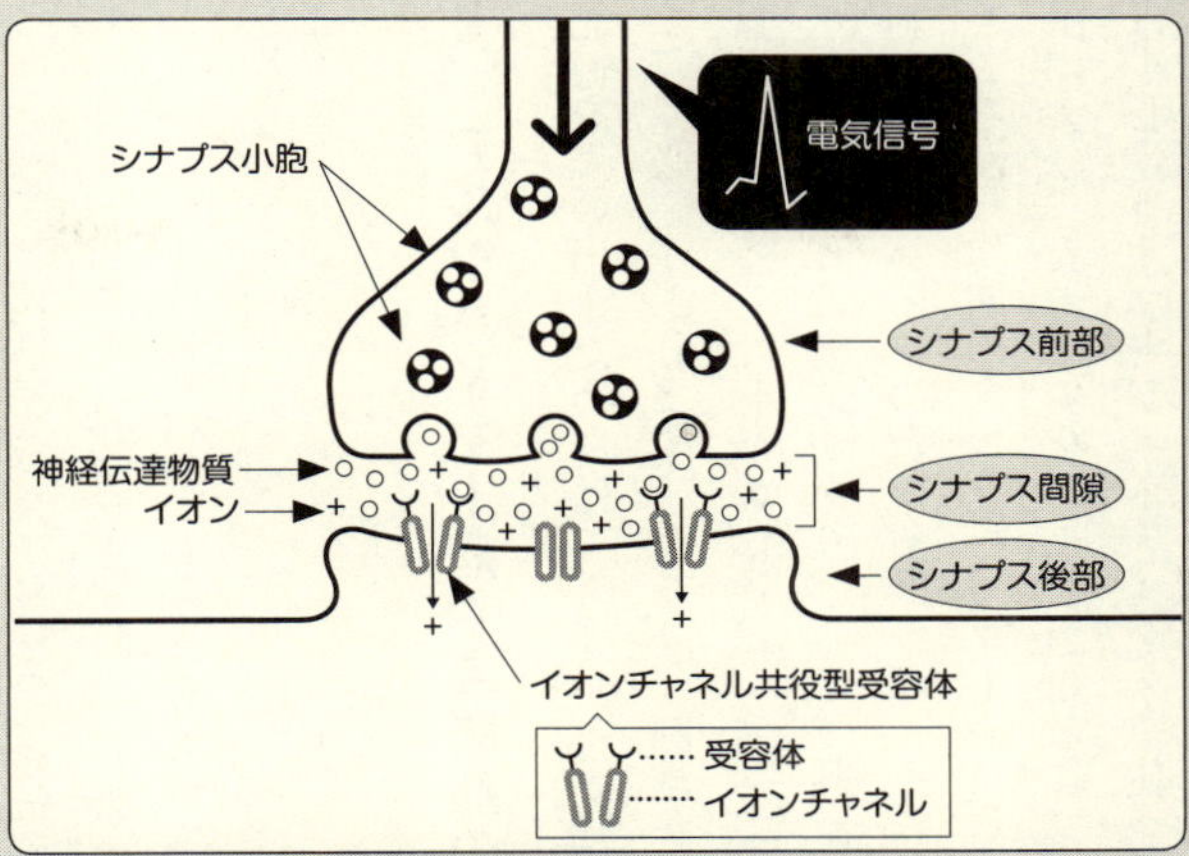


**図1-6　シナプス間の信号伝達**

電気信号を受けて、シナプス小胞から神経伝達物質が放出され、シナプス後部に信号を伝える。

達です。ニューロン内の電気信号は、化学物質の授受に変換されて、次のニューロン内では、また電気信号に変換されるわけです。

ここで、ニューロンが、わざわざシナプスを使って間接的に信号伝達することには、意味があります。それは、「シナプスを強化する」ということに関係しています。じつは、シナプスを介したニューロンの信号伝達では、伝達効率（信号の流れやすさ）が変化します。それを規則化した仮説が、「ヘブの法則」です。

簡単に説明すれば、よく使われるシナプスの伝達効率は上がり、あまり使われないシナプスの伝達効率は下がる、ということです。その伝達効率を決めているのは、たとえばシナプスにおける神経伝達物質の放出量や、神経伝達物質を受け取るレセプターの数や、シナプスそのものの大きさなど、さまざまな要因があります。そして、伝達効率が上がることは、「シナプスの強化」と呼ばれています。

## アルツハイマー病や自閉症の治療につながる発見

記憶を思い出すためには、外界から感覚器を通じて、その記憶に関係するエングラムセルに刺激が行く必要があります。つまり、刺激がエングラムセルを再び発火させるわけです。当然のことながら、こうした刺激の伝達は、すべてシナプスを通じて起こります。シナプス後部には、スパインと呼ばれる構造があり、ここで刺激を受け取っています。ということは、エングラムセルを刺激するスパインの数が多ければ、それだけ想起しやすくなるはずです。

ところが、初期のアルツハイマー病においては、一般に海馬細胞のスパインの数が、何らかの理由により、異常に少ないことが知られています。そこで我々の研究室では、先に説明したものとは少し違うオプトジェネティクスを使って、エングラムセルのスパインの数を増やす試みをしました。

マウスの脳内には、当然ながら、他のエングラムセルも多くあります。ですが、それらには影響を与えず、標識したエングラムセルのスパインの数を増やそうというわけです。

この試みは見事に成功し、初期アルツハイマー病のモデルマウスに対して、エングラムセルのスパインを増大させました。すると、初期アルツハイマー病モデルマウスが、ケージに戻されても恐怖記憶を想起できなかったのに対し、このように処理されたマウスは、野生型と同じように、ケージに戻すだけで恐怖記憶を想起できるようになりました。

少なくとも、初期アルツハイマー病のモデルマウスは、スパインを増やすことで恐怖記憶を思い出せるようになったわけです。このようにスパインの増大が人為的にできるようになれば、アルツハイマー病の治療にもつながっていくでしょう。

最近では、他人を認識することを可能にする「社会性記憶」を維持する部位が、海馬に存在することも突きとめました。これは将来、自閉症や引きこもりなどの治療にもつながっていくと考えられます。

## 新しい時代の研究

我々の主要な研究内容としては、エングラムセルをいろいろな方法で操作して、記憶の基本的なメカニズムを調べる基礎研究の部分と、もう一つは、将来的に神経疾患の患者さんの治療法の研究につながっていくような、動物モデルを開発する研究の部分があります。

記憶の研究は、「新しい時代(New Era)」に入った、と言われています。かつては、非常に大雑把な方法でしか記憶の研究はできませんでした。それが今では、非常に正確かつ精密に研究ができるようになっていますし、しかも細胞レベル、さらに遺伝子レベルで記憶を操作できるようにまでなったのです。

こうした技術は、記憶の回復や、うつ、PTSD(心的外傷後ストレス障害)、統合失調症、認知症、自閉症など、さまざまな脳疾患の治療につながっていく、大きな可能性があると同時に、洗脳などに利用される可能性も出てくることを、十分考慮していく必要があるでしょう。

ほかにも記憶の研究には、おもしろいテーマがまだたくさんあります。たとえば、1週間ぐらいで忘れてしまう記憶と一生続く記憶の違いなども、その一つです。そうした、過去の研究者が古い技術で実験してきたテーマについて、新しい実験技術を駆使して再調査すると、いろいろ新しいことが分かってくるはずです。

先に、オプトジェネティクスや、細胞タイプ特異的遺伝子改変マウスといった、新しいテクノロジーが開発された話をしましたが、脳研究の世界では、今まさに、さまざまな新技術が結集して、もっとも難しい神経回路レベルの研究が進もうとしています。

脳研究に対する興味は、まだまだ尽きません。記憶は、さまざまな心の現象に関係しています。情動や決断、あるいは、物事に注意を払うということにも、記憶がかかわっています。そうした心の現象を新しいテクノロジーで解明し、基礎知識を積み重ねて、将来的には、脳の病気を治療する応用研究に役立てるという、そういう大きな方針で、我々は研究しています。そういう意味で、自分たちの研究が、患者さんや社会に役立つようなものになることをめざしています。しかし、基礎研究に近道はない、ということです。もし、近道があるなら、こちらが教えてもらいたいくらいです（笑）。

◉プロフィール━━━━とねがわ・すすむ／1939年生まれ。京都大学理学部卒業。カリフォルニア大学サンディエゴ校博士課程修了。1987年、「多様な抗体を生成する遺伝的原理の解明」によりノーベル生理学・医学賞を受賞。その後、分子生物学の手法を活かし脳研究に取り組む。2009年より現職。MIT（マサチューセッツ工科大学）ピコワー学習・記憶研究センター教授も務める。趣味は、サイエンス。

# 第2章

# 脳と時空間のつながり

いま自分がどこにいるのか、時間がどれくらい経ったのか、私たちはどうやって認識していると思いますか？

じつは頭の中には、地図や時計のような役割をする神経細胞があって、それらがじつに巧妙な働きをしているのです……！

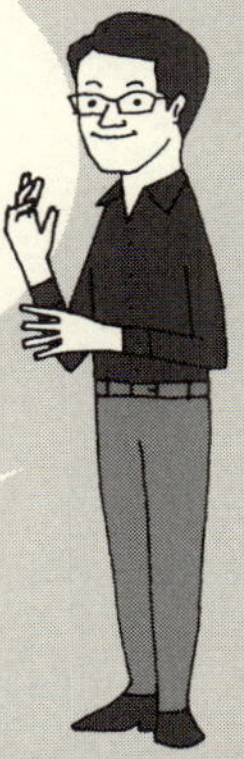

藤澤茂義
システム神経生理学研究チーム チームリーダー

読者の皆さんは、脳の中に、まるで地図やカーナビのようなシステムがあることをご存じでしょうか?

18世紀にドイツで活躍した哲学者のイマヌエル・カントは、彼の著書『純粋理性批判』の中で、「空間はアプリオリに(a priori：経験に先立って)脳の中で認識される」と提唱しました。つまり人間の心には、あらかじめ空間を直感的に認識できる能力があるというのです。別の言い方をすれば、我々の外にある空間とは、我々の心が作るものであり、どのように世界を捉えているのかは、我々の認識そのものにかかっている、と考えたわけです。

もちろん現代科学では、心の在り処《あか》を脳にあると考えます。カント哲学に触発された神経生理学者のジョン・オキーフ博士は、視覚や聴覚のために脳の感覚野があるならば、空間認識のための脳部位が存在するに違いないと考えました。そして1970年代に、空間情報をつかさどる「場所細胞」と呼ばれるニューロンを見つけたのです。この功績で、オキーフ博士は2014年度のノーベル生理学・医学賞を受賞しています。

この場所細胞を調べることによって、さまざまな脳の働きが分かってきました。たとえば、自分が通ってきた場所や道筋を長期記憶として定着させるために脳内で記憶が再生されていたり、睡眠中に夢を見ているときにも脳内でその記憶が再現されていたりするのです。また、空間を認識する仕組みは、時間の認識にも関わっているようです。私たちは、神経生理学の視点から、我々が脳の中で時間や空間をどのように認識しているのかをより詳しく解明したいと思っています。

## 脳からのメッセージを読み解く

脳の働きをリアルタイムで観察するために、細胞の電気的な活動を記録し研究することを「電気生理学的手法」といい、その手法を駆使して脳の機能を解明しようとする研究分野を「神経生理学」といいます。神経生理学を研究する者にとって究極の目標は、脳で起きていることをすべて観測し、観測結果の背後にあるメッセージを読み解くことでしょう。

私たちの実験では、微小な電極を使って、実験動物の脳を構成するニューロン（神経細胞）から、その活動を電気信号として計測しています。ニューロンが信号を発することを発火といいますが、私たちが計測する信号は、1個や2個のニューロンの発火ではありません。100から2００という数のニューロンの電気信号を記録し、解析しています。しかし、よく実験に使われるマウスでも、大脳のニューロンの数は7０００万個もあるといいますから、神経生理学者の究極の目標を達成するには、まだまだ時間が必要です。

とはいえ、技術が進歩してきたことで、同時に数百個ものニューロンの発火を記録して解析できるようになったのです。大きな目標に、一歩ずつ近づいています。

## ニューロンが活動している瞬間をとらえる

脳の活動は、ニューロンの発火から作り出されていますが、ニューロンの発火は、本当に速い、数ミリ秒というような時間スケールの現象です。私たちの行っているような電気生理学的な実験は、実際の人間の心の時間スケールに、もっとも近い実験だといえます。

分子生物学的な実験では、分子や遺伝子を操作して、脳の現象と結びついたニューロンの様子を分子レベルで見ますが、電気生理学的な実験では、ニューロンが実際に活動をしている瞬間をとらえることができます。大量のニューロンの活動を記録することによって、実際に考えているとき、あるいは行動しているときに、その瞬間、脳の中で何が起きているかを観測できることが強みなのです。

それでは、電気生理学的な実験はどのように行うのか、具体的に説明しましょう。まず実験動物のラットやマウスの脳に超小型の高性能電極を埋入します。どの脳部位に電極を埋入するのかは、マウスやラットのアトラスという脳地図を参考に、実験目的に合わせて決めています。

実際の電極はシリコンプローブという、とても小さなものです。先端に60個ぐらいのチャネル（小さな電極）が付いています。およそ一つのチャネルで一つのニューロンの活動を記録します。私たちのプローブは、細い先端部分に4～8本の櫛状の針があり（図2－1）、櫛の歯一本

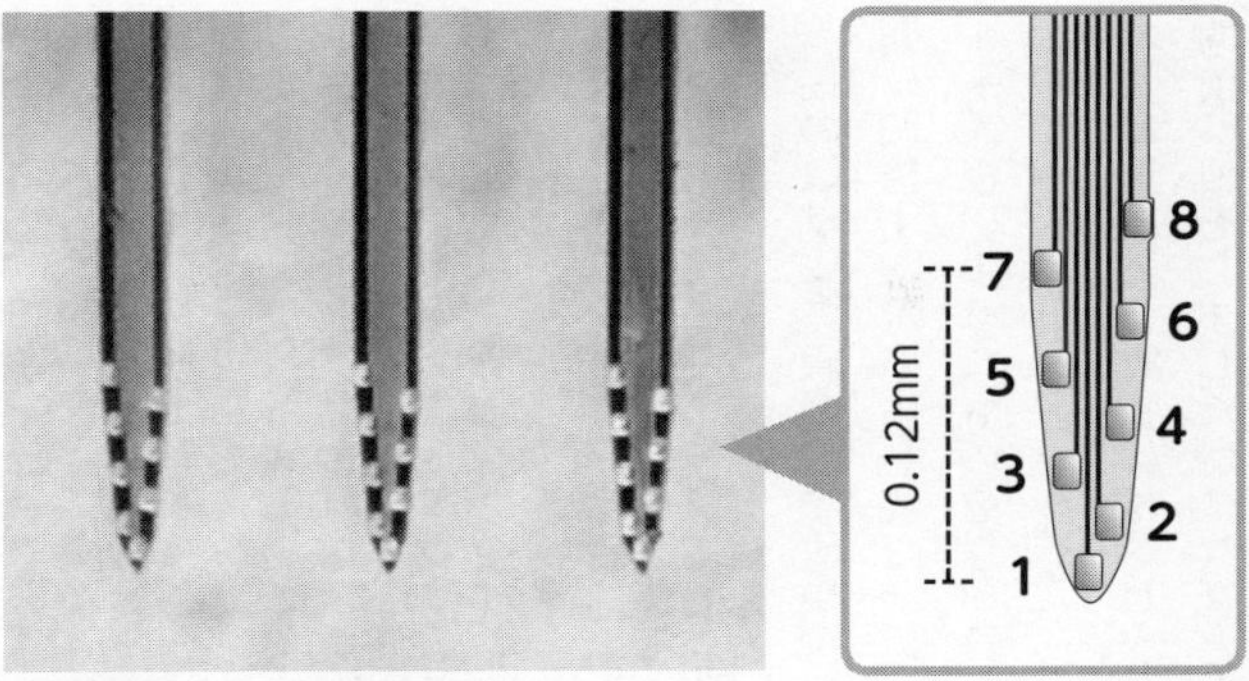


**図2-1　シリコンプローブ**

図のように、先端に8〜10個のチャネルが付いたプローブで、ニューロンの活動電位を記録する。

一本に、先端から20マイクロメートルくらいの間隔を開けて配置されています。これをマウスの頭に手術して、埋入するのです。

問題は、針の細さに比べて、針を支えているコネクタや周辺機器が大きなことです。今のところ、このコネクタなどの大きさが、脳に刺すことのできるシリコンプローブの数の物理的な限界を決めています。もっと周辺機器を小型化できれば、いずれはシリコンプローブのチャネル数を増やせるはずです。目標は数千個、数万個のニューロンから記録を取ることです。

動物に電極をセットしたら、空間探索迷路を解いたりレバーを押したりといった、さまざまな課題を行わせます。そのときのニューロンの活動をリアルタイムで計測するのです。実際には、このマウスがつけるヘルメットのようなものからケーブルがつながれていて、課題を行っている最中のニューロンの電気信号を記録しています。

課題を実行させているときに、外部からマウスに与える刺激のことを「イベント」と呼んでいます。イベントとは具体的には、音や光などの刺激、他の個体と遭遇すること、特定の場所に行き着くことなど、あらゆる状況や経験のことです。実験中のマウスは、そうしたイベントを手がかりに、空間を認識したり、時間や順序を記憶したりするような学習をします。私たちは、イベントを組み合わせてマウスの学習をコントロールし、その瞬間に脳の中で数多くのニューロンが活動する様子を記録し、その結果を解析して、脳機能、とくに記憶のメカニズムについて探っているのです。

## 犬にもエピソード記憶はある？

後のコラムで説明しますが、記憶の形成に必要な脳部位である海馬は、とくに動物の場合、空間に関係する記憶に必要だと言われています。一般に「記憶」と聞けば、空間認識よりもエピソード記憶のようなものを思い浮かべる人が多いのではないでしょうか。

エピソード記憶は、自分が経験したことを思い出すような、時間を回顧する能力です。かつて、ヒト以外の動物にはエピソード記憶はできないと思われていました。たとえば動物に「1時間前に何をしましたか？」などとインタビューできませんからね。しかし、最近は研究の進展によって、動物にも人間のエピソード記憶に近い能力があると考えられるようになってきました。

動物実験では、繰り返し訓練したことを再現するという形で記憶を確認するのですが、これは「手続き記憶」といって、学習による無意識の動作で、エピソード記憶ではありません。動物から、過去に一度だけあった経験（「ワンショット」と言います）を確認することは困難です。たとえば1時間前に初めて起きたことを覚えているか否かを、動物のどのような行動から読み取ればよいのかに工夫が必要なのです。

動物が空間を記憶できることは、昔から知られています。もし動物が、一度だけ自分が通った道筋を思い出すことができるなら、それはワンショットのはずです。その道筋にエピソード記憶と強く結びつくようなイベントがあれば、ワンショットのエピソード記憶を確認できるかもしれません。

このようなアイデアを元にしたおもしろい実験があります（図2－2）。これは京都大学の藤田和生博士が行ったものです。まず飼い主さんに犬を連れてきてもらって、実験室に入り、等間隔に並んだ4個の箱を犬に見せます。犬にはリードが付いています。4個の箱のうち、一つ目は空っぽです。二つ目はエサが入っていますが、見せてもリードを引っ張って、食べさせません。3つ目はエサがあって、これは犬に食べさせます。4つ目は石ころが入っています。4つの箱を開ける経験をしたあと、犬は、そのまま飼い主さんと実験室を退場します。

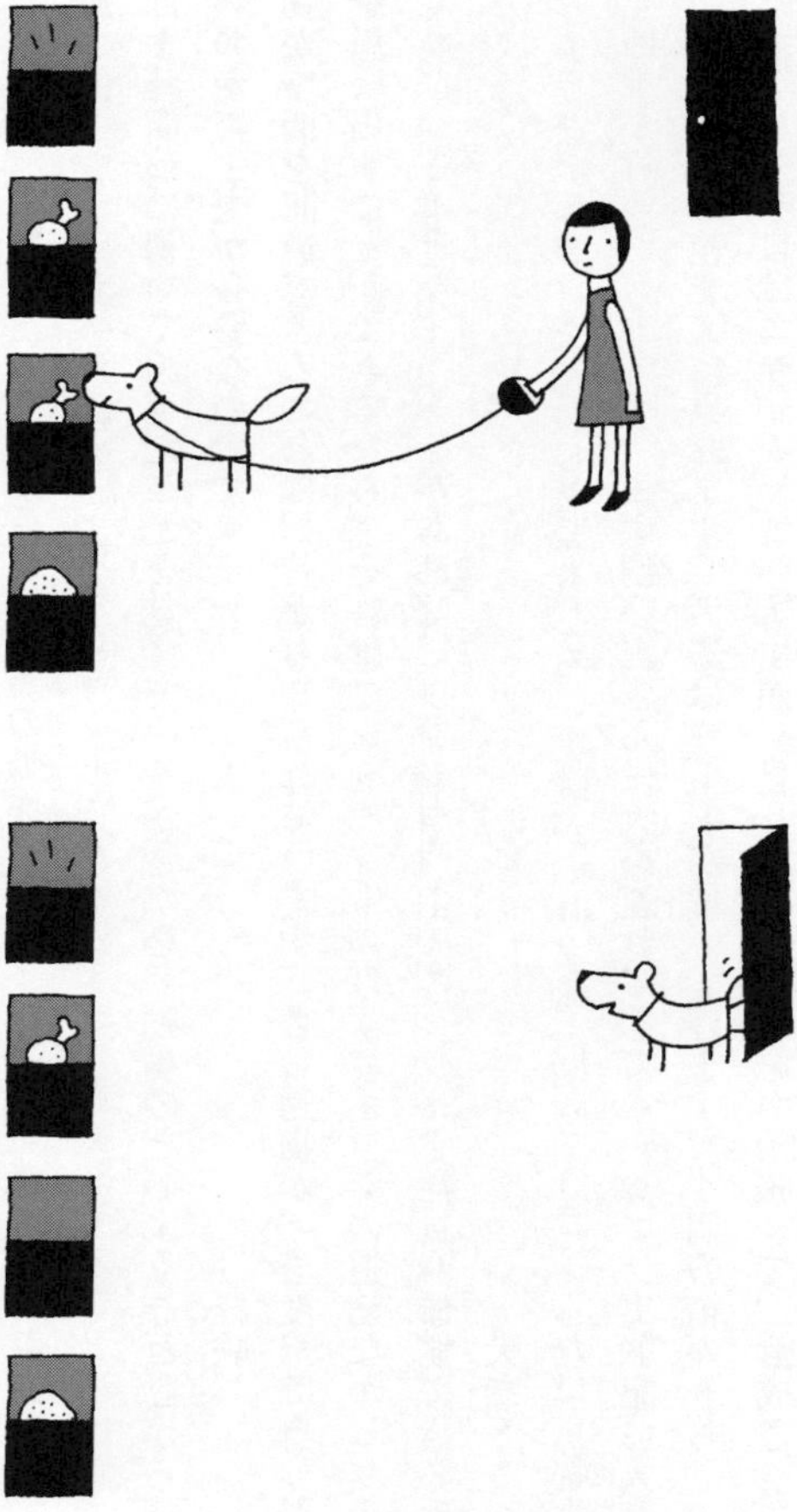

図2-2 部屋に戻ってきたとき、犬はどの箱のところへ行く?

ここからが本番の実験になります。少し時間をおいて、飼い主さんと犬に実験室に戻ってきてもらうのです。先ほど、犬は再び戻ってくることは知らずに、4個の箱を体験して、退場しました。さて、再び戻ったとき、犬はどこの箱に行こうとするでしょうか？　それを確認することが実験の目的です。

もし学習的な繰り返し記憶が優先されるなら、エサを食べさせてもらえたことを思い出しているでしょうから、3つ目の箱に行くと考えられます。しかし、先に1回だけ経験したことを覚えているのであれば、どうでしょうか。つまり、エピソード記憶が優位だったら、さっき食べてしまった箱は空っぽだ、と考えるでしょう。あるいは、さっき食べさせてもらえなかった箱にはまだエサが入っているだろう、と考えたならば、二つ目の箱に行くと想定されます。

そして実際に実験すると、二つ目の箱に行く犬が多かったのです。つまり、犬でもこのようなワンショットの記憶、エピソード記憶がある程度できるという結果になりました。

以上の例で分かることは、イベントを上手く配置すれば、動物でもエピソード記憶を確認できるかもしれないということです。たとえば実験動物に、さまざまな経験（イベント）を与えたとき、それぞれのイベントに付随した特定の課題を遂行させ、どのような記憶が形成されるかを調べるのです。あるいは実験動物が別の動物を観察しているときに、それが記憶としてどう表現されているかを調べるようなことも、おもしろいかもしれません。

## COLUMN 4 海馬とエピソード記憶

他の章にもたびたび登場しますが、海馬は、記憶に関係している脳部位です。タツノオトシゴを連想させる形が海馬という名前の由来であることは、知っている人も多いでしょう。

海馬は、脳の深部に左右二つ位置していて、人の場合、大きさは小指ほど。多くの人が想像しているよりも、細長い形をしています。眼球の奥に進んで行くと、タツノオトシゴの頭部に当たります（図2－3）。

海馬は、とくに記憶の形成に必要な脳部位として知られています。したがって、海馬を損傷したり、何らかの理由で海馬を取り去ったりすると、新しいことを記憶することが困難になります。

海馬を失ったことでもっとも有名になったのが、てんかん患者のヘンリー・モレゾンさんでしょう（2008年に82歳で亡くなっています）。彼は、海馬と記憶の関係に多大な知見をもたらしました。もともとモレゾンさんは、子供の頃からてんかんに悩まされていたのです。

てんかんの原因には諸説ありますが、一般的には、大脳の一部が過剰に活動したためにその電気的な影響が大脳全体に広がって、けいれん発作などの諸症状が現れると考えられています。そのため、一部の難治性てんかん患者には、原因となる脳の一部を取り除く外科手術が行われます。

モレゾンさんの場合は、側頭葉の奥に位置する海馬を中心とした脳部位が取り除かれました。

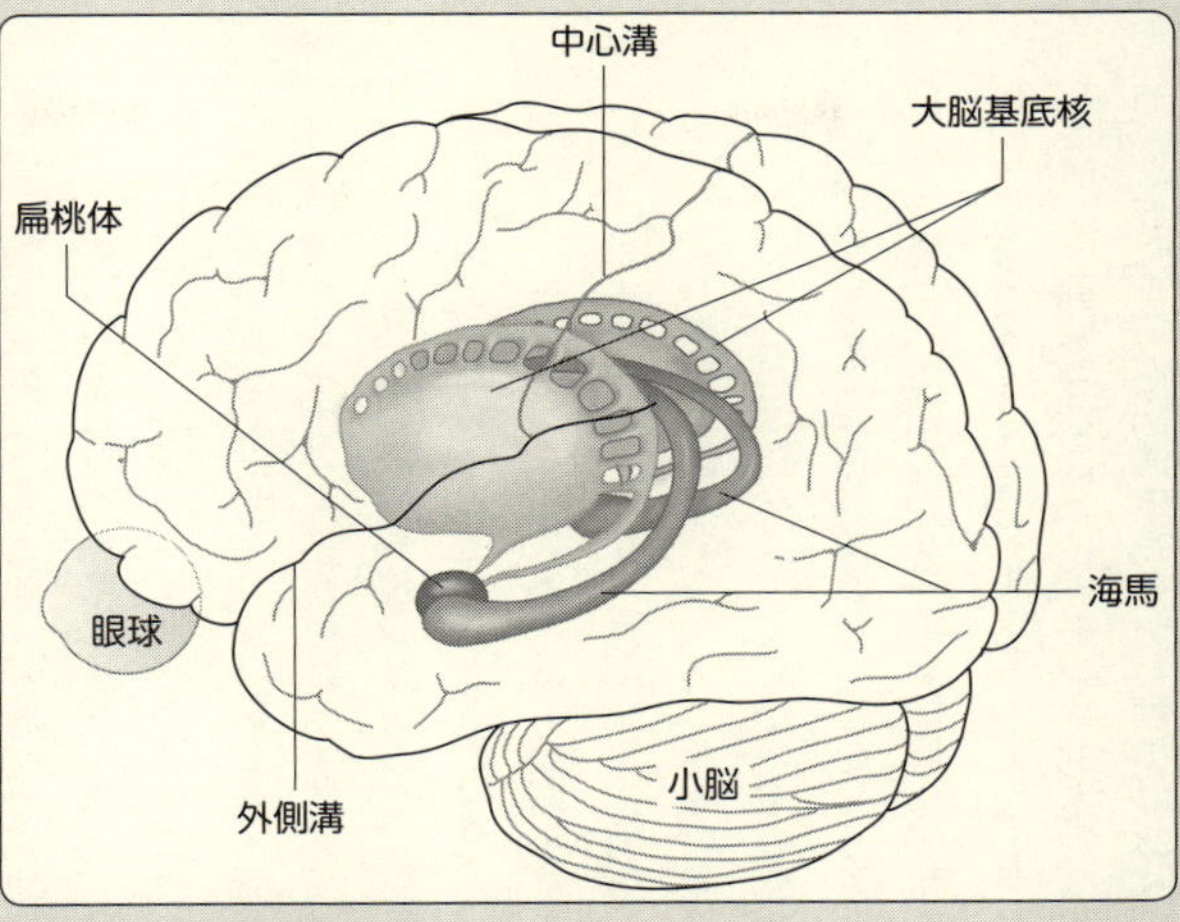


図2-3　**海馬の位置**

中心溝と外側溝は、大脳の表面にある大きな〝しわ〟。

ところが、てんかんは手術によって改善されたものの、モレゾンさんの記憶力には深刻な後遺症が生じてしまいました。それは「前向性健忘」という症状です。俗にいう物忘れや記憶喪失は「逆行性健忘」といって、ようするに「過去のことを思い出せなくなること（想起できない）」なのですが、前向性健忘は「新しい記憶が作れなくなること（記銘できない）」です。そうした記憶に関する障害以外、モレゾンさんの人格や知能などには、ほとんど変化がありませんでした。

「短期記憶」と「長期記憶」という言葉を聞いたことがあるでしょうか。私たちが何かを記憶するときには、まず短期記憶という数秒から数十秒ほど保たれるシステムに情報が貯蔵されます。そしてリハーサルと呼ばれる復唱や暗唱の過程を経て、長期記憶というシステムに情報が貯蔵されます。長期記憶は、場合によって何年も情報が貯蔵されます。大まかに説明すると、このような二重の情報貯蔵システムが、記憶の形成と保持のメカニズムと考えられています。

モレゾンさんの場合は、短期記憶の能力は大丈夫でしたが、長期記憶に情報が移行する際に問題があるため、新しい記憶を作ることが困難なようでした。彼の症状（想起できるが記銘できない）を見る限り、海馬は、短期記憶から長期記憶に情報を移動させることと関係しているようです。

興味深いことに、モレゾンさんは、まったく何も記憶できないわけではありませんでした。新しいエピソード記憶を獲得することはできませんでしたが、手続き記憶には問題がなかったのです。

簡単に言うと、「エピソード記憶」とは言葉で説明できる記憶のことで、とくに時間と場所、それにまつわる感情や出来事に関する記憶のことです。だから、エピソード（物語）記憶と呼ばれているのです。

一方で「手続き記憶」とは、自転車の乗り方や楽器の演奏といった言葉で説明できないことが多くて、たいてい無意識に行われるような、技能に必要な記憶のことです。俗に言う「身体が覚えている」というものです。

モレゾンさんは、学習によって新しい運動や技能を記憶することはできたのですが、「学習した」という経験（エピソード）は覚えていませんでした。こうした症例の蓄積から、海馬の役割はエピソード記憶を形成して長期記憶に情報を移動させることだ、という重要な知見が共有されることになったのです。

## 頭の中に絶対空間があった！

エピソード記憶を調べるために、起こったイベントの順番を動物に記憶してもらうには、いろいろな工夫をする必要があります。しかし、もともとマウスやラットなどの動物は、場所を覚えたり、迷路を学習したりといった、空間に関する記憶が得意なので、エピソード記憶を空間記憶とうまく結びつけて研究できないかと長年考えられてきました。

まず、ラットの空間認識能力に関して、１９４８年に心理学者のエドワード・トールマン博士が興味深い実験を行いました（図２－４）。まず、ラットに迷路を覚えさせます。ステージに出たら、まっすぐ進んで、左に行って、右に行って、さらに右に曲がると、エサがもらえるということを何度も学習させます（図２－４左）。完全に学習できたあと、ステージから先の、まっすぐに行く通路を行き止まりにしました。その代わり、ステージに20本ぐらいの通路を放射状に付

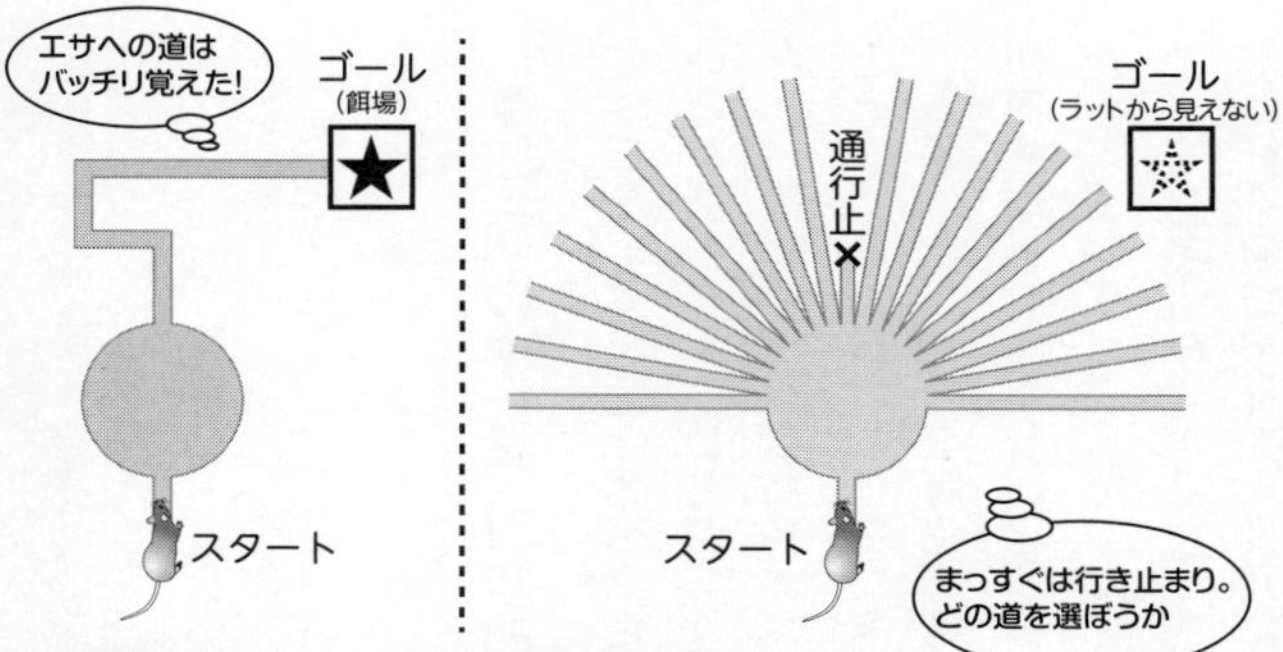


図2-4 ラットはどの道を選ぶか?

まず左の迷路を覚えさせたあとに、右の迷路を解かせると、ゴールまでの最短距離を進んだ。

けたのです(図2－4右)。

このときラットは、どうすると思いますか?

もし、エサのある場所について、通路を歩く「手続き」として覚えているのであれば、おそらく最初に覚えた通路に近い通路に向かうでしょう。

ところが、ラットは直線距離で目的地にもっとも近い通路を選びました。もちろん、エサのある場所はステージから見えていませんし、学習後の実験では、そもそもエサを置いていないので、匂いなどの手がかりはありません。

この結果を解釈すると、ラットの頭の中には、絶対空間があるということになります。絶対空間とはニュートン力学の用語で、物体の存在とかかわりなく不変不動の空間のことです。おもしろいですよね。人間でいえば、この辺りの能力が方向音痴と関係してくるのかもしれませんが、まだあまり分かっていません。

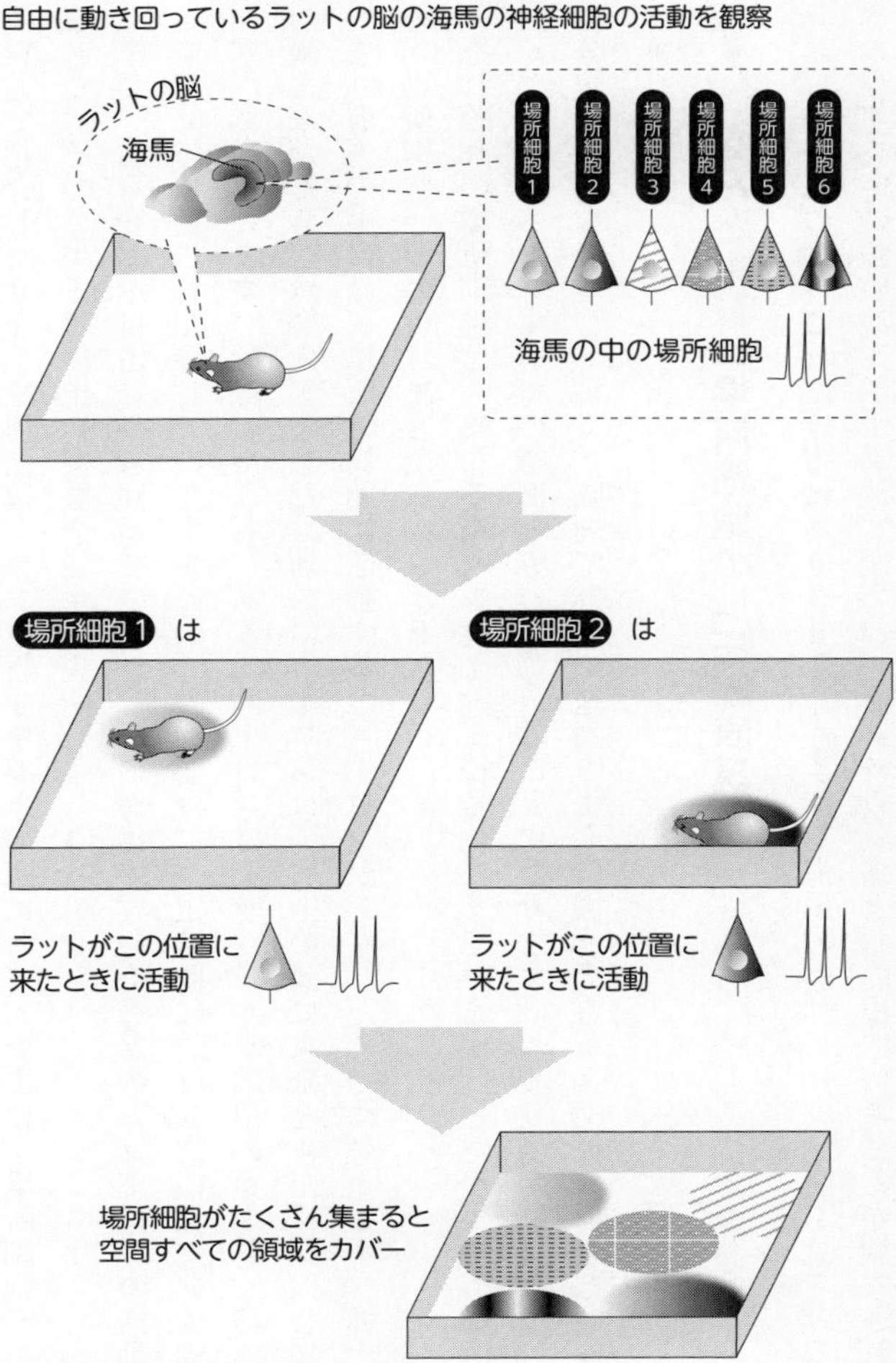
自由に動き回っているラットの脳の海馬の神経細胞の活動を観察
ラットの脳
海馬
場所細胞1
場所細胞2
場所細胞3
場所細胞4
場所細胞5
場所細胞6
海馬の中の場所細胞
場所細胞1　は
場所細胞2　は
ラットがこの位置に来たときに活動
ラットがこの位置に来たときに活動
場所細胞がたくさん集まると空間すべての領域をカバー

図2-5　場所細胞の働き

冒頭で紹介したオキーフ博士は、カント哲学を導きの糸にして、海馬に「場所細胞」を見つけました。そのオキーフ博士の実験を簡単に説明しましょう。

まず、ある空間を自由に動き回っているラットの海馬で、いくつかのニューロンの活動パターンを電気信号として記録していきます。信号の強弱は、一定時間における波の数（発火頻度・発火率）で表されます。記録したうち、あるニューロンは、ラットが実験用のケージ（箱）の左上の隅に来たときだけ発火しました。別のニューロンは、右上の隅に来たときだけ発火しました。つまり海馬の中には、場所特異的に活動するニューロンが存在したのです。オキーフ博士はこれを「場所細胞」と名付けました（図2－5）。

それぞれの場所細胞は、異なる場所をコード（符号化）しています。したがって、場所細胞がたくさん集まると、すべての空間をカバーできることになります。つまり場所細胞とは、どこに自分がいるかを表現していて、脳内で外界の地図のように機能するニューロン群だというわけです。

## なんとも賢い場所細胞の「圧縮表現」

おもしろいのは、これだけではありません。注意深く海馬のニューロン活動を見てみると、10ヘルツぐらいの強い波（シータ波）が、バックグラウンドとして出ていることが観察されます。

1秒に10回ほど上下する波の上に、海馬ニューロンの活動（数ミリ秒ほどの波）が乗っているのです。

場所細胞の発火は、バックグラウンドの波の谷底にタイミングを合わせていちばん強く活動します（発火頻度が高くなる）。これは、おそらくベースになるバックグラウンドの波がクロック信号（同期信号）のような働きをしていると考えられます。

しかも、ただ同期しているだけではありません。たとえば場所細胞を計測していると、ラットの移動とともに活動は弱まります（発火頻度が低くなる）。それと同時に、発火するタイミングが少しずつ谷底からズレていくのです。次の場所では、そこに対応する次の場所細胞がバックグラウンドの波のいちばん谷底で発火し、同じように移動とともに発火は弱まり、タイミングもバックグラウンドの谷からズレていきます（図2‐6）。

何のためにこのズレが生じるのかは、次々と移動していったときの信号をすべて、バックグラウンドの波の上で重ね合わせると分かります。それぞれの場所細胞の信号は、バックグラウンドの波の上で順序良く隣接するのです。つまり、およそ0・1秒（10ヘルツの波、1周期分の時間）で、場所細胞が順番に発火していることが分かるわけです。

たとえば数秒かかった移動の経験が、発火の順序として、短い時間の中に圧縮されていることになります。これを場所細胞の「圧縮表現」といいます。普通、脳が情報をコード（符号化）す

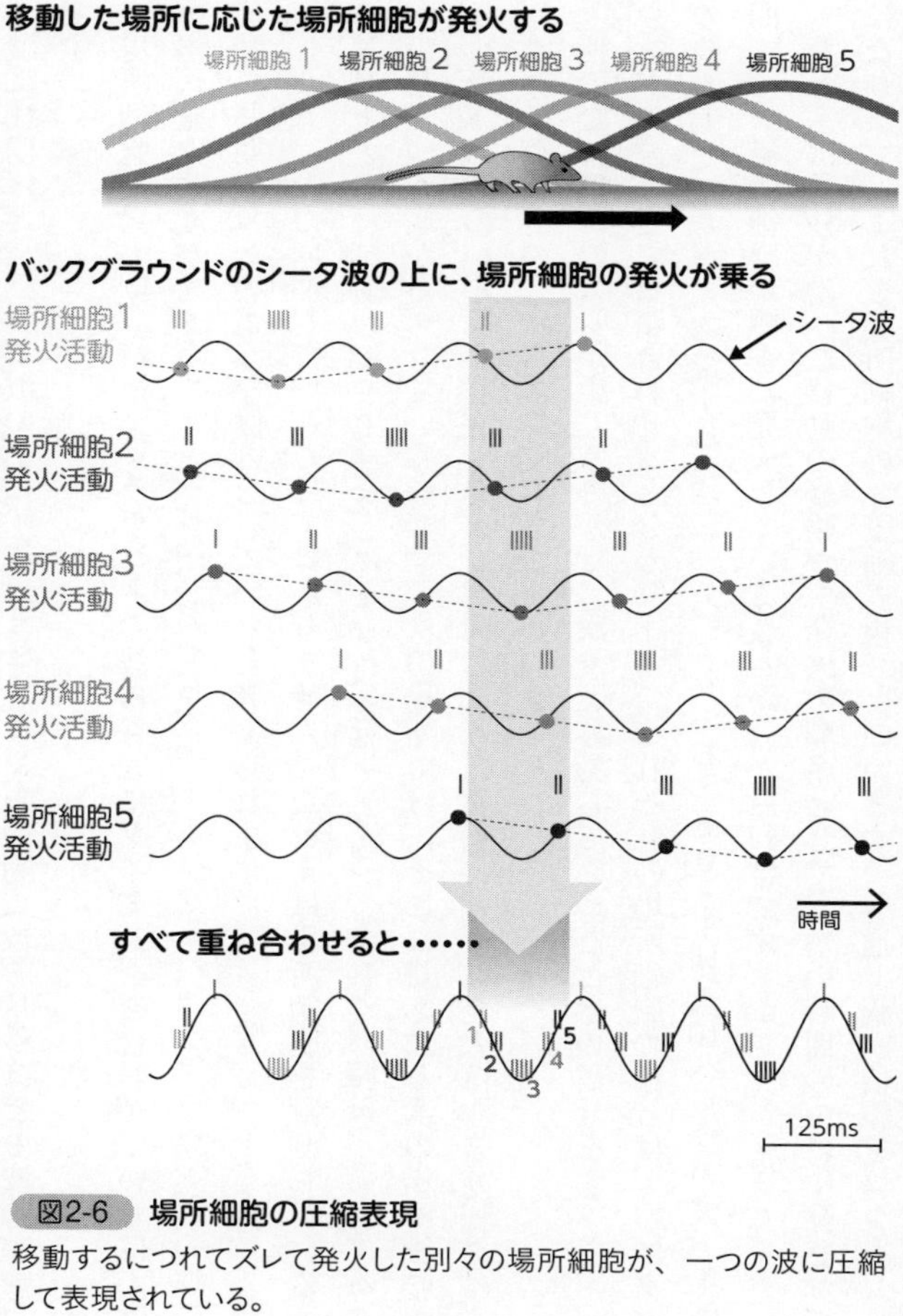


図2-6 場所細胞の圧縮表現

移動するにつれてズレて発火した別々の場所細胞が、一つの波に圧縮して表現されている。

るときは、ニューロンの発火率・発火頻度を用いているのですが、同時に、こうした精密な発火タイミングを使っても、脳は情報をコードしているのです。つまりニューロンが一つのグループになって、ある一瞬の波形の中に、発火順序の形でグループ全体としての情報がコード化されているということです。

## 復習・予習をする場所細胞

さらにおもしろい現象があります。たとえば、ラットが移動した経路が5つの場所細胞でコードされていたとします。このとき、1番目の場所をコードしている場所細胞から5番目の場所細胞までが、バックグラウンドの波の上で順番に発火しています。その後、目的地に到達したら、ラットは休憩します。

この休憩時の活動を記録すると、今度は100ヘルツぐらいのリップル波という、さっきとは別のバックグラウンドの波の上で、このニューロンたちが逆順で（5から1に）一気に発火する、という現象が見つかったのです（図2-7）。

先に数秒かけて行った場所の移動を0・1秒ぐらいに圧縮して、逆順にリプレイしていたのです。おそらく、これは「回顧」で、学習効果を高めること（新しく作る神経回路の強化）に関係しているのかもしれません。ある種のエピソード記憶といえます。まさに、自分のとってきた行

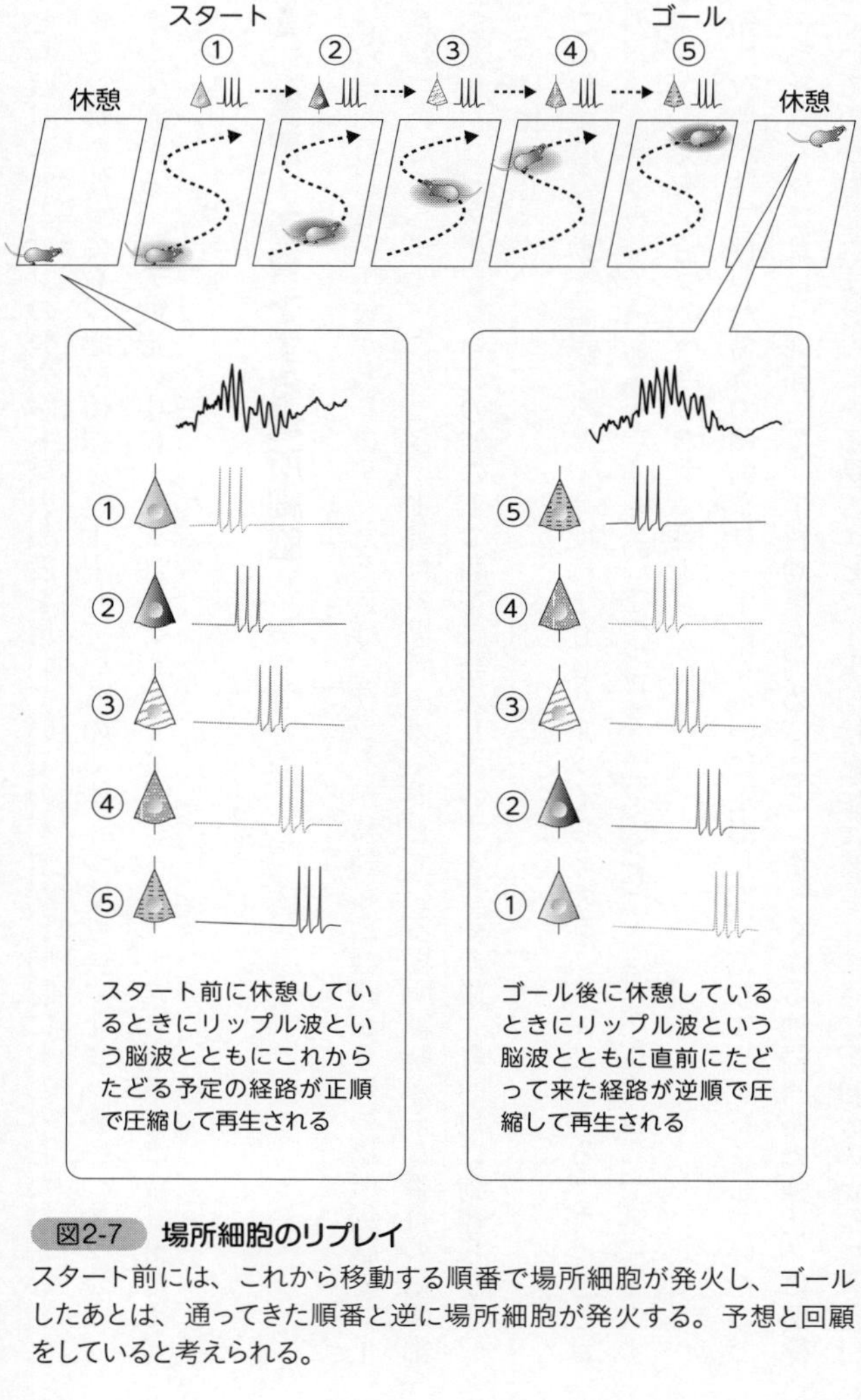


**図2-7　場所細胞のリプレイ**

スタート前には、これから移動する順番で場所細胞が発火し、ゴールしたあとは、通ってきた順番と逆に場所細胞が発火する。予想と回顧をしていると考えられる。

動を回顧しているわけですから。

さらに移動する前のニューロンの活動でも、同様の現象が見つかりました。移動する前に、同じ場所細胞の活動を見ると、同じリップル波というバックグラウンドの波の中で、今度は順番に（1から5に）活動していました。移動する前に、自分が通過する予定の場所に沿った順番で、それぞれの場所細胞が活動しているのです。

おそらく、これから移動するルートを想像しているのでしょう。たとえば、障害物を回避するときの海馬を測定すると、事前に迂回ルートの場所細胞が発火していました。つまり、行動の予定が現れているのです。こうした場所細胞の圧縮再現は、デイヴィッド・フォースター博士が2000年代から最近にかけて発見しました。

## 夢を見ているとき、脳は何をしている……？

別の研究になるのですが、ある生理現象の中でも場所細胞の圧縮表現が確認されました。それは、睡眠です。なんとラットが夢を見ているときの海馬で、場所細胞がリプレイされていたのです。睡眠には、ノンレム睡眠（夢を見ない）とレム睡眠（夢を見る）があります。おもしろいことに場所細胞のリプレイは、ノンレム睡眠ではリップル波（回顧や予定しているときと同じ）の上に、レム睡眠ではシータ波（歩行中と同じ）の上に圧縮されていました。

つまり、夢を見ているときには歩行中と同じ速さで、夢を見ていないときには圧縮されて、リプレイされていたのです。リプレイの速さが夢と重なっているように見えるのは、とても興味深いところです。

先に述べたように、リプレイは神経回路の強化に機能しているだろうと考えられています。実際、睡眠時に場所細胞のリプレイを阻害すると、学習が困難になることが分かっています。睡眠時におけるリプレイは、記憶の整理に何か機能しているのでしょうが、今のところ研究の途上です。どのように怖い夢や楽しい夢が記憶を整理しているのか、ノンレム睡眠とレム睡眠におけるリプレイに違いがあるのか、今後、おもしろいことが明らかになるかもしれません。

## 場所細胞の役割

じつは、海馬の中で場所細胞が作られる法則や規則性については、よく分かっていません。それでもノーベル賞をもらってしまったところが、この発見のすごさを物語っているとも言えるでしょう。

今のところ分かっている場所細胞の性質について、少し解説してみましょう。

たとえば、ラットやマウスを新しいケージ（飼育や実験用の箱）に入れると、たった30秒ほどで場所細胞ができ始めます。「場所細胞ができる」といっても、新しくニューロンが作られるわけではありません。ラジオやTVのチャンネルを合わせるように、ニューロンの応答をチューニングするというイメージが近いでしょう。

ちなみに、こうした応答のチューニングのような、ニューロンの変化が維持されることを「可塑性」といいます。一般に、可塑性とは「与えられた変化が維持されること」です。たとえば、粘土の塊を指で押したときにできた窪《くぼ》みが、時間を経ても維持されるようなイメージです。ニューロンの場合、ある信号の入力に対して出力する信号の大きさや強度（発火頻度）が変化したとき、その変化が時間を経ても維持されることを可塑性というのです。したがって、場所細胞の可塑性とは、新しく与えられた空間情報に対して、新しく応答するようになることです。

たった30秒ほどで作られ始める場所細胞ですが、新しくできる場所細胞の発火パターンは時間とともに変化するので、安定するまでに30分ほどの時間がかかります。ですので、初めにできた場所細胞は、すぐに消えることもあります。

パソコンにたとえるなら、簡単に上書き可能なメモリのようなものかもしれません。とすると安定化は、メモリ上の不安定な情報のうち、使えるものだけがハードディスクに記録されて残っていくというイメージでしょうか。

1個の場所細胞が担当する空間の広さは決まっているので、広い場所に置かれると場所細胞はたくさん作られますが、おもしろいことに、複数の部位にある場所細胞が、同じ空間をコード

（符号化）していることも知られています。ただし、それらの場所細胞は、同じ空間をコードしていても担当する空間の広さが異なります。ある部位の場所細胞は30センチメートル四方ほどの空間をコードしており、別の部位では同じ空間を含む1メートル四方というように、海馬の部位によって、細胞の空間分解能は異なっているのです。もちろん、分解能が違う場所細胞同士では、同じ空間情報がオーバーラップしています。

こうした場所細胞の空間分解能の違いには、意味があるはずです。たとえば、広い空間に応答する場所細胞は、感情を司る扁桃体などと強く結びついているので、おそらく「空間の印象」などを表していると考えられます。ここは怖い、あそこは楽しいといった、特定の空間と感情の結びついた記憶です。一方で、分解能が高い場所細胞は、日常的な作業や行動に利用されていると考えられています。

## 頭の中にある地図のテンプレート

しかしながら、場所細胞の脳の中での空間配置は、地図のように規則的ではありません。海馬の構造は、どこを切っても同じ側面が現れる金太郎飴のように規則正しいのですが、コードされている情報は違うのです。ちなみに、大脳新皮質の感覚野でもっともよく研究されている一次視覚野には、網膜で受けた刺激が規則正しく投射され、網膜上の座標情報が保たれています。極端にいえば、網膜に映った画像情報は、そのまま脳に送られるといっても良いでしょう。しかし場所細胞の場合は、海馬における細胞の位置と対応する外部の空間情報の規則性が見つかっていません。つまり、網膜のように外からの情報をそのまま表現しているのではなく、複雑な情報処理を行っていることが予想できます。

これについて、場所細胞の発見でノーベル賞を取ったオキーフ博士が、おもしろい実験をしました（図2－8）。まず、実験用のケージとして、四角く壁で囲まれたケージと丸く囲まれたケージを準備します。ここに動物を入れると、ある場所細胞は丸い空間でだけ発火し、別の場所細胞は四角い空間でだけ発火します。空間の大きさはほぼ変わらないので、四角い空間と丸い空間における場所細胞が空間の中央で共有されても良いし、円周と重なる辺上で同じ配置になってもおかしくありません。

しかし、囲う空間の形が変わると、発火する場所細胞もまったく別の細胞に変わるのです。これだけでもおもしろいのですが、実験はここで終わりません。じつは、この実験で用いた空間の壁は、細い短冊状の構造体でスノコ状に作られていて、連続的に囲う形を変えることができます。では、少しずつ丸い囲みを四角く変形していくと、場所細胞の反応はどうなるでしょうか？

じつは、丸い空間で特定の場所に反応していた場所細胞は、四角く変形していく途中で、ある瞬間に発火しなくなります。ところが次の瞬間、別の部位で四角い空間に反応する場所細胞が発

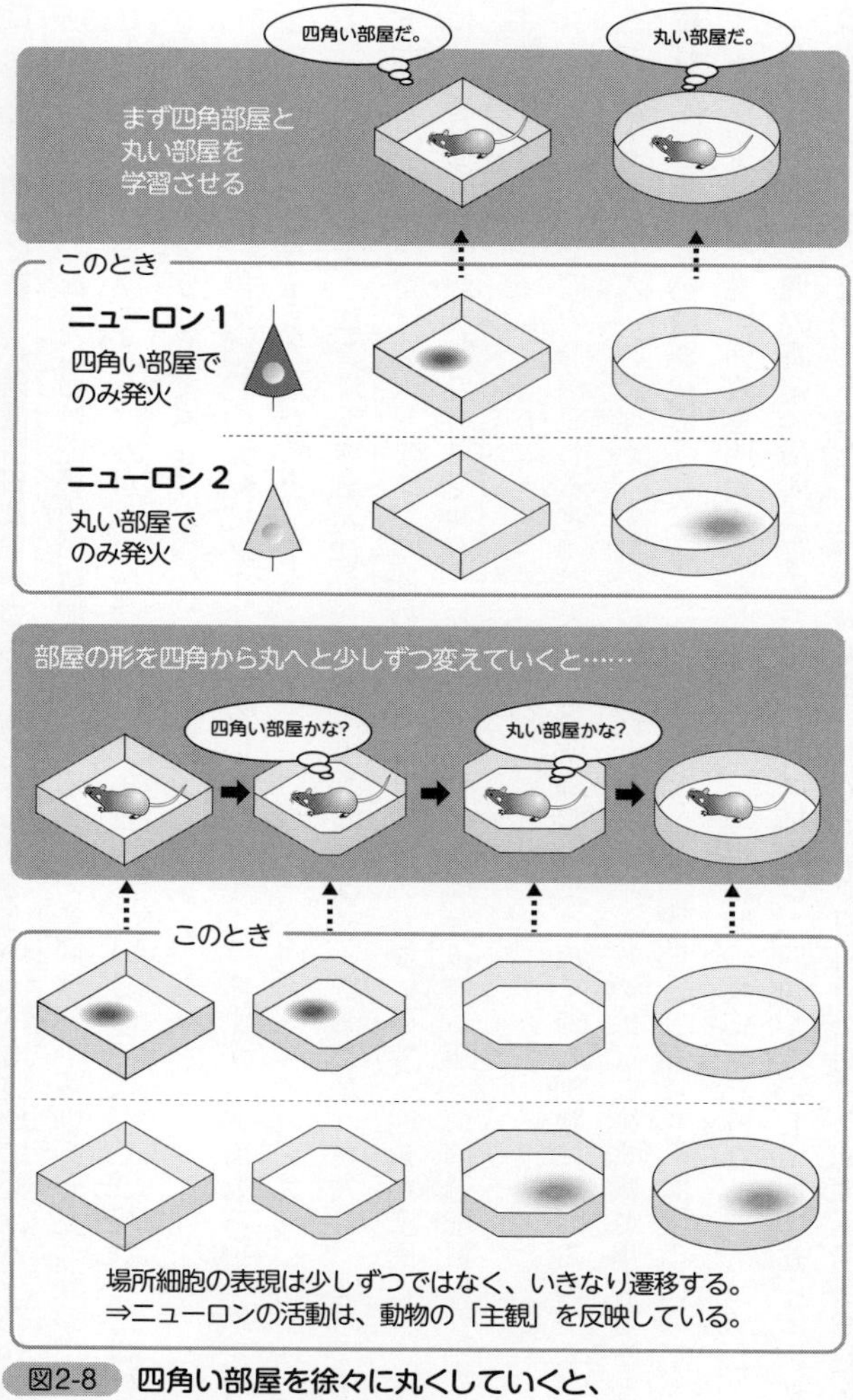


図2-8 四角い部屋を徐々に丸くしていくと、どの場所細胞が発火する？

火を始めるのです。この閾値（発火の始まる刺激の強さ）には個体差があり、はっきりと決まってはいません。動物が、自分の周囲を四角い空間と認識しているか、あるいは丸いと認識しているかによるのだろうと思われます。すなわちこの結果は、場所細胞は動物の「主観」を反映しているということです。

また、「テレポーテーション」と呼ばれる、似たような別の実験があります。実験用ケージのすべての内壁に液晶ディスプレイが貼りつけてあり、表示画面を一瞬で切り替えることで、まるで空間をテレポーテーションしたかのように感じさせるのです。

すると、表示画面が変わるや否や、やはり一瞬で海馬の発火パターンが変わりました。シータ波の1サイクル分で変わるくらいですから、およそ0・1秒以内です。どうやらマウスやラットは、そんな短い時間で、自分が元の場所にいないことを認識し、場所細胞を使い分けているようなのです。

おそらくマウスやラットは、空間が切り替わると、使うべき脳内の地図を瞬時に交換していると推測されています。その地図が、どこに、どのように格納されているかは不明です。海馬が最有力候補ですが、現在も研究が続いています。

また、まったく新しい環境に身を置かれたら、そこで一から新しい地図を作ろうとするはずですが、ニューロンの数に限りがある以上、作られる地図の数にも限界があります。この、広大な空間を有限の脳内地図で表現するという謎に答えるヒントが、利根川進博士の研究からもたらされました。

それによると、頭の中には地図の原型のようなものがあって、新しいところへ行くと、まず原型の地図をそのまま当てはめて空間を認識しようとしているのかもしれない、というのです。つまり、先ほどリプレイや予定を立てるように解釈できる場所細胞の性質を紹介しましたが、じつは実験開始前からそうした場所細胞は存在していて、まったく初めての空間に入るときも、それらがリプレイしたり予定を立てたりするようなのです。一種のテンプレートというのか、ひな形の地図を使い、現実の空間に当てはめているとイメージすれば良いでしょう。

どの地図をひな形にするのかは、おそらく個々の動物の主観によると思われます。先に紹介した四角と丸の空間で実験したときのように、すでに自分の知っている空間のうち、現実の空間に似ている地図を想起して、それに関する場所細胞が働いているのかもしれません。

そして、現実との違いを元に、想起した地図を書き換えて、新たな地図として現実の空間における移動に利用しているのでしょう。脳内では、いくつもの地図を使い回しているのかもしれませんね。ラットの空間認識システムは、知れば知るほど、本当にうまくできていると感じます。

人間にも場所細胞は存在するのでしょうか？　これを確認するために、動物のような電極を人に付けることは倫理的に許されません。しかし、てんかんの患者さんに治療の目的で電極を刺したとき、患者さんの同意を得てニューロンの発火を記録させてもらうことはできます。ただしマウスやラットのように、迷路を歩きながら電極から記録するような実験は、技術上の問題から難しく、ビデオゲームで空間を探索してもらいます。そうした実験からは、擬似的な空間に対応するという形ですが、やはり場所細胞らしきニューロンが見つかっています。

## 空間記憶を操作する

動物に直接質問することはできなくても、ニューロンの活動をつぶさに見ると、回顧や予測のような心の動きがあると分かりますし、実験次第で動物の主観を問うことも可能だということが分かってもらえたと思います。さらに研究を進めると、どんなことが分かるでしょうか。

たとえば、先ほどお話ししたような場所細胞の圧縮表現が観察されるニューロンの活動を阻害すると、空間記憶の学習ができなくなることが知られていますが、逆に、もし場所細胞に予定を立てるような信号を与えることができれば、ラットはそのとおりのルートを歩くのでしょうか？残念ながら、まだそこまではできていませんが、今後、そうした実験もしたいと考えています。

第1章でも触れられていますが、利根川進博士は、オプトジェネティクスの技術を使って、それに近いことをやっています。実験動物のエングラムセル（25ページ参照：特定のエピソード記憶に関係するニューロン群）を光刺激することによって、強制的に記憶を想起させ、ある種の行動を制御しているのです。ここでの実験は想起だけですが、場所細胞の実験では、想起の中に順序も含まれる必要がある分、難しくなると思います。

たとえば、もしそれぞれの場所をコードする場所細胞を別々に光刺激することができるとすると、実験者が場所細胞を適当に選んで順番に刺激すると動物に強制的にその経路を想起させることができるので、動物はそのとおりのルートを移動する、といった実験ができるかもしれません。もっとも、現時点ではまだ技術的にはこのような実験は難しいのですが、挑戦する価値は十分にあるでしょう。

## 私たちは時間をどう認識しているのか

私たちの実験結果によると、動物にいくつかの刺激（イベント）を与えたときの海馬から、バックグラウンドの波の上に、刺激を与えた順序で反応している、と解釈できる計測データを得ています。おそらく、少なくとも海馬を用いるエピソード記憶のシステムは、場所細胞と同じ方式が採用されているのでしょう。このアイデアを進めていくと、ニューロンの発火する順序性が、短期間の時間感覚そのものではないか、という予想に至ります。

少なくとも場所細胞のリプレイのときに見られる圧縮表現は、ラットの空間認識システムとエピソード記憶に、システムとして近いものがあることを予想させます。

たとえばエピソード記憶には、物の認識が不可欠です。物を思い出すということは、それにまつわるエピソードも付随して思い出すでしょう。これは、まさに回顧です。一方、空間を認識するということは、地図の座標のような位置情報に加えて、目印としての「物」を認識しているということでもあります。したがって空間の連続と順序を圧縮したニューロンの活動があるということは、まさに「物」の変化を認識できる可能性も示しています。

このことから、関連する物事を記憶するニューロン群は、場所細胞の圧縮表現のように発火して、一つのエピソード記憶を形成しているのではないでしょうか。エピソード記憶に関係するような脳の情報処理システム全般が、空間認知と同じようなシステムで動いていると考えられます。つまり、脳における空間性と時間性は、経験に関係する記憶のシステムを中心にして、ある程度近いだろうと思うのです。

ようするに、脳内で表現される時間の基礎は、空間を占める物の変化や自分の知っている情報の順序なのでしょう。むしろ、この時間感覚（順序性の記憶）の中に、空間の把握やエピソード記憶も含まれるのではないでしょうか。

また、私たちが時間と聞いたときにまず思い浮かべるものは、決まったタイミングで時を刻む時計ではないかと思いますが、脳の中には、そうした時計と同じ機能を持った部位もあります。

たとえば、動物が30秒に1回レバーを押せばエサをもらえるような実験では、脳の奥にある線《せん》条体《じょうたい》のニューロンに、時間の経過とともに発火率が増えていく現象（ランピング）が観察されます。脳内の時間表現には、そうした方法もあるのです。これは海馬とはまったく違う神経回路ですね。もちろん、時間の長さと経験の順序を認識する神経回路と別ではあっても、おそらく神経回路間で相互作用しあっていることは間違いないでしょう。

## トム・クルーズ細胞

人間の生活している世界は限りなく広いですが、場所細胞は、どこまで世界をカバーできるのでしょうか。これは場所細胞の話に限りません。限られた数のニューロンで、脳は、あらゆる情報を記憶し、判断しています。そうした不思議な話を最後に紹介しましょう。

なんと、人間の海馬から「トム・クルーズ細胞」というニューロンが見つかりました。もちろんトム・クルーズはアメリカの俳優ですが、彼が神経科学の研究をしたわけではありません。てんかんの治療目的で電極を刺した患者さんにさまざまな画像を見せたとき、たまたまトム・クルーズにだけ発火する細胞が見つかったのです。

おもしろいことに、このトム・クルーズ細胞は、正面の写真でも、横顔でも、何と文字情報でも、トム・クルーズを示す情報にならすべて反応したのです。アニメのキャラクターや女優さんの顔では、その細胞は発火しませんでした。さらにおもしろいことに、一連の画像を見せたあと、この患者さんに口頭で「誰を見ましたか?」と質問します。すると、一連の画像について思い出す中で「トム・クルーズがいました」と答えるときに、先ほどの細胞が発火したのです。

つまり、頭の中でトム・クルーズを思い出しているときにさえこの細胞は発火するのです。どうやら人間の海馬には、あらゆる語彙に関して、情報を統合するようなニューロンがあるようです。たとえば「安倍晋三細胞」や「講談社ブルーバックス細胞」など、人によってさまざまなものに反応する細胞があることでしょう。

誤解の無いようにしてほしいのですが、トム・クルーズ細胞は、たった1個のニューロンではないはずです。動物実験では多くの電極を刺すことができますが、人間では実験の制約上、ニューロン1個分の信号を解析しているだけなのです。動物実験での結果を援用すれば、おそらく複数個のニューロンが作る神経回路がネットワークレベルで、そうした情報をコード（符号化）していると考えられます。しかし今のところ、そうした神経回路の詳細は、まだまだ不明です。

## 神経生理学者の究極の目標

場所細胞の話を中心に、記憶と時空間認識のシステムの巧妙さと不思議さが、いくらかでも伝わったでしょうか?　人間にとって、自分が経験したことを記憶しているエピソード記憶というのは、脳の理解を考えるうえで非常に重要だと思います。私たちは、そのメカニズムをニューロンのレベルで知りたいと考えています。そして、ニューロン同士の相互作用や活動の順序などに注目して、神経回路の中で、どのように経験という時間の情報が表現されていて、どのように利用されているのかを解明したいのです。

脳の機能を解明するための研究で一番おもしろいのは、実際に大量のニューロン活動を記録しながら、行動とリンクさせて解析することであり、どのように脳が動いているかということをリアルタイムで知ることが重要だと考えています。本章の冒頭で述べたように、神経生理学者の究極の目標である「脳にあるすべてのニューロン活動を検出し、分析すること」ができれば、そうした謎は解けるはずです。

◉プロフィール――ふじさわ・しげよし／1977年、岡山県生まれ。京都大学工学部卒業。東京大学大学院薬学系研究科博士課程修了。米国ラトガース大学分子行動神経科学センター、ニューヨーク大学医学部神経科学センター研究員などを経て、2012年より現職。趣味は、休日の美術館巡り。

# 第3章

# ニューロンをつなぐ情報伝達

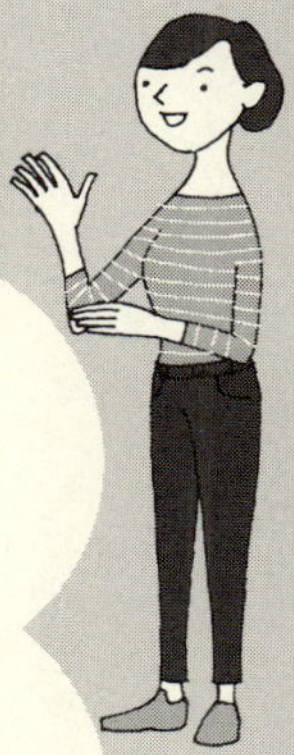

脳には1000億もの神経細胞が詰まっていて、複雑につながりあって情報を伝えています。この章では、脳のいちばん基本的な構造「シナプス」に注目してみましょう。ミクロな世界から、脳のどんな働きが分かってくるのでしょうか？

合田裕紀子
副センター長、シナプス可塑性・回路制御研究チーム チームリーダー

Aさんが Bさんに耳打ちしているところをイメージしてください。このとき二人が、それぞれ一つのニューロンだとしたら、Aさんの口と Bさんの耳が一組になって、一つのシナプスになります。

「シナプス」といっても、皆さんの日常会話ではほとんど使わない単語でしょう。しかしそれが、私たちにとってもっとも興味のある研究対象なのです。なぜなら脳を研究する上でシナプスは、いちばん基本的な構造の一つだからです。

脳を構成する細胞には、大きく分けて、ニューロン（神経細胞）とグリア細胞があります。そのうち、主にニューロンが情報をやり取りしていると考えられています。そして、接している二つのニューロンがまさに情報をやり取りしている構造こそ、シナプスなのです。

つまり、基本的にシナプスは二つのニューロンがつながるところ（厳密には隙間があります が）でもあります（52ページ参照）。どちらのニューロン側にあるかで、シナプスは二つに分けられますが、先のたとえでいうと、Aさんの口が「シナプス前部」、Bさんの耳が「シナプス後部」になります。

実際のニューロンには、数千から数万ものシナプスがあります。なので、リアルに擬人化すると、数万個の耳があって、それぞれ別の人からのささやきが聞こえているという妖怪みたいな姿になってしまうのですが（図3－1）。

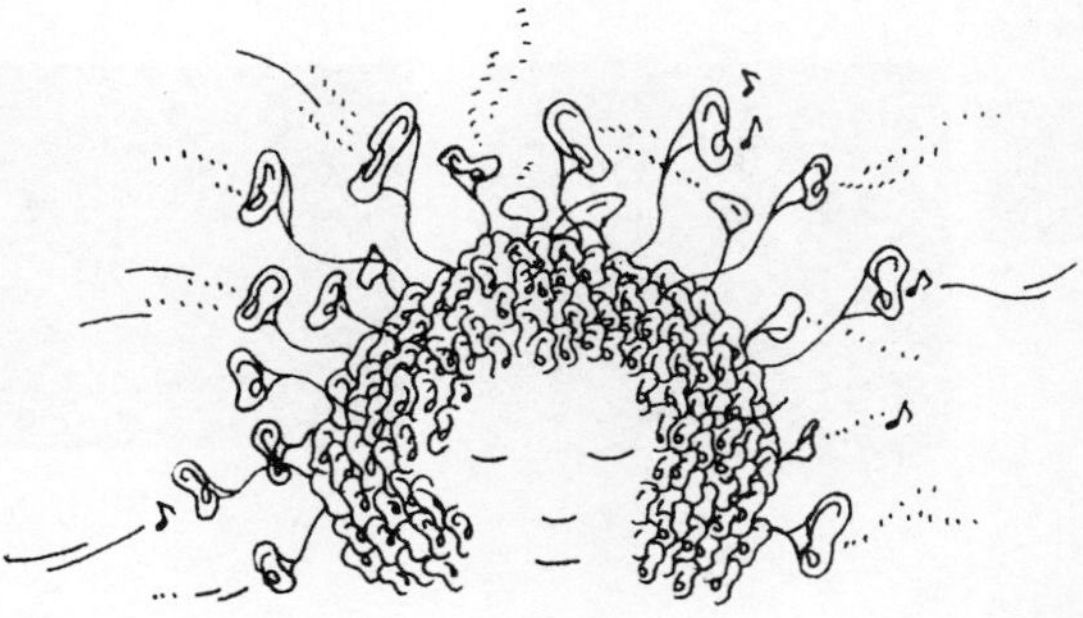

図3-1　**ニューロンを擬人化すると……**
ニューロンは数万ものシナプスから情報を受け取っている。

## 脳の中にある天文学的な数のシナプス

神経系は、環境変化に応答するために進化してきました。もともとは、感覚のような入力から行動のような出力の間にある情報処理が徐々に発展してきて、知的な機能が加わったと考えられています。その知的機能を可能にしているのもニューロンです。

人間の場合は1000億に近いニューロンがあり、前述したように、それぞれのニューロンに数万のシナプス結合があります。したがって、脳全体のシナプス数は、まさに天文学的な数になります。

あまりに多すぎてピンとこないかもしれませんから、少し具体的にイメージしてもらえるサイズでお話ししましょう。

ニューロンが密集している大脳新皮質（脳の表面

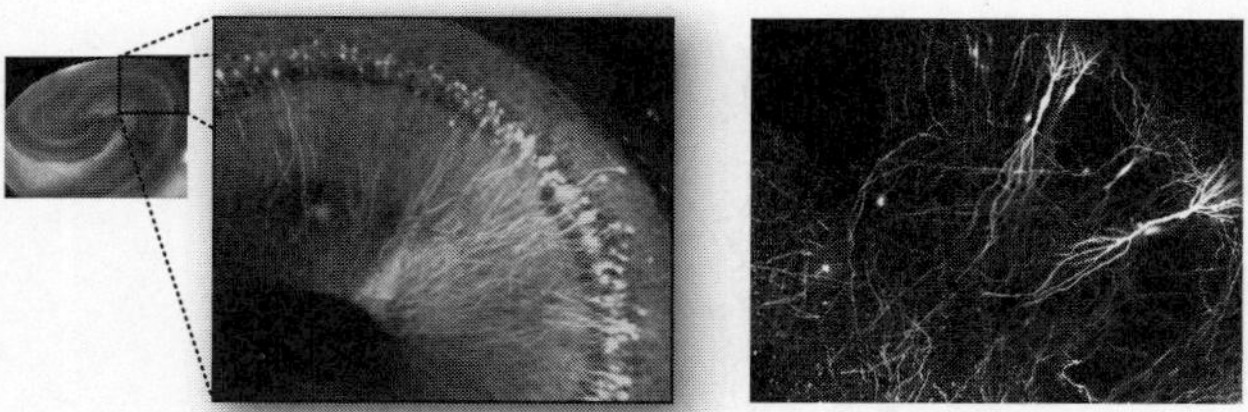

**図3-2　海馬の中の神経細胞**

輪切りにした海馬の切片。左上の写真を拡大した部位に相当するのが中央の写真で、膨大な数の神経細胞が並んでいるのが分かる。写真右は、個別の海馬の神経細胞がどうなっているかを分かりやすく蛍光染色したもの。（提供：A. Kawahara, T. Chater, Y.K. Park）

にあります）から、米粒ぐらいの大きさを切り取ると、その中に何個のシナプスがあると思いますか？　なんとおよそ10億個もあります。脳にはぎっしりとシナプスが詰まっていて、一つ一つがすごく細かいのです。

神経科学の分野で数十年前からとくによく研究されている海馬という脳部位を通じて、もう少し詳しくニューロンとシナプスの構造を説明しましょう。

他の章にもありますが、海馬は記憶に関係する脳部位として有名です（68ページ参照）。解剖学的には、名前の由来でもあるタツノオトシゴに似た細長い構造をしていて、長軸に対して垂直に切ると、まるで金太郎飴のように、どこでスライスしてもほぼ同じような構造の断面が見られます（図3－2左の写真）。

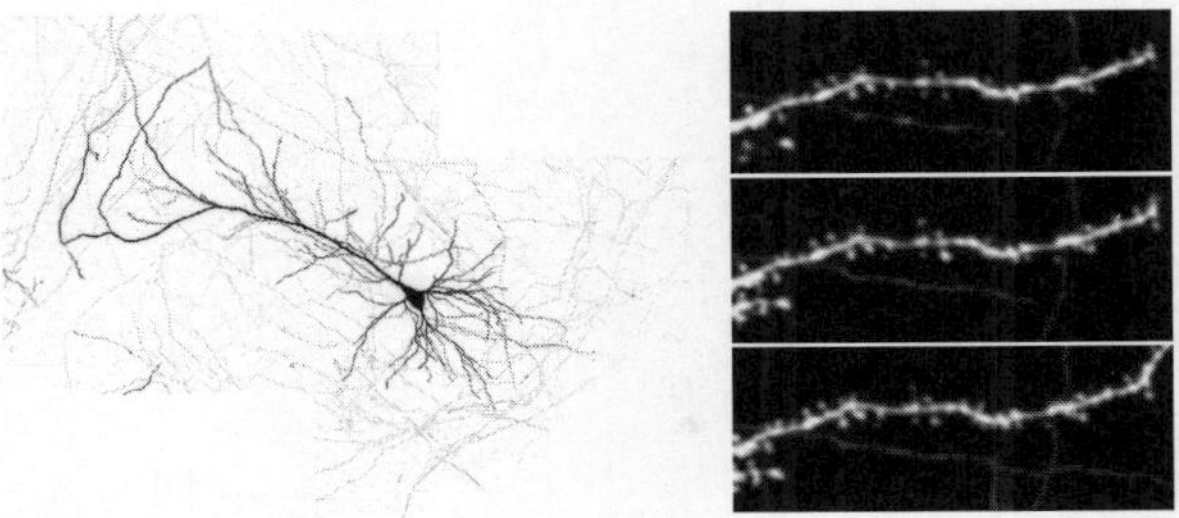

図3-3　**樹状突起にあるスパイン**

写真左は海馬のニューロン。右は、樹状突起の部分を拡大した写真。ゲジゲジしたスパイン構造が見える。情報を受け取るシナプス後部に存在し、形状は非常に変わりやすい。（提供：T. Chater）

もう少し倍率を上げると、きれいに神経細胞が並んでいるところが見えます（図3－2中央の写真）。

ニューロンの細胞体は、たくさんの樹状突起と1本の軸索を持ちます。軸索からは情報が出力され、樹状突起で、他のニューロンの軸索から出力される情報を受け取ります。つまり、シナプス前部は軸索にあり、シナプス後部は樹状突起（と細胞体）にあるのです。

拡大された樹状突起をよく見ると、ゲジゲジとした構造があります（図3－3）。これが、「スパイン」です。スパインは情報を受け取る側（シナプス後部）の構造で、非常に形状が変わりやすいことが特徴です。

最近、スパイン形状の安定性が精神疾患に関係していることを示す研究が報告され、重要視されるようになっています。ただし、どのようにスパインと疾患が関係するのか、詳細なメカニズムまでは、まだ分かっていません。

## シナプスで、何が起きているのか?

シナプスでやり取りされる情報といっても、イメージしにくいでしょうか。よく、神経伝達は電気信号のようなものだと言われることもありますが、半分正解で、あと半分は誤解です。

ニューロンの中、つまり樹状突起から細胞体、そして軸索へ伝達される信号は電気信号です。膜電位といって、細胞膜の内外におけるイオン濃度の変化が電位差(電圧)になり、細胞の電気信号として伝わっていきます。しかし、軸索から次のニューロンの樹状突起に伝達するとき、つまりシナプスでは、神経伝達物質という化学物質が信号を伝える役目を果たします。

細胞内で電気信号だったものが、細胞‐細胞間では化学信号に変わり、また次の細胞で電気信号に変わるということが起こっているのです。これは、情報伝達の素早さから考えると、かなり複雑なメカニズムです。

そのニューロン間の結合部分であるシナプスで、実際に何が起きているのかを説明しましょう。

シナプス前部には、情報となる神経伝達物質がたくさん詰まっています。まるで洋服のボタンのように膨らんでいるので、シナプス前部のことを「ブートン」とも呼びます。神経伝達物質は、シナプス前部の細胞膜の内側に多く見える丸い顆粒（シナプス小胞）の中に入っています。そして、シナプス間隙という微小な隙間を挟んで、シナプス後部があります。シナプス間隙は、隙間といってもたった10ナノメートル（10万分の1ミリメートル）ほどしかありません。電子顕微鏡でやっと確認できるほどの隙間です。

細胞内の電気信号をきっかけに、シナプス小胞がシナプス前部の細胞膜と融合して、シナプス小胞の中の神経伝達物質は、シナプス間隙へ放出されます。このシナプス小胞からの神経伝達物質の放出を「開口放出」といいます。そして、放出された神経伝達物質をシナプス後部にある受容体（レセプター）が受け取ることで、次のニューロンに情報が伝達されます。このシナプス後部が、興奮性シナプス伝達では、先ほど説明にあったスパインです。

さらに具体的に、ある興奮性ニューロンAから次のニューロンBへの情報伝達を説明しましょう（53ページ図1－6参照）。この場合、脳内では主にグルタミン酸が神経伝達物質として使われます。

情報伝達は、ニューロンAの膜電位（電気信号）が閾値を超えるところから始まります。するとニューロンAは発火して、その軸索にあるシナプス前部からシナプス間隙に、シナプス小胞の中にあるグルタミン酸が開口放出されます。シナプス間隙に広がったグルタミン酸は、シナプス後部にあるグルタミン酸受容体に結合し、ニューロンBのイオンチャネルを開きます。

イオンチャネルは細胞膜を貫通しているタンパク質で、特定のイオンを通過させることで、細胞内のイオン濃度を変化させます。この場合は陽イオンの濃度が高まり、ニューロンBの膜電位が上がり、ニューロンBが発火します。これが、シナプス1個における模式的な興奮性の情報伝達になります。後述しますが、シナプスで行われる情報伝達の頻度が変わると、シナプス自身の形も変わります。それが、ひいては情報伝達の流れの変化になるのです。

## さらにミクロの世界へ……

さらに細かく、シナプスで起きていることを見ていきましょう。シナプス前部から神経伝達物質の放出に至るまでも、さまざまなことが起きているのです。

まず、シナプス小胞の中に神経伝達物質を装塡します。次にこの小胞は、軸索にあるシナプス前部の細胞膜内壁の手前で待機します。そして、膜電位の上昇が閾値を超えると、待機している小胞と細胞膜内壁が融合して、ここでようやく開口放出が起きます。

ところが、ここで終わりかといえば、そうではありません。細胞膜に融合したシナプス小胞は、再び細胞内に引き込まれてリサイクルされます。そして、リサイクルされた小胞に新たに神経伝達物質が詰め込まれます。これら一つ一つに、精妙な制御が加わっています（図3-4）。

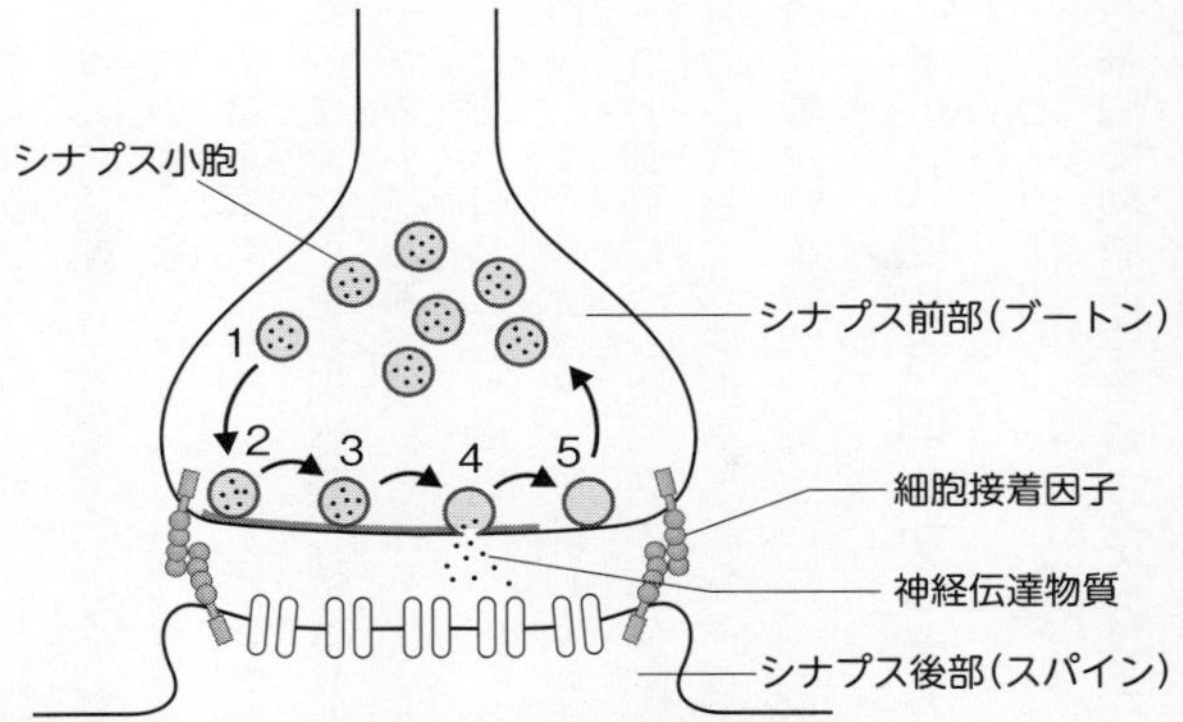


図3-4　シナプス小胞サイクルと細胞接着因子

膜電位が閾値を超えると、細胞膜とシナプス小胞の膜が融合して（3）、シナプス間隙に神経伝達物質が放出される（4：開口放出）。その後、シナプス小胞は再び細胞内に引き込まれ、神経伝達物質で満たされる（5）。シナプス前部と後部は、細胞接着因子がつないでいる。

さらに、シナプス後部で神経伝達物質が結合する受容体も、ダイナミックに作用しています。

かつては、神経活動によるニューロンの変化においてはシナプス前部の影響が大きくて、シナプス後部にある受容体は安定的だと思われていました。ですが、ここ20年ほどで、受容体もシナプス小胞と同様に、細胞膜表面と細胞内を移動して神経活動に影響され、かつ、神経活動へ影響を及ぼしているということが分かってきました。

受容体は膜タンパク質（細胞膜に存在する機能性タンパク質）ですから、細胞内で合成されてから細胞膜まで運ばれたり、細胞膜での配置が拡散・凝集することによって、数の調節を受けているのです。シナプス後部に受容体が増えれば、放出された神経伝達物質と結合する頻度が上がりますし（敏感に応答する）、受容体が減ると、すぐに結合が飽和してしまいます（応答が小さくなる）。

このようなシナプスにおける複雑な仕組みを可能にしているのは、シナプスにある1000種類を超えるタンパク質です。シナプス小胞を細胞膜の内側で待機させて、ニューロンの発火が起こるまでは小胞が細胞膜と融合しないように働くタンパク質や、膜電位が閾値を超えたときにシナプス小胞と細胞膜を結合させるタンパク質、開口放出のあとに小胞を回収するタンパク質、さらに細胞骨格として働いてシナプスの形状変化に関わるタンパク質と、さまざまなタンパク質が協調して、シナプスを制御しています。

この制御は、シナプスの伝達効率の変化と相関して行われます。そして、それぞれのタンパク質に注目して、シナプスからニューロン、神経回路と、さまざまなレベルでの機能を探っている研究者がいます。

## 10回に3回しかつかないスイッチの意味

私たちの研究も、そうしたタンパク質のいくつかをターゲットにしています。中でも、あらゆる細胞で細胞間を接着させる分子（細胞接着因子）に注目しているのですが、これはシナプスにおいては前後部をつないで、その両方に関与します（図3－4）。

その細胞接着因子を調べることによって、シナプス可塑性（シナプス伝達の強度が変化し維持されること）のメカニズムを解明したいと思っています。細胞接着因子の研究が、なぜシナプス可塑性につながるのかは、あとでお分かりいただけるはずです。

本来、シナプス可塑性は、結果的にはシナプス前後部の両方がお互いに競合して、調整されるものです。一つのシナプスの中で可塑性に影響を与える仕組みは、大きく二つあります。

一つはシナプス前部で、シナプス間隙にシナプス小胞から神経伝達物質を放出する（開口放出）、その確率を変えること。二つめはシナプス後部で、神経伝達物質が結合する受容体の数を変えることです。これら二つの要素は、シナプス前部のニューロンにおける発火がシナプス後部に伝達される効率、つまりシナプス強度に大きく影響します。

先に説明したように、ニューロンは発火して、シナプス前部から神経伝達物質を放出します。しかし、じつは必ずしも発火にともなわず、わずかながら自発的にも開口放出が起きています。この自発的な開口放出のメカニズムは、いまだによく分かっていませんが、記録して統計を取ると、きれいな分布の中に収まります。きわめて統計的（確率的）に起きているのです。したがって、ニューロンが刺激されてシナプスで神経伝達物質の放出が起きるということは、「ニューロンの電気信号は開口放出の確率を上げている」ともいえます。

しかし、意外かもしれませんが、正常なシナプス1個に閾値を超える信号が入力されても、シナプス前部が開口放出する確率は、たった30%ほどしかありません。電灯のスイッチを入れるように、電気信号から神経伝達物質の放出が起こるイメージの読者が多いと思いますが、この10回押しても3回しかつかないスイッチには、意味があります。

30%の確率の増減で、シナプスにおける情報の流れやすさを調整しているのです。これがシナプス可塑性です。つまり、シナプス前部においては、開口放出の確率の変化と、その維持です。神経伝達の確率を変化させるものや、その変化を維持するものは何なのでしょうか？

神経伝達の特徴は、非常に速いスピードです。これは神経系にとって必須事項です。動物は、脳や神経を通じて、外部環境の変化に応じて、素早く行動を起こさなくてはいけません。

このとき、シナプス前部では待機しているシナプス小胞が細胞膜に融合し、10万分の1ミリメートルという非常に狭いシナプス間隙に、放出された神経伝達物質が一瞬で拡散し、シナプス後部の受容体に結合するのです。それは、たった1ミリ秒にも及ばないほどの時間です。

そのわりに、シナプスの伝達効率が低いことに驚いた方も多いかもしれません。たとえば動物が捕食者から逃げようとするときに、手足の筋肉が思うように動かなくては、簡単につかまってしまいます。そこで動物は、重要な結合では、シナプスの数を増やす戦略を取りました。確率の低いシステムを使って、重要な臓器へ確実に信号を伝達することが目的です。

たとえば、ある筋細胞が収縮を開始するために300個のシナプス入力が必要なら、確率30%

で伝達するシナプスを1000個以上つなげておくのです。つまり、確率の低さを頻度でカバーしているわけです。

## ご近所同士のシナプスの関係は?

先に述べたように、私たちが興味を持っている分子は、細胞接着因子です。細胞接着因子は、シナプス前部とシナプス後部をつなぐので、シナプスの形状を安定させる役割もあります。しかし私たちは、シナプス形態の維持だけでなく、シナプスでの信号伝達が協調的に行われるためにも、細胞接着因子が機能しているはずだと考えています。さらに、近隣のシナプスにも影響して、多くのシナプスにおける強度が協調的に制御されている可能性もあると考えているのです。

シナプス一つ一つに共通する機能は、解明が進んできました。ところが、一つのニューロンだけでも、ものすごい数のシナプスでつながっています。一つのニューロンにあるそれぞれのシナプス強度は、どのように設定されているのでしょうか?

私たちは、それを「近隣シナプスとの協調性」という視点から読み解けると考えました。近隣シナプスとは、あるシナプスに注目したとき、その周囲にある（軸索や樹状突起の枝を共有する）シナプスを指します。まずは軸索側、つまりシナプス前部から見た研究を一つご紹介しましょう。

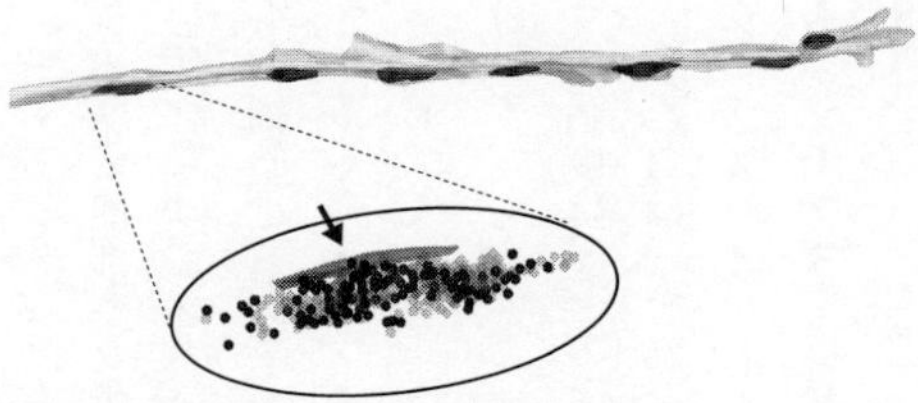

図3-5　**海馬の軸索の様子**

ラット海馬ニューロンの軸索を電子顕微鏡解析で3次元構築した図。黒く見える部分にシナプスが作られており、そこを拡大して見ると、小胞がぎっしり詰まっているのが分かる。矢印で示した蓋のような部分で、開口放出が起こる。（提供：K. Staras）

大脳新皮質や海馬のような脳領域にある大量のニューロンを観察すると、ほとんどの軸索は、樹状突起の間を縫うように伸びていきます。まるで、森に生い茂る木々を横切るかのようです。

そして軸索は、木の枝（樹状突起の一部）と触れたところで、シナプスを作ります。図3－5は、電子顕微鏡で再構成したラットの海馬の軸索です。シナプスが連綿とつながって、数珠のように見えます。ここで、疑問に思いました。それぞれのシナプスは独立しているのでしょうか、それとも近隣のシナプスとも関係しているのでしょうか（図3－6）。

それを調べるために私たちは、シナプス小胞の〝リサイクル〟を利用しました。少し前に説明しましたが、シナプス小胞は、神経伝達物質を放出したあと、シナプス前部でリサイクルされます。このとき、シナプス間隙に特殊な色素（FM1－43）を流しておけば、リサイクルされる小胞に取り込まれます。その後、周囲の余計な色素を洗い流せば、色素を取り込んでリサイクルされたシナプス小

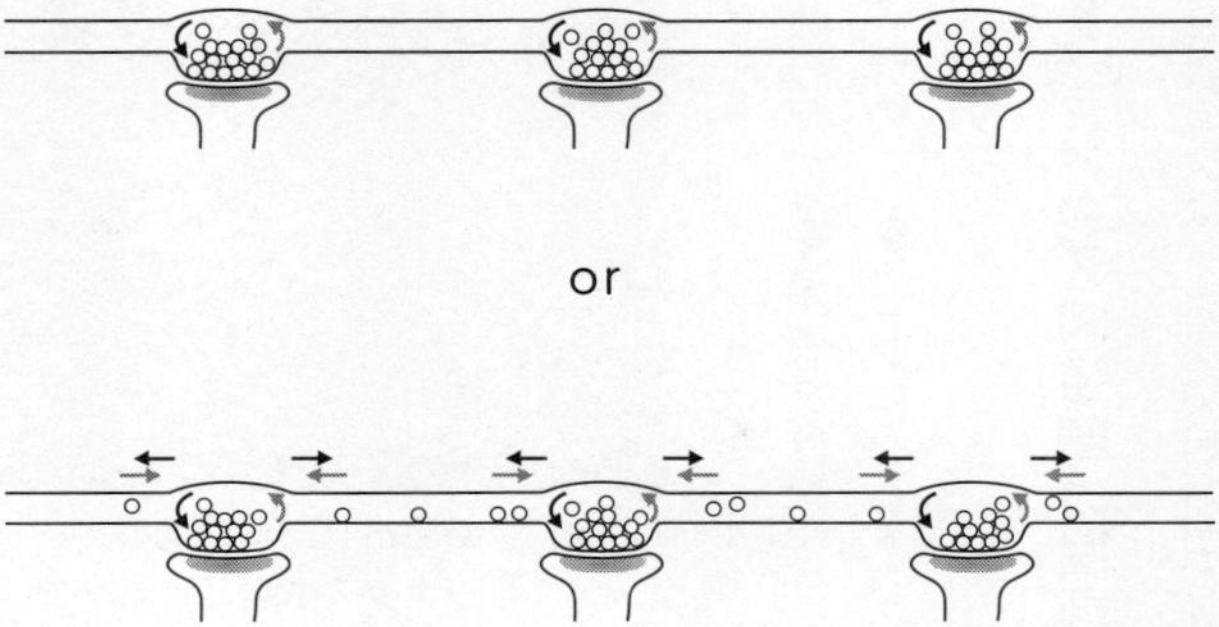


図3-6　一つの軸索上にあるシナプスはどう関係している？
同じ軸索上には複数のシナプスが存在するが、上のようにそれぞれのシナプスは独立しているのか、下のようにシナプス小胞を共有して、近隣のシナプス同士で影響を及ぼしあっているのか？

胞がどうなったか、シナプス前部の中で観察できるのです。

より正確にいうと、個々のシナプス小胞は小さすぎて光学顕微鏡では観察できないのですが、シナプス前部には数百個のシナプス小胞が備蓄されているので、きちんと染まればシナプス前部が光って見えます（図3－7）。

私たちは、軸索上で光る数珠の一つに強い光を当てて脱色し（ブリーチング）、その後、軸索がどうなるのかを観察しました。

もし各シナプスが独立しているなら、染めたシナプス小胞は、取り込まれたシナプス前部から動かないはずです。したがって、脱色されたシナプスは、いつまでも暗いままでしょう。

しかし結果は、暗いシナプスに近隣のシナ

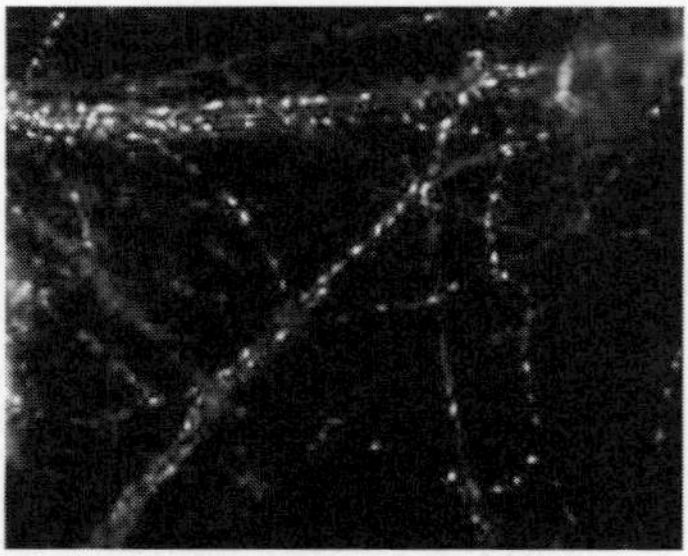

図3-7 **染色された軸索上のシナプス小胞**

光って見えるのが、海馬培養ニューロンの軸索に存在するシナプス小胞。色素FM1-43で染色した様子。

プスから光が拡散していました。つまりシナプス小胞は、近隣のシナプス間を行き来していたのです。さらに、移動したシナプス小胞は、移動先のシナプスで再び開口放出したのです。このことは、シナプス小胞が近隣のシナプス間で共有されてリサイクルされていると解釈できるでしょう。

おそらく、各シナプスが小胞をプール（保持）すると同時に、軸索全体もシナプス小胞の〝スーパープール〟として機能していると思われます。まるでシナプス小胞の数を在庫管理し、各シナプスに応じた数のシナプス小胞を分配するかのようです。

一つのニューロンに存在する複数のシナプスは、独立しているわけではなく、協調しているのです。

## シナプス強度の協調性

軸索の次は、樹状突起側から見た研究です。私たちは、樹状突起に分布する各シナプスの強度が、協調的に制御されていることを見つけました。

一つの樹状突起は、さまざまなニューロンの数多くのシナプスから情報を受け取っています。逆に、1本の軸索からも、さまざまなニューロンのシナプスに情報を送っています。これを網羅的に解析したいと思いました。つまり、多くのシナプスの変化を一度に調べるのです。

大量のシナプスの挙動を同時に知りたいわけですから、広い観察視野で（一度にまとめて）個々のシナプス強度を測定する必要があります。これを電気生理学的な実験で解明することは困難です。

そこで、先ほどのリサイクルされるシナプス小胞を染色する技術を応用しました。色素（FM1－43）を取り込んだシナプス小胞が、シナプス前部いっぱいに充塡されるほどリサイクルによって引き込まれたあと、再びニューロンを発火させて、開口放出を促すのです。もちろん、色素に染まった小胞が開口放出されると、シナプス前部の色は薄まります（図3－8）。

このとき、伝達効率の高いシナプスは、たくさん開口放出するので早く色素が薄まりますが、逆に伝達効率の低いシナプスでは、いつまでも色素が残ります。つまり、すぐに色が消えるほどシナプス強度が高く、なかなか色が消えないほどシナプス強度は低いのです。大まかに説明すると、この色の消える速さをシナプス強度の指標にしました。

まず、比較的シンプルなシステムとして海馬の組織をばらして培養した実験系を使い、二つの

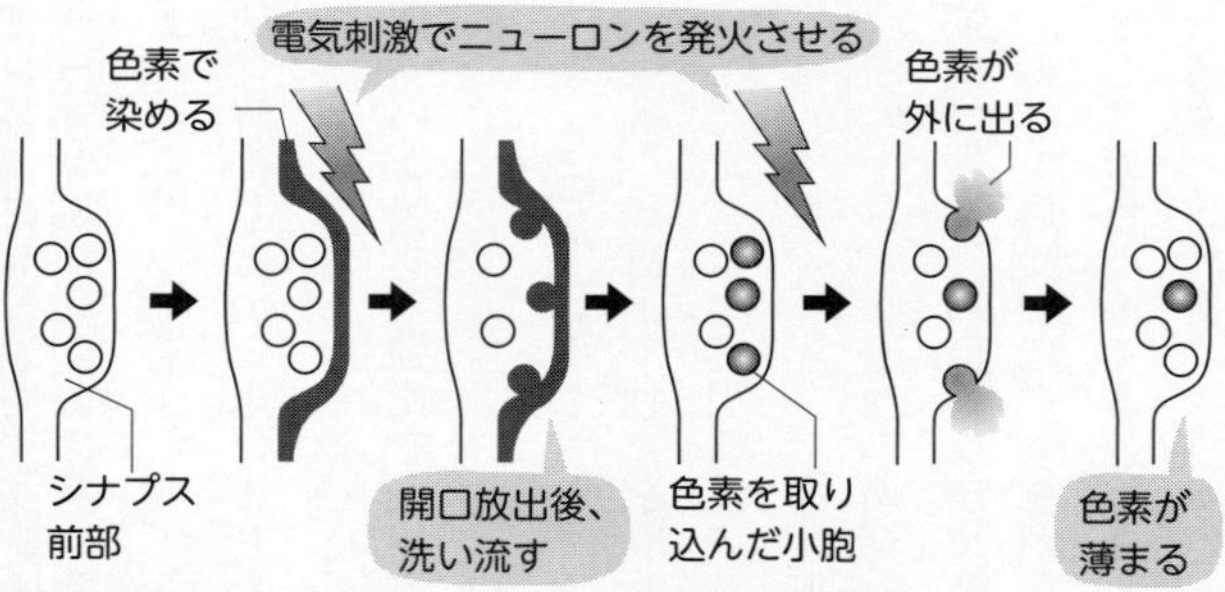


図3-8　同じ軸索上のシナプス強度はどう変化するか

シナプス前部のシナプス小胞を色素で染めてから、電気刺激によってニューロンを発火させ、開口放出を促す。すると色素に染まった小胞が減り、シナプス前部の色は薄まるはず。

ニューロンの間にあるシナプスを調べることにしました。1本の軸索と1個のニューロンから伸びた複数の樹状突起からなるシナプスを解析するのです。

実験結果からは、奇妙なことが分かりました。同じ軸索上のシナプスであるにもかかわらず、それぞれのシナプス強度は異なっていたのです。

つまり軸索上のシナプスは、個々にシナプス強度が設定されているのです。では、各シナプスの強度は、どのように決まっているのでしょうか？

ここで、樹状突起側から解析すると、さらに奇妙な結果が得られました。じつは同じ樹状突起の枝にあるシナプスは、ほぼ強度が同じだったのです。いいかえると、樹状突起の枝ごとにシナプス強度がそろっていたのです。

これは驚きの結果でした。この実験で見ているのはシナプス前部の変化です。にもかかわらず、シナプス後部の条件（同じ樹状突起の枝にある）で結果がそろっているのです。もしシナプス強度の違いが樹状突起の枝ごとに決まるとすれば、シナプス後部（受信側）がシナプス前部（送信側）に対して、シナプス強度を決めるリクエストを出している可能性があります。しかし、はじめに説明したように、シナプスにおける情報伝達は、軸索にあるシナプス前部から樹状突起や細胞体にあるシナプス後部に、一方通行で伝わるはずです。

教科書的には、それでほぼ正解なのですが、最近の研究では、シナプス後部からシナプス前部へ、一部、逆向きに情報の流れがあるという報告もあります。私たちは、この可能性を検証しようと考えました。

まず、もう少し観察対象を絞ることにしました。樹状突起の枝1本ごとにデータを取ったのです。具体的には、1本の樹状突起の枝に電極を近づけて、樹状突起の活性（電気的な神経活動）を局所的に制御し、電極の近隣にあるシナプスの強度を測定しました。

結果は、とても興味深いものでした。樹状突起の局所的な活性化は、近隣のシナプス強度を下げました。逆に、樹状突起の不活化は、近隣のシナプス強度を上げたのです。

つまり、こういうことです。たとえば、一つのシナプス（$\alpha$）が強度を上げたとします。すると、シナプス$\alpha$の後部にある樹状突起が局所的に活性化します。このとき、シナプス$\alpha$の近隣にあるシナプス$\beta$や$\gamma$は、何らかの仕組みで強度を下げるのです。またシナプス$\alpha$も、同じように

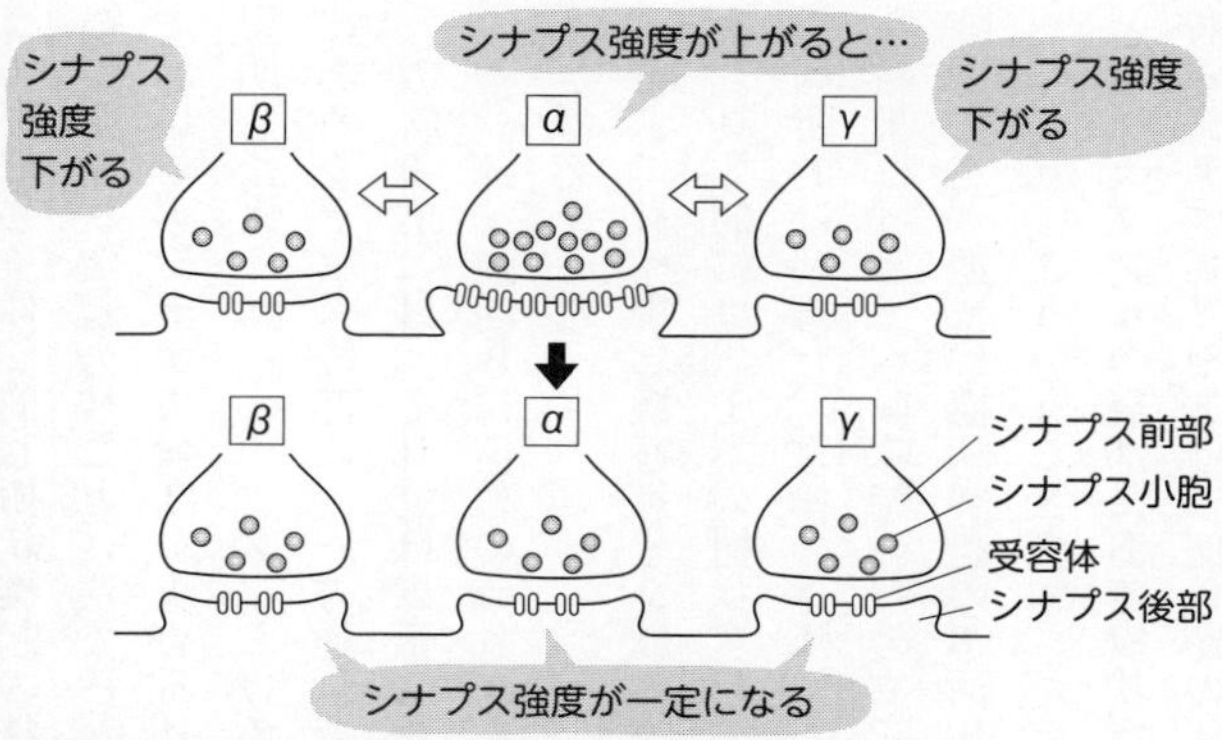


図3-9　近隣のシナプス強度は影響しあう

シナプスαがシナプス強度を上げると、両隣のシナプスβ、γはシナプス強度を下げる（上）。その結果、シナプスαは活性化が抑えられ、シナプス強度が一定に保たれる（下）。

強度が下がるのです。

それによって、シナプスαの後部にある樹状突起は不活化を促され、活性レベルが下がります（図3－9）。もし、シナプスαのシナプス強度が下がりすぎると、今度は、逆に近隣シナプスの強度が局所的に樹状突起を活性化します。

ようするに、サーモスタットと同じです。局所的な樹状突起の活性が一定の範囲で上がりすぎず下がりすぎないように、同じ樹状突起の枝にあるシナプスの強度が、近隣のシナプスによって協調的に制御されているのです。

つまりそれは、樹状突起の枝ごとに存在する恒常性でした。私たちの見つけた協調的なシナプス強度の制御は、樹状突起の局所的な恒常性として機能していたと解釈できるのです。

　では、どのような仕組みで、この樹状突起の局所的な恒常性が可能になるのでしょうか？　シナプス強度は、シナプス前部から後部への情報伝達効率です。これが樹状突起側の事情で変化するということは、これまで考えられてきたように、シナプスの信号伝達は前部から後部への一方向ではなく、やはりシナプス後部が前部にシナプス強度のコントロールをリクエストしていると考えると整合性があります。

## 細胞接着因子が握るカギ

　私たちが、細胞接着因子に興味を持っている理由が分かってきたでしょうか。シナプス前後部を物理的につなぐ細胞接着因子が、これまで考えられていたのとは逆方向の信号伝達をしていると予想したのです。

　事実、私たちは、この局所的な恒常性に、カドヘリンという細胞接着因子の関与を見つけました。カドヘリンは、シナプス前後部の両方に、同じ分子構造で存在する膜タンパク質です。細胞膜から外に突き出た部分（細胞外ドメイン）の先端がのりしろのようになって、シナプス前後部をつないでいます。もし、カドヘリンを介した逆行性のリクエストがあるなら、前後シナプスのカドヘリンが結合できなければ影響が出るでしょう。

私たちは、シナプスで機能するカドヘリンの邪魔をして、それを確認しました。つまり、たくさん培養されたニューロンの中に、細胞外ドメインを削った変異型カドヘリンを発現させたニューロンを1個だけ混ぜて観察したのです。変異型カドヘリンは、正常なカドヘリンと結合できません。しかし、カドヘリン以外にも多くの細胞接着因子が存在しますから、シナプス形成自体は阻害されません。

樹状突起にできたシナプス（シナプス前部は正常ニューロンで、シナプス後部は変異型カドヘリンのニューロン）の結果は、予想通りでした。電子顕微鏡で確認すると、シナプス前部で待機しているシナプス小胞が通常より減り、そこに供給されるシナプス小胞全体も少なくなっていました。また、電気生理学的な実験では、シナプス強度が下がっていました。

一方で、同じ変異型カドヘリンを発現させたニューロンの軸索にできたシナプス（シナプス前部は変異型カドヘリンで、シナプス後部は正常）の結果は、予想外でした。なんと異常がなかったのです。これは、とても不可解でした。私たちは、前後シナプスのカドヘリンがつながっていることで、逆行性のリクエストが伝わると考えていたのですが、違ったのです。

なぜそうなったのか、この続きは現在も継続して研究中で、さまざまな分子との関連を検証しているところです。先ほども触れたように、シナプスの機能に関連する分子だけで1000種類を超えますから、簡単にはいきません。

## 「記憶の素」の正体

ここまでは基本的に、1本の軸索からなるシナプスの性質を見てきました。しかし実際の脳では、1個のニューロンにも、いくつものニューロンから樹状突起を通じた入力があります。私たちは、複数のニューロンからなる出力を統合する1個のニューロンにおいて、個々のシナプスがどのように調整されているのかを知りたいと思いました。

具体的には「ある軸索から入力するシナプスの可塑性は、異なる軸索から入力するシナプスの強度に影響するのか？」という問題に注目しました。

神経科学の研究で可塑性といえば、長期増強（LTP：Long Term Potentiation）や長期抑圧（LTD：Long Term Depression）が有名です。LTPとは、ニューロンを強く連続的に刺激することで、二つの神経細胞間の伝達効率が持続的に向上する現象のことです。LTDは逆に、弱い連続的な刺激によって伝達効率が持続的に低下する現象のことです。LTPは海馬（エピソード記憶など）、LTDは小脳（手続き記憶など）の記憶回路モデルとして、研究者の間では一般的に知られています。もちろん他の脳部位でも見られる現象です。また、可塑性のルールとしては、ヘブ則（ヘブの法則）という有名な仮説があります（53ページ参照）。

たとえば、あるニューロンの発火が別のニューロンを発火させると、その二つのニューロンの結合が強まるというルールは、ヘブ則の一つです（もちろん、ヘブ則に従わない例も多くあります）。ＬＴＰやＬＴＤ、ヘブ則に共通するのは、シナプス前後部の結合や入力パターンの重要性です。

基本的にシナプス強度は、入出力の関係があるシナプスだけで制御され、その制御は近隣シナプスの入出力から独立している必要があると考えられてきました。なぜなら、ある記憶を形成するために必要なシナプス強度の変化が周囲に影響すれば、その記憶が別の記憶と混ざるかもしれないからです。

先に説明したＬＴＰやＬＴＤでは、刺激の与えられたシナプスのみで可塑性が確認されていたので、「記憶の素」になる現象として注目されてきました。しかし、早くは１９７０年代から、一部のシナプスにおけるＬＴＰやＬＴＤが、他のシナプス強度に影響することは知られていました。ほとんどは、あるシナプス強度が上がったとき、周囲の強度が下がるといったもので、シナプス可塑性を強調するような変化です。これは情報の強調ですから、問題ありません。画像のコントラストを上げるようなもので、むしろ都合のよい変化です。

ところが最近になって、逆に、ＬＴＰの生じたシナプスの周囲でシナプス強度が上がるような現象も見つかってきました。また、私たちの見つけた近隣シナプスにおける局所的な恒常的可塑性は、シナプス群の強度を安定化しますが、画像のコントラストにたとえれば、ぼんやりとした見にくい絵になるようなものなので、情報処理には都合が悪いことになります。まだ正確なルールが見出せず、混乱しているのです。

さらに話は複雑で、神経回路やシナプスといった、異なるレベルでの可塑性が錯綜しています。LTPを簡単に言うと、強く連続して刺激されたシナプスが強度を増すことです。たとえば、楽器を練習するように同じことを繰り返して覚えるようなイメージです。ところが、何度もシナプス強度を上げ続けると、いわゆる、てんかん様（ニューロンの過剰活動）になってしまいます。これは脳にとっても有害です。そこで神経回路は、各シナプス強度の関係性を維持したまま、全体的にシナプス強度を下げることができます。いわば、神経回路全体における恒常的可塑性です。

## 3つのニューロンの関係を調べてみたら

私たちは、過去の実験結果に何か見落としがないか探すことにしました。そこで、より厳密に実験を行うため、海馬の培養ニューロンを使いました（図3－10）。具体的には、二つのニューロン（A、B）から入力を受ける一つのニューロン（C）を同定し、ニューロンAとCの間にあるシナプス（シナプスAC）と、BとCの間にあるシナプス（シナプスBC）を調べるのです。

そのとき、ニューロンAとBの間では直接入力がないことが大事です。たとえば、ニューロン

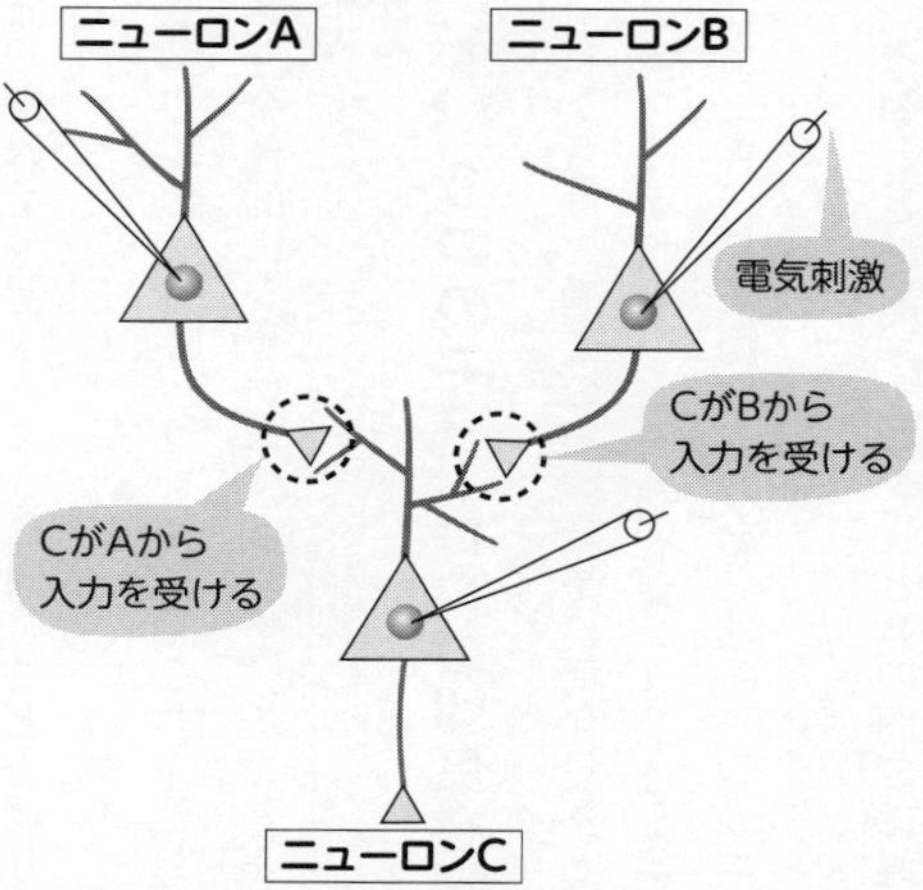


図3-10　3つのニューロンはどう影響し合う?
二つのニューロンA、Bから入力を受けるニューロンCを同定し、A―C間とB―C間のシナプス強度の影響を測定する。

Aを刺激してシナプスACに起きたLTPは、どのようにシナプスBCの強度に影響するのでしょうか？

　結果は、何とも複雑なものでした。同じようにシナプスACでLTPが生じても、その都度、シナプスBCの強度変化は異なるのです。あるときは強めるように、別のときは弱めるようにと、分かりやすい規則ではなさそうです。

　もしかすると、神経回路を構成する各ニューロンの、刺激する前の状態に依存して、各シナプスの強度が決まるのかもしれない、と私たちは考えました。そうすると、3つのニューロン（A、B、C）からなる神経回路に、シナプスACの状態をシナプスBCに伝える第三者の存在を想定しなくてはなりません。

その第三者とは、アストロサイトでした。アストロサイトは、グリア細胞の一種です。これまでは、ニューロンが脳の情報処理を担当し、グリア細胞はニューロンの活動をサポートするための環境整備を担当していると思われていました。しかし近年になって、グリア細胞の積極的な情報処理への関与が議論されるようになってきました。私たちが見つけた現象も、グリア細胞がシナプス伝達に積極的な影響を与えることを示しています。

以下に、このことを示す実験を説明しましょう。

私たちは、ニューロンAにLTPを起こす刺激を与えたとき、シナプスACに何が起きているのかを調べました。これは、一般的なLTP実験の追試に相当します。具体的には、シナプス前後部に分けて、可塑性が生じたときの変化を細かく見たかったのです。

まず、シナプス前部からです。少し前に説明しましたが、シナプス小胞のリサイクルを利用して染色すると、シナプス前部の開口放出からシナプス強度の変化を測ることができます。この方法を利用すると、シナプスACの前部では、シナプス強度がLTPを起こしていました。

次に、ニューロンに電極を刺す電気生理学的な方法で、同じシナプスの後部の関与を調べてみました。一般的に、シナプス後部では可塑性にカルシウムのシグナル伝達が重要であるといわれています。シグナル伝達の複雑な話は、専門的になりすぎるので詳述しませんが、ここでは、ニューロンが興奮すると細胞内にカルシウムイオンを選択的に透過させる仕組みがあり、最終的にシナプス可塑性に影響すると理解してください。

その仕組みに関係するタンパク質が、電位依存性カルシウムチャネルです。電位依存性カルシウムチャネルにもさまざまなタイプがあるのですが、私たちは、この仕組みを阻害するために、神経系に多く発現しているL型の電位依存性カルシウムチャネルの阻害剤であるニフェジピンを培養皿に投与してから、ニューロンAを電気刺激しました。

つまり、シナプス後部を薬理学的に阻害して、シナプス可塑性がどうなるかを見たわけです。ところがこの実験では、変わらずLTPが確認されました。LTPにシナプス後部は関係なかったのです。これは意外な結果でした。

続いて同じようにして、シナプスACの変化がシナプスBCに及ぼす影響を、シナプス前部で再確認しました。シナプス前部だけを見ても、やはり、シナプスBCの変化は一様ではありませんでした。ただし、シナプスACの強度が上がるとシナプスBCの強度は下がり、シナプスACの強度が下がるとシナプスBCの強度は上がるように、強度差を増やす傾向は見られました。

## 謎めいていたグリア細胞の働き

ここからが本題です。シナプスACに誘導した可塑性がシナプスBCに影響するために、本当にアストロサイトは必要なのかを調べます（図3-11）。

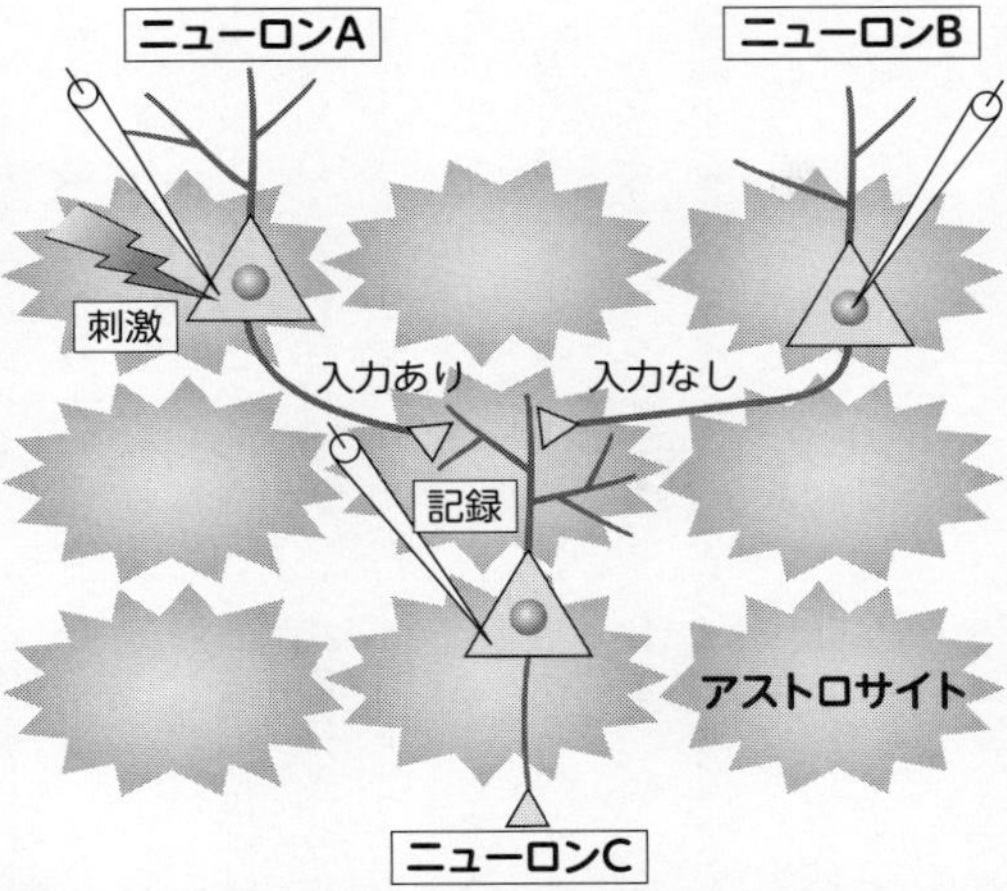


図3-11　アストロサイトのシナプス可塑性への影響を調べる
じつはニューロンは、アストロサイト（グリア細胞の一種）に取り囲まれている。アストロサイトの活動を薬理学的に操作すると、シナプスACの可塑性がシナプスBCに及ぼす影響は、どう変わるか？

そのために、アストロサイトの活動を低下させるフルオロ酢酸という試薬を培養皿に投与しました。その後、先ほどと同じ実験をして、ニューロンAに可塑性を起こすと、シナプスBCのシナプス前部の強度変化は見られなくなりました。

また、アストロサイトに刺した電極を利用して、カルシウムシグナル伝達の阻害剤をアストロサイト内へ注入すると、同じようにシナプスBCの強度変化は見られませんでした。

これらの実験から、アストロサイトこそが、シナプスABの可塑性（シナプス強度の変化）を仲介して、シナプスBCのシナプス強度を調整していたということができます。

さらに詳細を調べると、この調整にはＮＭＤＡ型グルタミン酸受容体（ＮＭＤＡ受容体）が必要なことが分かりました。なぜなら、ＡＰ５（２‐アミノ‐５‐ホスホノ吉草酸）というＮＭＤＡ受容体の阻害剤を投与すると、シナプスＡＣの前部におけるシナプス強度の可塑性が変化しても、シナプスＢＣの前部における可塑性は変化しなかったからです。

ＮＭＤＡ受容体はシナプス後部に多く存在していると考えられています。これは一見すると、今回の可塑性にシナプス後部は関係ないと結論したカルシウムチャネルの阻害実験と、整合性がないように思えます。しかし、これもアストロサイト側の問題でした。じつは、アストロサイトにもＮＭＤＡ受容体は発現しているのです。

そもそも、アストロサイトによって、シナプスＡＣに対する刺激がシナプスＢＣとの強度差を強調する仕組みがあるのなら、あえてシナプスＡＣに可塑性を起こさなくても、単純にシナプスＢＣと強度を比較すれば、二つのシナプスを仲介するアストロサイトの機能が見えるはずです。

そこで、いくつもの神経回路でシナプスＡＣとシナプスＢＣの強度を比べてみました。結果を見ると、シナプスＡＣとシナプスＢＣの強度には、高い相関関係はなく、強度差のばらつきが目立ちました。

次に、アストロサイトをフルオロ酢酸で不活化して、同じ実験を行いました。結果は、とてもきれいなものでした。アストロサイトが不活化したとき、シナプスACとシナプスBCの強度差は、ほとんど見られなくなったのです。

じつは、フルオロ酢酸はアストロサイトだけを阻害するわけではなく、ニューロンにとっても毒性があります。そこで、より厳密に確認するため、オプトジェネティクス（光遺伝学／41ページ参照）を使って、アストロサイトの活性化だけを阻害しました。結果、やはりシナプスACとシナプスBCの強度差は見られなくなりました。

私たちは、アストロサイトが、二つのシナプス強度のバランスを調整していることを見つけました。二つのニューロンから入力する信号の強度をそろえようとするところに、アストロサイトが仲介して、反比例的な偏りを持たせているのです。

もともと二つのニューロンに限らず、シナプス後部のニューロンは数多くのニューロンからのシナプス入力を受けているため、このアストロサイトによる制御は、全体にシナプス強度のばらつきを増加する役割を果たしている、と想定されます。つまりは、異なる信号強度をそろえることは情報量を下げることになるので、常に強いシナプスと弱いシナプスの強弱の差を保てるように、アストロサイトが一種のスイッチングをしているのではないか？　と、私たちは予想しています。

以上のメカニズムは、培養細胞で作った神経回路に特有の現象ではなく、より生体に近い海馬のスライス標本においても確認することができました。これまで神経伝達のメカニズムに考慮されてこなかったグリア細胞が、じつは重要な役割を持つことが分かり、驚くと同時に、他の神経メカニズムでも改めてグリア細胞の役割を見直す必要があると感じています。

## シナプスで感じる生命の不思議

今回、シナプスの可塑性の研究を中心にお話ししてきましたが、私たちの研究している細胞接着因子の一つ、カドヘリンにしても、シナプスに関係するタンパク質が1000種を超えていると説明したように、まだまだ分からないことだらけです。私たちの研究は、そうしたタンパク質の機能について、まるで時計を分解するように、実験で一つ一つ確認しているようなものです。

また、最近になってアストロサイトという新しい部品を加えないと分からない、というところまできました。これまであまり考慮されていなかったアストロサイトを入れて、さまざまなデータを再解釈しなくてはいけなくなるかもしれません。

シナプスのつながりの研究は、とても細かい現象での研究ですが、もちろん、最終的には人間の行動にまでつなげたいと思っています。

ただ、自分の研究の一番のおもしろさは、「とてもきれいだ」ということに尽きると思っています。神経細胞の実物を顕微鏡で見ると、圧倒されます（図3-12）。カラーでお見せできないのが残念ですが、肉眼でパッと見ると、一瞬で生命の不思議が感じられるのです。ニューロンの活動する電気信号が表示されると、「これは生きている！」と感動します。その感動は、初めて電気生理学的な実験をしたときから変わりません。

ニューロン同士のコミュニケーション、そのつながりの複雑さや微細な調節といった、根本的なメカニズムの精妙さに魅力を感じるのです。

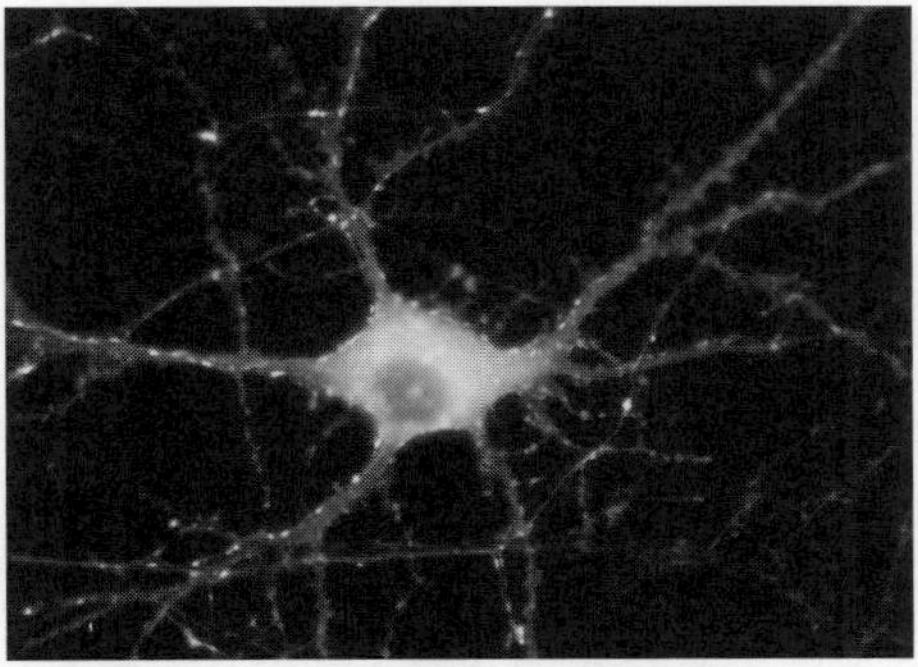

図3-12　ニューロンが発火した瞬間

海馬の培養細胞。中央の蛍光染色されたニューロンから四方に延びている樹状突起上には、無数のシナプスが形成されている。

◉プロフィール――ごうだ・ゆきこ／1962年、兵庫県生まれ。トロント大学理学部卒業。スタンフォード大学生化学科大学院博士課程修了。カリフォルニア大学サンディエゴ校理学部助教授、英国MRC細胞生物学ユニット（ロンドン大学）シニアグループリーダーなどを経て、2011年より現職。2015年より副センター長も兼務している。2013年、「活動依存的シナプス強度調節機構の解明」により塚原仲晃記念賞を受賞。趣味は、踊ることとお菓子作り。

# 第4章

# 外界とつながる脳

見る、聞く、嗅ぐ、味わう、触る……私たちは五感を使って外界を認識しています。ですが、そもそも知覚は脳の中でどうやって生み出されるのでしょうか？ ここでは、嗅覚のメカニズムに迫ります。研究に貢献するのは、なんと「ハエ」です。

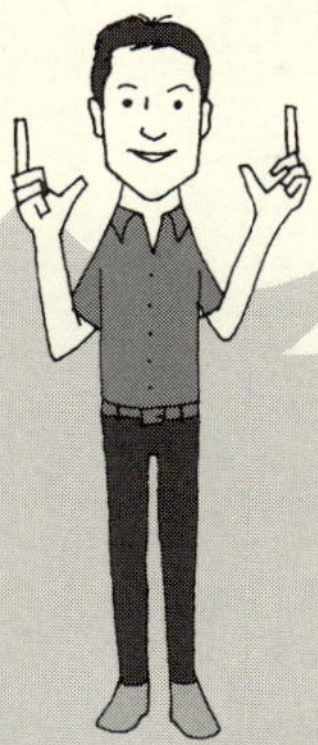

風間北斗
知覚神経回路機構研究チーム チームリーダー

私たちは、自分をとりまく世界、外界からさまざまな感覚を受けています。ふだん意識することは少ないですが、視覚、聴覚、嗅覚、味覚、触覚という五感を絶えず使って情報を得て、それにもとづいて考え、判断を下し、行動していますよね。そうやって「外界を認識すること」を知覚と言います。じつは、知覚を生み出す脳のメカニズムはまだ良く分かっていないのです。「私たちは、世界をどう認識しているのか?」、それを解明するのが、私たちの研究テーマです。

## ショウジョウバエで人間の脳が分かる!?

脳はニューロン（神経細胞）から構成されていますが、それらはシナプスという構造を介してつながり、巨大な神経回路を形成しています。これは、すべての動物の脳に共通します。神経回路の中では、活動電位というシグナルが飛び交い、さまざまな情報のやりとりが行われます。この情報処理によって知覚が生み出されていると考えられます。

人間の知覚の解明を目標とするのですから、ヒトの神経回路を調べればよいと思うかもしれませんが、その構造は複雑ですし、技術的に非常に難しいです。そこで私たちが実験動物に選んだのは、ショウジョウバエです（図4-1）。

昆虫を研究しても人間のことは分からないのでは？　と思う方も多いでしょう。しかし、昆虫の脳にもニューロンやシナプスといった普遍的な構造があります。情報伝達に活動電位を用いることも共通です。脳内で使われる神経伝達物質も同じですし、ヒトに使うのと同じ薬剤を使って同じような効果を得ることもできます。ハエでもマウスでもヒトでも、基本的には同じシステムを使っているのです。

意外かもしれませんが、ヒトの疾患に関わる遺伝子の7割はショウジョウバエと同じだそうです。30％の違いしかありません。すごく謙虚な気持ちにさせられる事実だと思いませんか？

そしてショウジョウバエは、ヒトと同じ五感（感覚器官）を備えています。昆虫も私たちと同じ世界に住んでいるので、五感のほかに平衡感覚や痛覚、温度感覚も備えていることは不思議ではありません。人間と同様の働きをする感覚器官を持っているのなら、ハエを使って人間に応用する研究ができるはずです。

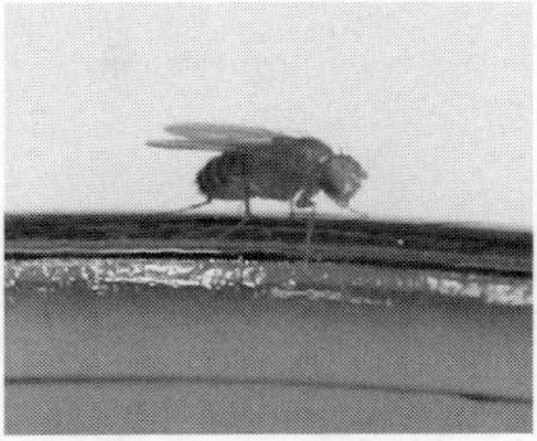

**図4-1　ショウジョウバエ**
体長は2〜3ミリメートル。果実のような匂いを好む。

それでも、よりヒトに近いマウスなど別の動物で研究したほうがよいのではないかと思われるかもしれません。じつは、数ある実験動物の中からショウジョウバエを選んだのは、いくつものメリットがあるからなのです。

一つには、ニューロンの数が少ないことです。人間の脳には1000億個以上のニューロンがありますが、ショウジョウバエには10万個ほどしかありません。さらに、ほぼすべてのニューロンの位置を比較的簡単に同定できます。つまり、ニューロンに番号を振って、特定の番号の細胞を複数の個体で繰り返し観察することが可能なのです。複数の個体で、同じ神経回路の同じ細胞を調べることは脊椎動物ではきわめて難しく、ほとんど不可能です。これは、実験動物として優秀なマウスでも、さすがにできません。それに比べてショウジョウバエでは、効率よく特定のニューロンの性質を決定できます。

二つ目のメリットは、ライフサイクルが短いことです。卵から孵化して10日間で成虫になるので、研究の進展がとても速いのです。

三つ目のメリットは、遺伝子工学を用いて細胞の性質を操作できることです。他の実験動物でも発展してきましたが、ショウジョウバエにも昔からの技術の蓄積があって、最新の遺伝学的な手法も使えます。

四つ目のメリットは、生きている個体から比較的容易にニューロンやシナプスの活動を計測できることです。シナプスレベルの研究は、これまでマウスなどで行われていましたが、培養細胞か脳部位の薄い切片を用いた実験がほとんどでした。一方、ショウジョウバエでは脳の神経回路を切断することなく、そのまま扱えます。

こうしたさまざまなメリットをふまえると、生きている自然な状態で活動するシナプスや神経回路を調べるために、ショウジョウバエはとても都合がよいのです。

## 匂い情報を処理する回路

知覚といっても、先にお話ししたように、視覚、聴覚、嗅覚、味覚、触覚とさまざまです。その中でも、私たちは嗅覚について調べています。

嗅覚情報を処理する神経回路は、どの動物でも似ています（図4－2）。匂いを最初に検知するのは嗅覚受容細胞です。ヒトでは鼻腔、昆虫では触角にある嗅覚受容細胞は、匂い物質と結合する受容体を持っています。受容体は細胞膜にあるタンパク質で、特定の匂い物質と結合すると、嗅覚受容細胞を興奮（膜電位を上昇）させます。膜電位がある値を超えると、活動電位が生じ（これを「発火する」と言います）、神経伝達物質が放出されます。

視覚や聴覚回路では、感覚器から脳に情報が伝わるまでに、いくつもの細胞やシナプスで情報が処理されますが、嗅覚回路では、嗅覚受容細胞が直接脳に突起を伸ばして情報を伝えるので、知覚の脳内メカニズムを調べやすいという利点があります。

脳の中には、一次嗅覚中枢と呼ばれる領域があり、そこは糸球体という構造で整然と区画化されています（図4－2）。糸球体は、嗅覚受容細胞や二次細胞（出力細胞）、介在神経細胞から伸びる、糸のような突起が絡み合ってできた球状構造です。突起には、情報を伝える軸索と、情報を受け取る樹状突起の2種類があります。嗅覚受容細胞の軸索が二次細胞の樹状突起とシナプス

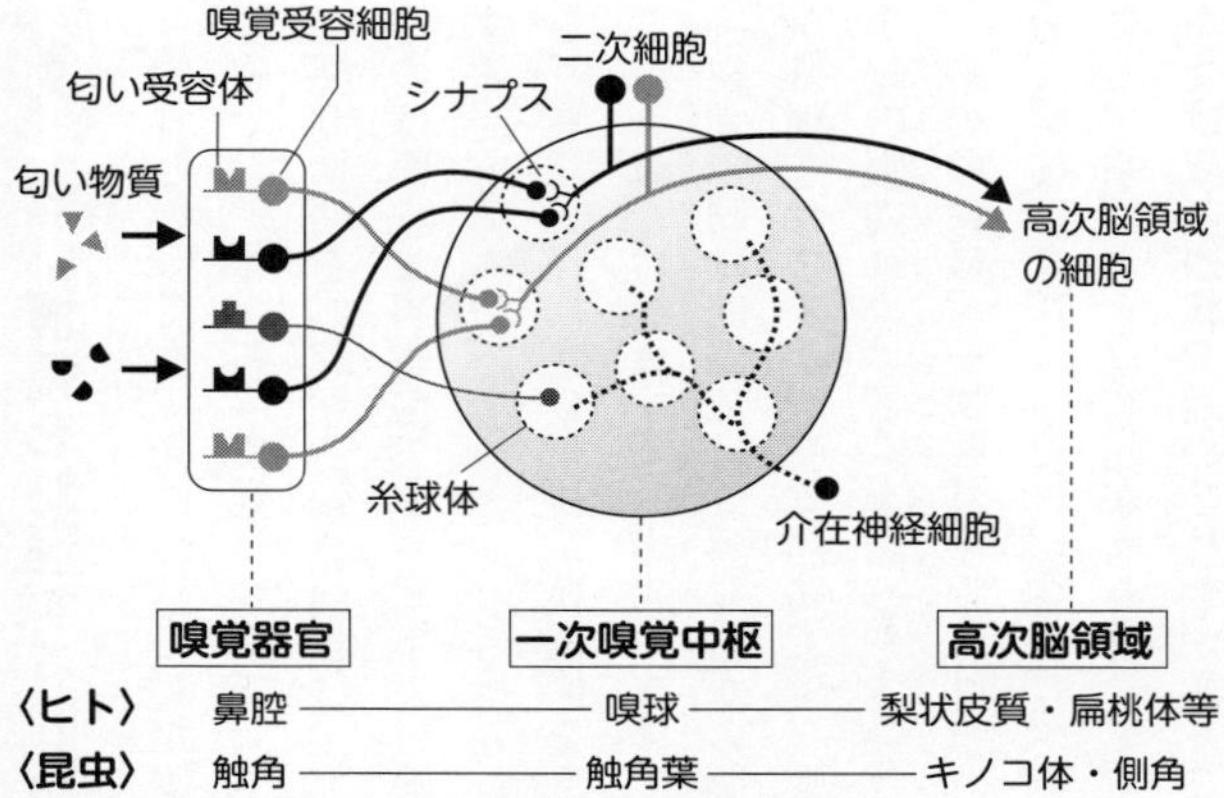


図4-2　ヒトやショウジョウバエの嗅覚回路

鼻や触角にある嗅覚受容細胞が、匂い物質から得た情報を一次嗅覚中枢へ送り、そこで処理された情報はさらに高次の脳領域へと伝えられる。糸球体は、それぞれ特定の匂いの情報を符号化している。

を形成していますが、ほかの突起同士も結合して、たくさんのシナプスを作っています。

同じ匂い受容体を持った、同じ匂い応答をする嗅覚受容細胞は同一の糸球体に収束します。したがって、糸球体は特定の匂い情報をコード（符号化）する1個のチャンネルとして機能します。なお、一次嗅覚中枢で行われた計算の結果は、二次細胞によって脳の高次領域へと伝えられます。

匂いは一般に複数種類の匂い受容体と結合して、複数の嗅覚受容細胞と糸球体を興奮させます。よって、匂いの情報は、複数の糸球体が、ある時空間パターンで活動することによって脳内にコードされると考えられるのです。

糸球体は、ヒトには約5500個、マウスには約1800個ありますが、ショウジョウバエにはわずか50個ほどしかありません。したがって、ショウジョウバエの一次嗅覚中枢は、匂いの神経応答全体を計測するのに適した回路だと言えます。また、50個の中の、特定の糸球体に投射してくる嗅覚受容細胞と二次細胞を、形態的特徴や遺伝学的手法を用いて見つけ出すことができます。ゆえに、糸球体への入力を担う嗅覚受容細胞と出力を担う二次細胞から神経活動を測り、それらを比較することで、糸球体で行われる情報処理を詳細に解析することも可能なのです。

## どのように匂いを嗅ぎ分けるのか

このようにメリットの多いショウジョウバエですが、実際にその脳内のニューロンから活動を記録するのは簡単なことではありません。

体長2〜3ミリメートルほどのショウジョウバエの脳（図4-3）は、頭部正面から見て、およそ縦が300、横が650、奥行きが300マイクロメートルというサイズです。さらに、ニューロン自体の大きさも、すごく小さいのです。マウスなどでは直径30マイクロメートルはあるニューロンの本体（細胞体）が、たった3〜8マイクロメートルしかありません。

この小さなニューロンに電極を挿して、細胞の発火の様子をとらえるのですが、電極の先端と細胞の大きさは、ほぼ同じです。かつて、ショウジョウバエのニューロンに電極を挿すことは小さすぎて不可能だと言われていたほど難しく、高度なテクニックが必要になります。

電極は、針のように細いガラスの筒に、電解質溶液が満たされたものを使います。パッチクランプ法というのですが、通常は、そのガラス電極を細胞体に密着させて、細胞膜に孔を開け、細胞内と電極内部の溶液が通じ合った状態で（イオンが流れ）、細胞の電気的な活動を記録します。

パッチクランプ法を用いて、さまざまな動物のニューロンから記録することは、以前から行われていました。この手法をショウジョウバエに適用すれば、感覚回路で情報がどのように変換されているかを調べることができます。

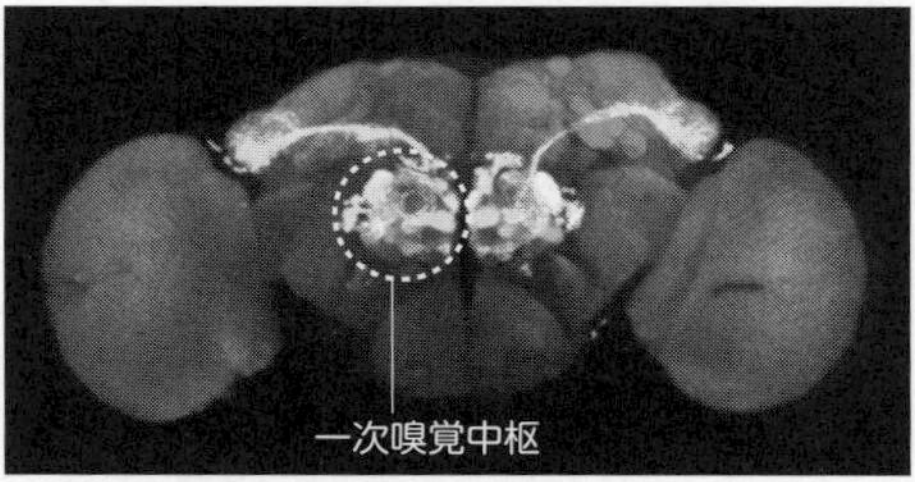


**図4-3　ショウジョウバエの脳**

ショウジョウバエの脳を正面からレーザー顕微鏡で撮影した様子。光っているのが二次細胞で、点線で囲った一次嗅覚中枢から高次脳領域へと伸びていることが分かる。

そもそも感覚を司る神経回路は、弁別という大事な役割を担っています。とくに嗅覚回路は、動物の生存にとても重要な役割を持っています。さまざまな匂いが混ざっている中で、危険な捕食動物と仲間を認識し、食べ物と毒の違いを分けられないと、生きていけないからです。したがって、嗅覚回路では、匂い応答の信号を分離しやすくするような情報変換が行われていることが期待されます。信号の分離とは、わずかなパターンの違いを増幅する、あるいはデータ空間で重なるいくつかの情報を引き離して、データの群と群を仕切るようなイメージです。いわば、引き出しの中を仕切り板で整理するようなことでしょうか。

実際、嗅覚受容細胞のデータを見ると、異なる匂いの神経活動パターンを分離することが容易ではない場合があるのですが、二次細胞からのデータでは、感覚的によく似た匂いであっても、神経活動パターンが大きく異なるように変換されていました。本当に弁別能力（違いを見分ける能力）が上がるのかは、行動から確認する必要がありますが、少なくとも神経活動を見る限り、似た匂いが分離されやすいような情報変換が行われていました。

ここまでは従来の研究で分かっていたのですが、その弁別能力を上げるシナプスのメカニズムは未知でしたので、私たちはその解明にチャレンジしました。

実験の方法を簡単に説明しましょう（図4－4A）。

まず、嗅覚受容細胞をさまざまな頻度で電気刺激して活動電位を発生させます。そして、このとき嗅覚受容細胞から二次細胞につながるシナプスを流れる電流を、二次細胞から測定します。電気刺激の頻度は、さまざまな匂いに対して嗅覚受容細胞が発生させる、活動電位の一般的な頻度分布に従って設定しました。

その結果、電気刺激の頻度とシナプス電流の関係性は図4－4Bのようになりました。入力である嗅覚受容細胞の刺激頻度を見るとデータ分布が密になっている範囲がありますが（$x$軸下の菱形の分布）、その刺激に対する出力である二次細胞のシナプス応答を見ると、データ分布が一様に広がっています（$y$軸左の四角の分布）。一様に広がっているおかげで、データの点と点の間に線が引きやすくなっています。

つまり、少なくともシナプス応答のデータ分布からは、嗅覚受容細胞から二次細胞に情報が伝達される過程で、弁別能力が上がっていると解釈できるのです。また、情報変換の様式をとらえたグラフの曲線を見ると、シナプス応答は、刺激の強さ（匂いの強さ）に応じて上がっていき、ある程度の強さで上限に達することが分かりました。

このようなシナプス応答の性質は、似通った匂いが分離されやすくなるという従来の実験結果を上手く説明できます。ようするに、情報を送る側の嗅覚受容細胞が低頻度で発火する（匂い刺激が弱い）ときは、刺激とともにシナプスで電流が多く流れ、高頻度で発火する（匂い刺激が強い）と反応が飽和して、それ以上に電流が流れなくなるのです。つまり、刺激とシナプス応答が単純な比例関係にないおかげで、弁別能力が上がっていることが分かりました。これによって、二つの匂いに対する嗅覚受容細胞の活動にわずかな違いでもあれば、そこが強調されるのでしょう。

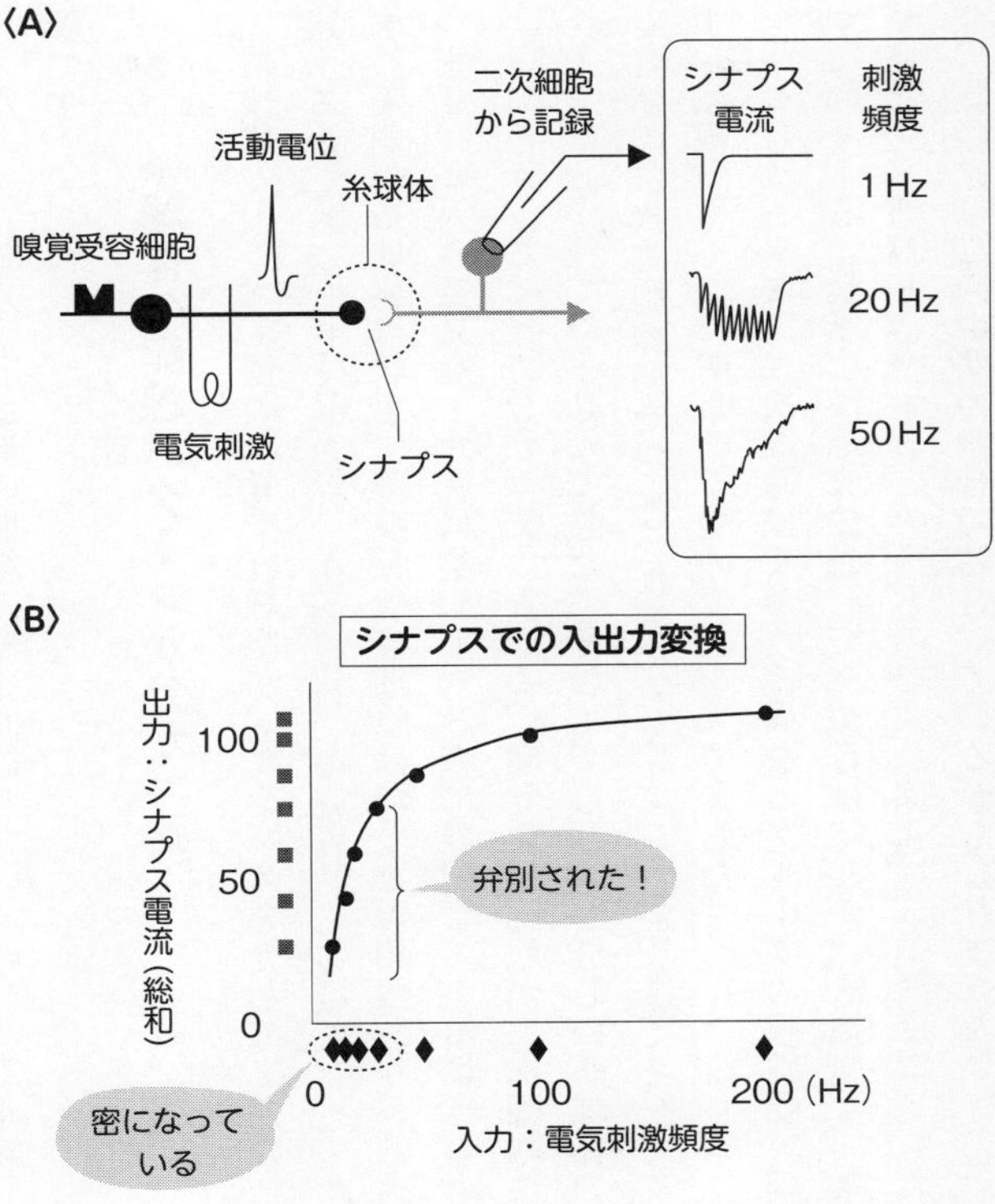


**図4-4　刺激を分離しやすくするシナプスの性質**

1Hz、20Hz、50Hzなどとさまざまな頻度で嗅覚受容細胞を刺激すると（A）、シナプスで変換されたあとの出力は、Bのように広がり、弁別能力が上がっている。

ちなみに、このような形の曲線は飽和曲線といい、いわゆる非線形な関数といわれるものの一種です。

## 糸球体の配線パターンが分かった！

糸球体の中で、1個の嗅覚受容細胞が、シナプスを介して1個の二次細胞にどのように情報伝達するかをお話ししましたが、実際には、糸球体には多数のニューロンが突起を伸ばしています。1個の糸球体に収束する嗅覚受容細胞はだいたい40個あり、二次細胞は3個ほどあります。つまり、40人の意見を1ヵ所に集めて、3人に分配しているようなものです。

ところが、ここまで分かっていながら、嗅覚受容細胞が二次細胞に結合する神経回路の配線パターンは分かっていませんでした。そこで、もう少し詳しい糸球体の回路、40個の嗅覚受容細胞と3個の二次細胞の間をつなぐ配線のパターンを解明することにチャレンジしてみました。まず、配線パターンに関して二つの仮説を立てました。

一つ目は、異なる二次細胞はまったく異なるグループの嗅覚受容細胞と結合するというものです（図4－5 仮説①）。それに対して二つ目は、どの二次細胞も、糸球体に投射してくるすべての嗅覚受容細胞と結合するというものです（図4－5 仮説②）。もちろん、これらは極端な場合で、実際にはこの中間の割合で結合しているかもしれません。

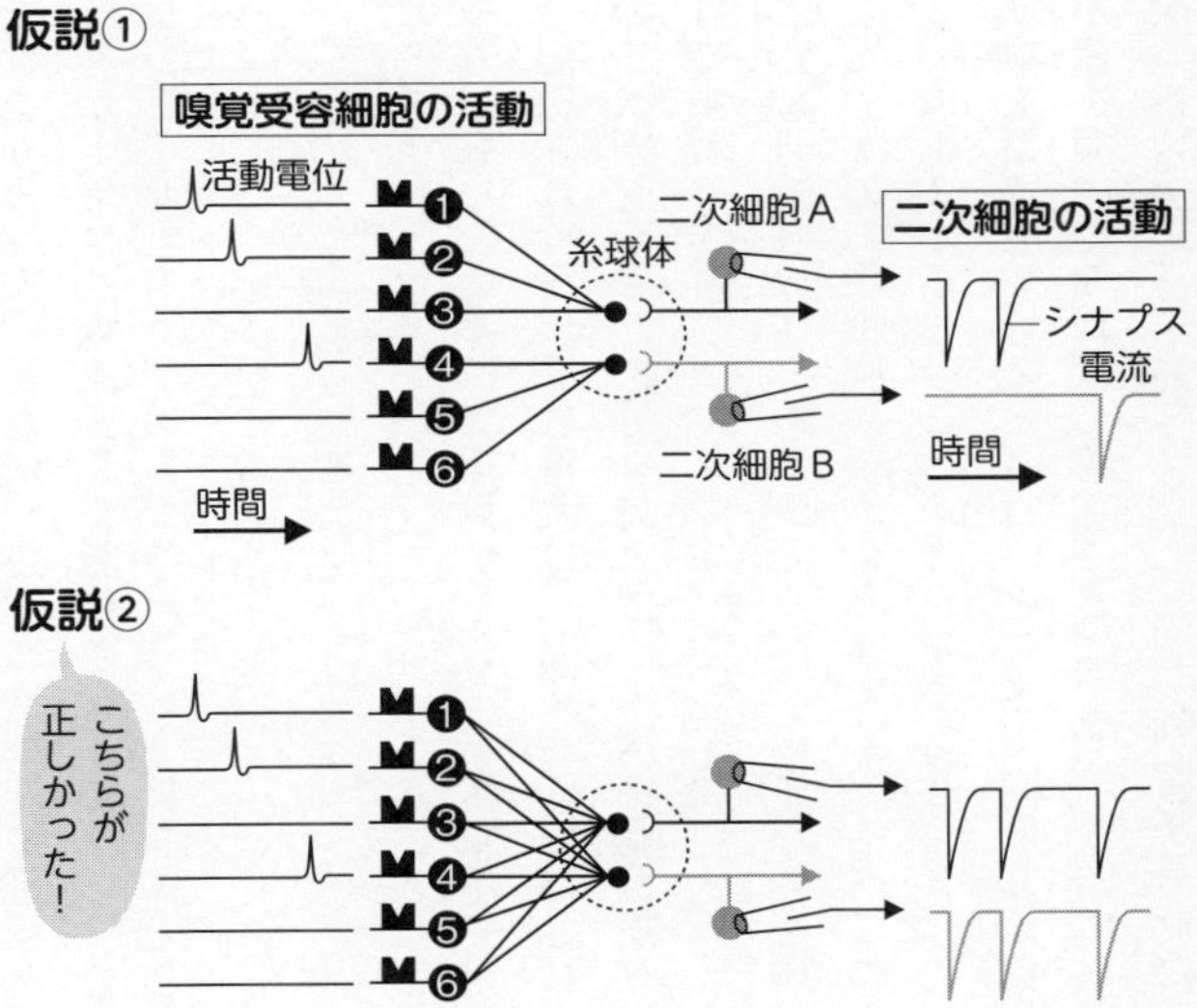


図4-5　糸球体内の神経配線パターンはどっち？
嗅覚受容細胞の発火を受けて、二次細胞がどのように応答するかを観察。仮説②のように、どの二次細胞も糸球体に投射してくるすべての嗅覚受容細胞と結合していることが分かった。

この謎を解くための実験は高度な技術を要しますが、アイデアとしては、それほど複雑なものではありません。

具体的には、1個の糸球体に収束する三つの二次細胞のうち、二つから同時にシナプス電流を記録したのです（図4－5）。

一般にニューロンは、刺激が与えられていなくても自発的に発火しています（頻度は低いのですが）。嗅覚受容細胞も例外ではありません。したがって、二次細胞に電極を挿せば、嗅覚受容細胞の自発的な発火に対する応答がシナプス電流として記録されます。

ここで、図4-5のように、1、2、4番の嗅覚受容細胞がこの時間順序で発火したとしましょう。もし、二つの二次細胞がまったく異なるグループの嗅覚受容細胞から入力を受けていれば、二つの二次細胞から異なるタイミングでシナプス電流が観察されるはずです（図4-5仮説①）。

一方、もし二つの二次細胞がともにすべての嗅覚受容細胞と結合していたら、二つの二次細胞から記録されるシナプス電流は、同期して記録されるでしょう（図4-5仮説②）。つまり、二つの二次細胞からの信号を見れば、二次細胞と嗅覚受容細胞の配線パターンを判断できるというわけです。

この原理を使ってショウジョウバエの糸球体を調べたところ、とても興味深い事実が見つかりました。どの二次細胞の組み合わせでも、すべてのシナプス電流が同期していたのです。したがって、仮説②が正しいことが分かりました。

実験を計画しているときは、どこまで同期した信号が見つけられるか自分でも疑問でした。それが蓋を開けてみれば、驚くことに、99・6%に達するほどの高確率で同期していたのです。思わず「機器の配線を間違えて、同じ細胞から記録した電気信号を並べているだけではないのか？」と疑ったくらいです。よく見ると、個々の信号の波形やタイミングが微妙に違ったので、同じ信号を見ていたわけではないことは、すぐに分かりました。

この実験は、どの糸球体で行っても同じ結果でした。つまり、糸球体での神経配線は「オール・トゥー・オール」、相互に全部つながっていたのです。まったく思いもよらなかった結果でした。自然とは、おもしろいものです。

なぜこのような仕組みになっているかというと、二次細胞は、なるべく多くの嗅覚受容細胞の意見を聞いて、極端な意見（ノイズ）を省き、できる限り大勢の望む意見を採用して（シグナルノイズ比を最大化する）情報をより脳の深くへと伝えようとしているからだろうと解釈しています。

## 匂いの好き嫌いを脳から読み解く

さまざまな脳の中の計算、情報の変換の仕組みが分かっても、最終的には動物の行動につながらないと、おもしろくありません。そこで今度は、行動を観察することで、脳の計算が持つ意味について調べてみることにしました。

これまでの研究は匂いという情報の符号化（コーディング）についてでしたが、次は、その符号から行動に至る過程を探る、まさに符号の解読（デコーディング）が研究の中心テーマになります。

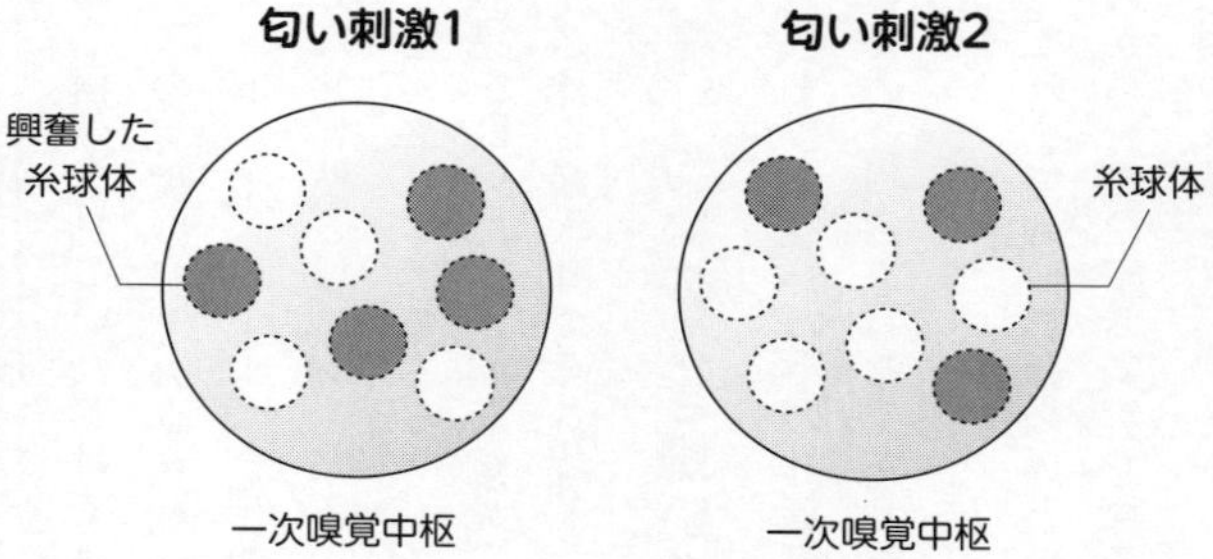


図4-6　匂いはさまざまなパターンで糸球体を興奮させる
異なる匂い刺激を与えると、異なるパターンで糸球体が興奮する。

一次嗅覚中枢内の糸球体は、電光掲示板の発光素子のように働くと考えることができます（図4－6）。

嗅覚受容器に匂い刺激を与えると、さまざまなパターンで糸球体が点灯するとしましょう。たとえば2種類の匂いを別々に吹きかけたとき、それぞれ異なる組み合わせの糸球体が点灯しますが、これが匂いの情報の符号化に相当します。

このとき、符号化された情報（糸球体の点灯パターン）は、どのように脳の奥で解読されて、動物の行動に結びついているのでしょうか？

次に目指すところは、ニューロンの活動から、動物の匂いに対する行動を当てることです。

神経回路の信号から情報を解読するには、いくつか問題があります。一つは、信号から意味のある情報を選り分ける難しさです。ニューロンは、先ほどもお話ししたように頻度は低いながら自発的にも興奮しますから、刺激を受けて興奮する場合と、何でもないときに興奮する場合があります。本当に送りたい情報にノイズ（雑音）が混ざるのです。

二つ目の難しさは技術的なもので、より致命的な問題です。それは、一度に記録できる細胞の数です。私は、ショウジョウバエの脳に頑張って2本の電極を挿したのですが、ショウジョウバエの脳には、10万個のニューロンがあります。10万分の2で分かることなど、わずかでしょう。

一般に脳内の情報は、多くのニューロンに分散してコードされています。つまり大量のニューロンからの同時記録が必要なのです。そのために私は、二光子励起顕微鏡でのイメージングと行動実験を組み合わせました。二光子励起顕微鏡は、脳の深部をイメージングするのに適した顕微鏡です（第7章参照）。

その二光子励起顕微鏡を使って、神経活動から匂いの好き嫌いを読み解く、デコーディングの実験を3つのステップで説明しましょう。はじめに、糸球体から特定の匂い刺激に対するニューロンの活動を測定します。次に、同じ匂い刺激に対する動物の行動を観察します。具体的には、提示された匂い刺激への接近と離脱から好き嫌いを判断します。最後に、神経活動と行動の関係性を数式で表します。これは一番おもしろいステップで、好き嫌いを解読する、つまり神経活動から行動を予測する数理モデルを作る作業です。

## 生きている脳内の反応を可視化する

まずは一つ目のステップです。先述の通り、ショウジョウバエの脳には、糸球体が50個ほどあります。糸球体は規則正しく並んでいて、50個に通し番号を付けられます。これは、今のところ実験動物の中では、ショウジョウバエにしかできません。

各糸球体は、同じ匂いに応答する受容体を発現した嗅覚受容細胞の投射先として分類できます。しかし慣れてくれば見た目だけで区別できるほど、どの個体でも同じ場所に同じ形で存在しています。

私たちは、なるべくたくさんの糸球体が活動するところを観察したかったので、世界中で作り出されている遺伝子改変ショウジョウバエの中から、一度にもっとも多く糸球体を標識できる系統を探しました。すると、50個の糸球体のうち37個に投射する二次細胞を標識できるショウジョウバエが見つかったので、これを使って二光子励起顕微鏡で観察することにしました（図4－7A）。37個ということは、糸球体のすべてではないのですが、74％の情報にはアクセスできることになります。

通常、二光子励起顕微鏡では、一つの焦点面にレーザーを照射して $x$ 方向に一列走査し、$y$ 方向に少しずらしてまた $x$ 方向に一列走査する、という工程を繰り返して1枚の画像を合成します

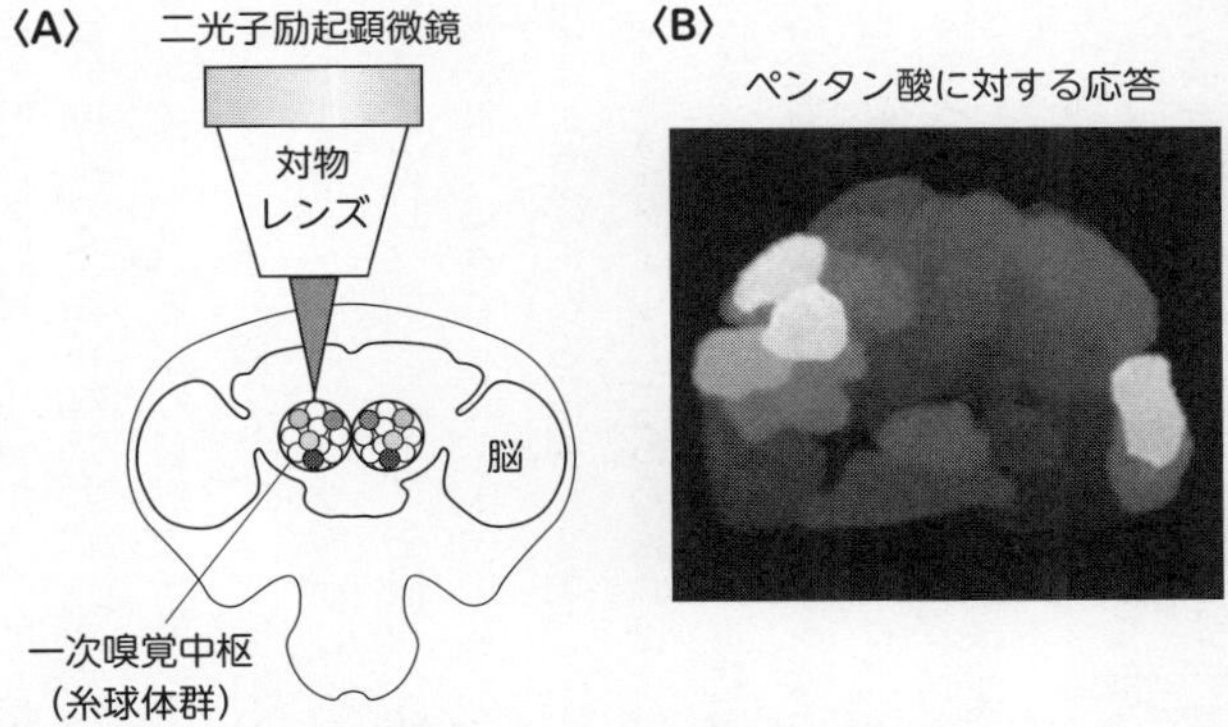


図4-7　**糸球体は匂い刺激にどのように応答するか**

ショウジョウバエの脳内の糸球体群が、匂い刺激にどう反応するかを二光子励起顕微鏡で観察（A）。Bの明るく見える部分が、ペンタン酸の匂いに応答している糸球体。

（ラインスキャンといいます）。テレビが走査線で画面を作るのと似ています。そして、今度は対物レンズを動かして少し焦点面を脳の奥深くへずらし、再びスキャンします。この工程を反復することで得られる画像を積み重ねて、立体像を構築するのです。

糸球体の集まる一次嗅覚中枢は、頭頂側から見て縦60×横80×深さ１００マイクロメートルぐらいの大きさですので、深さ方向に３マイクロメートルおきにスキャンして、33枚の画像を積み重ねることで約１００マイクロメートルの厚みを網羅します。

神経活動を記録するには、一次嗅覚中枢全体を素早くスキャンする必要があります。私たちは１枚の画像を18ミリ秒で取得して、全体を約６００ミリ秒でスキャンしています。

この時間間隔は、電気生理学的な実験と比べれば遅いのですが、匂い刺激への応答としては、十分に追随できるものです。

さて、できるだけ自然な状態に近づけて脳を観察するためには、生きているショウジョウバエの全身を上手く固定して、実験セット内に配置しなければなりません。私たちは、3センチメートル四方のプラスチック製プレートにハエを固定することにしました（図4-8）。このプレートはCADソフトウェアを使って独自にデザインし、作製しました。プレートの中央には極小の孔が開いていて（横400×縦200マイクロメートル）、そこからショウジョウバエの頭頂が出るように下から接着します。小さなショウジョウバエが、巨大なシャンプーハットをかぶっているとイメージしてもらえればよいでしょう。

ショウジョウバエをプレートに固定する際は、低温麻酔を用います。マウスなどでは手術に麻酔薬を使うのですが、ショウジョウバエは低温にするだけで麻酔をかけることができます。ただし低温麻酔は簡便であるものの、持続時間の短いことが難点です。30秒ほどで麻酔がかかり、30秒ほどで効果が切れます。その間に、体長2～3ミリメートルのショウジョウバエをやさしく固定しなければなりません。

そして、固定したハエの頭頂部の表皮を丁寧に剝がして脳を露出させ、プレートを生理食塩水で満たして脳を健常に保ちます。このプレートを顕微鏡下に設置して、脳を観察するのです（図

4-8)。この状態で、電極を挿すこともできます。こうした手術を日常で行うのですから、私たち研究室のメンバーは、手先の器用さでは脳外科医にも負けない自信があります。

話を戻すと、ショウジョウバエは頭部の一部と胸部が固定されていますが、麻酔から覚めれば足や羽を動かすこともできますし、視覚や嗅覚など、ほとんどの感覚の受容器に自然な刺激を与えることもできます。つまり、ショウジョウバエが視覚刺激や匂い刺激に応答しながら飛んでいるときのニューロンの活動を観察できるというわけです。ボールの上を歩かせたりすることもできます。

マウスでも、ある程度自由に運動しているときに、ニューロンの電気的な活動を記録できるようになりましたが、ショウジョウバエを使って行動とニューロンの観察ができる研究室は、まだ世界で一握りです。

こうして、いよいよ神経活動を計測する

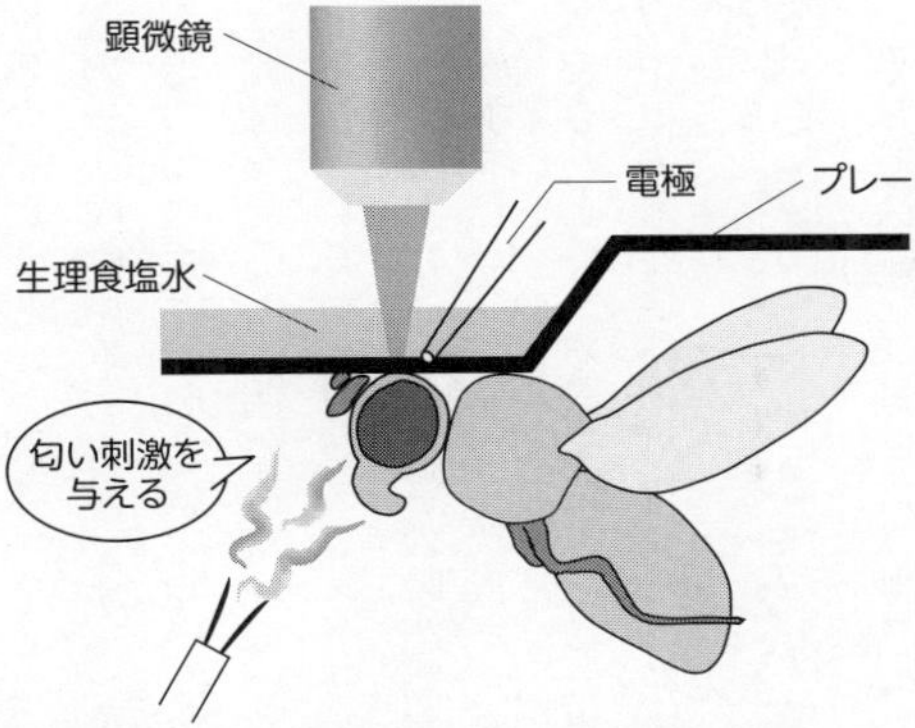


図4-8　生きているショウジョウバエの脳から神経活動を観察するための実験セット

ショウジョウバエの頭をプレートに固定して、露出させた脳を顕微鏡で観察する。電極を挿してニューロンの活動を記録することもできる。

準備が整いました。図4－7Bは、ペンタン酸という化学物質でショウジョウバエを刺激したときの一次嗅覚中枢の応答です（二光子励起顕微鏡で見た様子）。ちなみに、ペンタン酸は「蒸れた足の匂い」と同じ系統の匂いなので、あまり嗅ぎたくないですね。

画像を見ると、明るくなっている部分がペンタン酸に応答する糸球体です。それがどのように分布しているか空間パターンが分かります。粗いのですが、もちろん時間パターンも確認できます。そうした糸球体応答の時空間パターンが、匂い刺激の脳内表現なのです。

糸球体全体の74％からデータが採れたということは、一次嗅覚中枢における匂い応答をほぼ網羅できたといえる成果です。これまで、どんな動物でもできなかった、匂い刺激に対する一次嗅覚中枢の応答総体の可視化に、初めて成功した例になると思います。

## 賢いショウジョウバエのための「仮想空間」

そして次に、ショウジョウバエのための「仮想空間」を作りました（図4－9）。

この実験セットでは、ショウジョウバエは頭部を固定されているものの、左右の羽ばたきを自由に調整して、旋回運動をしようとすることができます（固定されているので実際には旋回できませんが）。したがって、左右の羽音をマイクで拾うと、ショウジョウバエの進もうとしている方向が分かるのです。周波数で羽ばたきの速さが測定でき、左右の音の大きさ（振幅）を比べれば、旋回しようとする方向が分かります。カメラを使って羽ばたきの様子も観察できます。

この実験では、ショウジョウバエの飛ぶ様子に合わせて、リアルタイムで仮想空間を変化させる必要があります。ショウジョウバエの視野に映る範囲にはLEDパネルが備えてあって、旋回に合わせて実際に飛んでいるかのように景色が変わります。そして、正面に設置された管から、匂い刺激も旋回に応じて与えられるようになっています。

なぜ嗅覚の研究なのに、わざわざ視覚情報を与えるのかと疑問に思われた方もいるかもしれません。その理由は、ショウジョウバエが賢いからなのです。

ショウジョウバエは、どうやら羽ばたくだけでは飛んでいる気分になれないようで、外界の変化がないとすぐにあきらめて止まってしまいます。そこで、ショウジョウバエが旋回しようとしたら景色

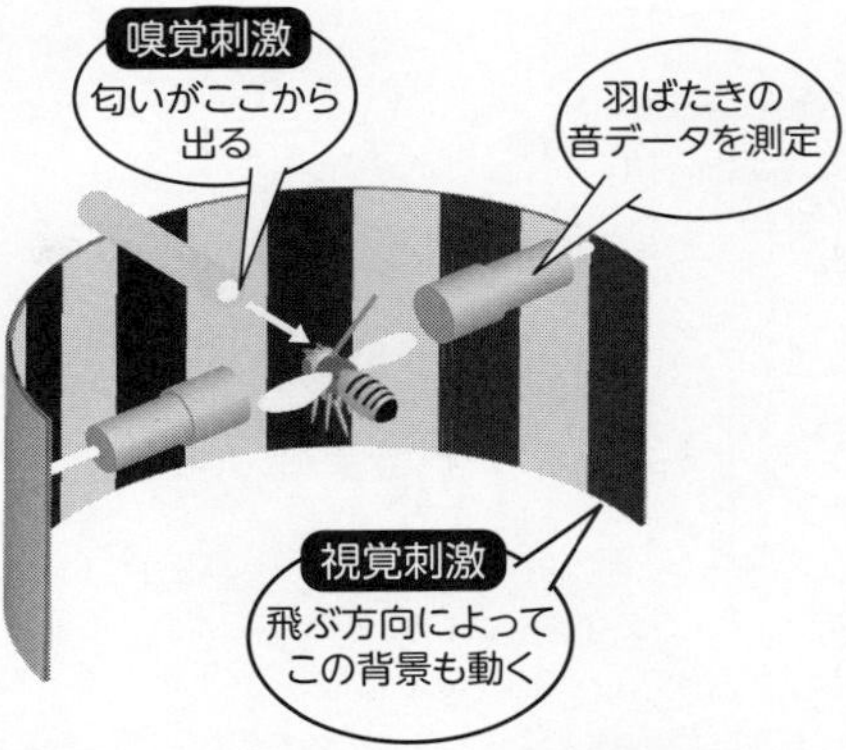


**図4-9　ショウジョウバエのための仮想空間**

ショウジョウバエは頭部を固定されているが、自由に羽ばたくことができる。羽ばたきの音データを観測して、ハエがどちらの方向へ飛ぼうとしているかを調べる。ハエの旋回に応じて、匂い刺激や周囲の景色（図では縦縞の模様）が変わる。

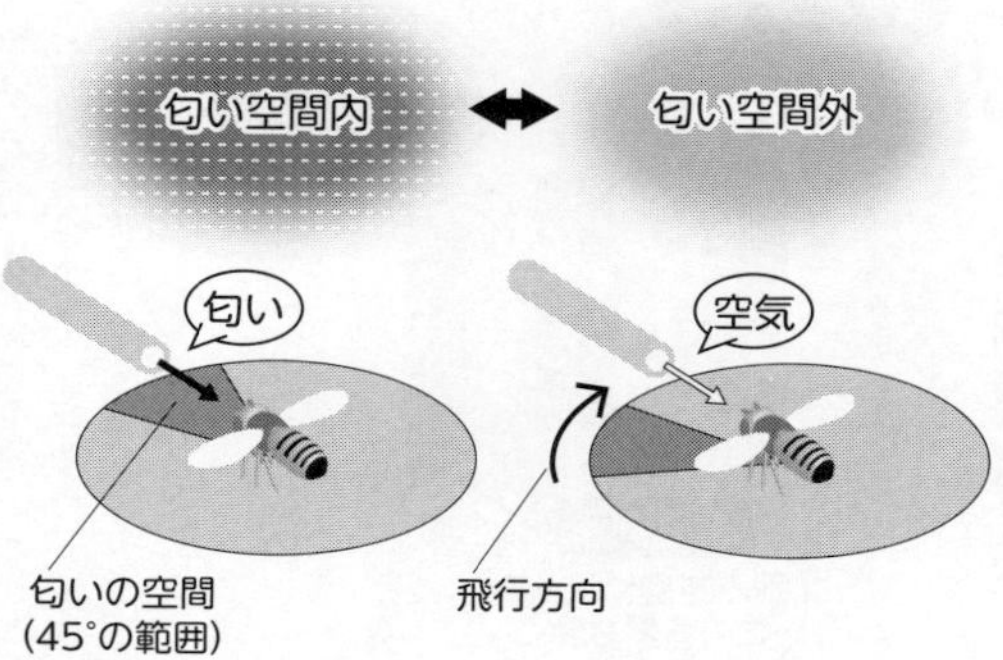


図4-10　仮想空間での匂いの選択

特定の45度の空間内を飛んでいるときだけ匂いが出るように設定。旋回し、45度の範囲を超えると、匂いは出なくなる。

も回して、回転している気分にさせる必要があるのです。

この仮想空間の中で、ショウジョウバエの行う課題は、シンプルな「匂いの選択」です。匂いは均一に拡散するものではありません。煙草や煙突から出る煙のように、風に沿って束のように流れます。したがって、飛んでいる動物は、限られた空間に漂う匂いを横切ることになるはずです。

このような自然界で見られる刺激を模倣したかったので、360度ある仮想空間の中、45度の空間を飛んでいるときだけショウジョウバエに匂いが与えられるよう、設定しました（図4－10）。

バーチャルではありますが、旋回する自由がハエにはあります。好きな匂いが提示された

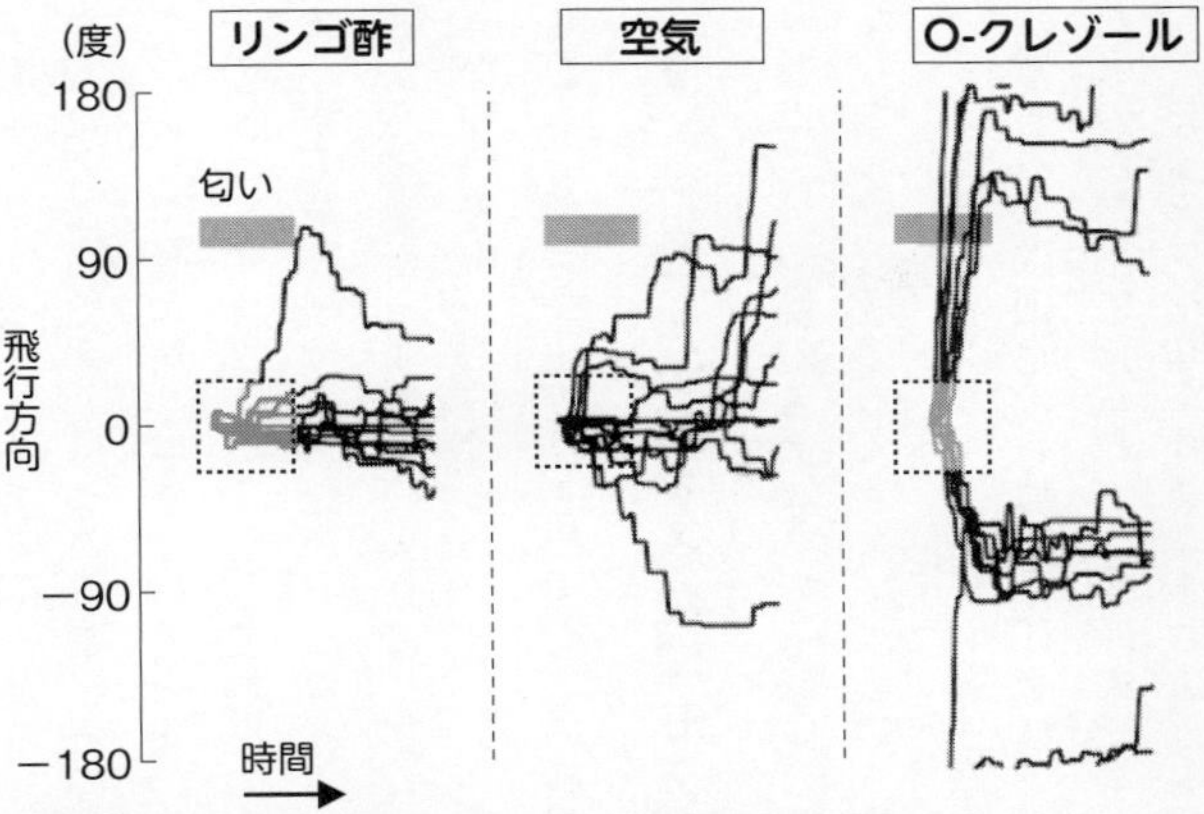


図4-11　**匂いの種類によってハエの飛び方は変わる**

点線で囲った部分が、45度の匂い空間内を飛んでいるときの軌跡（その外の黒い線で示したのは空気の中を飛んでいるときの軌跡）。好きなリンゴ酢の匂いがくるとまっすぐに飛び、嫌いなO－クレゾールの匂いに対しては、避けるように飛んだ。

ら、そちらに飛び続けますし、嫌いな匂いなら素早く旋回して逃げることができます。言葉を交わすことこそできませんが、直進と旋回という行動から、匂いの好き嫌いを判別できるというわけです。

図4-11は、二つの匂いに対する飛行の軌跡です。匂いは、リンゴ酢とO-クレゾールです。

英語でフルーツフライまたはビネガーフライと言われるほど、ショウジョウバエはリンゴ酢の匂いが大好きです。一方、O-クレゾールは、昔からある消毒薬の一種で、いわゆる病院の匂いですね。

実際にO-クレゾールを吹きかけると、ショウジョウバエはすぐに旋回して逃げようとしました。反応は一瞬で、刺激の提示から意思決定して行動に移るまで、0・2秒といったところです。けっこう素早いのです。

一方、リンゴ酢を吹きかけるとまっすぐ飛び続けました。匂いを提示する時間は最大で4秒。その後は、インターバルとして無臭の空気を流します。リンゴ酢から空気にかわっても、比較的まっすぐ飛び続けましたが、このときショウジョウバエは、羽ばたきを弱めていました。匂いの源から遠ざかりすぎないように、ブレーキをかけていたのかもしれません。別の研究ですが、好きな匂いの中から抜けるとショウジョウバエがターンする確率が増えるという報告もあります。これも、匂いを再び探し出すための戦略だと考えられます。

## 行動を予測する数理モデルが完成

さて、一つ目のステップで糸球体の活動を測り、二つ目のステップで行動を観察できるようになりました。最後のステップとして、糸球体の活動を使って行動を説明する式を作りました。

それを模式的に図4-12Aに描きました。匂い刺激に応答する37種類の糸球体を測定し、そこに属する二次細胞の活動をそれぞれ数値化して、数学的な処理を加え、最終的にはすべて加算したものが結果になるという関係式です。

従来、一つの匂い刺激に対する応答は、特定の糸球体のみの活動で決まるという仮説が優勢で

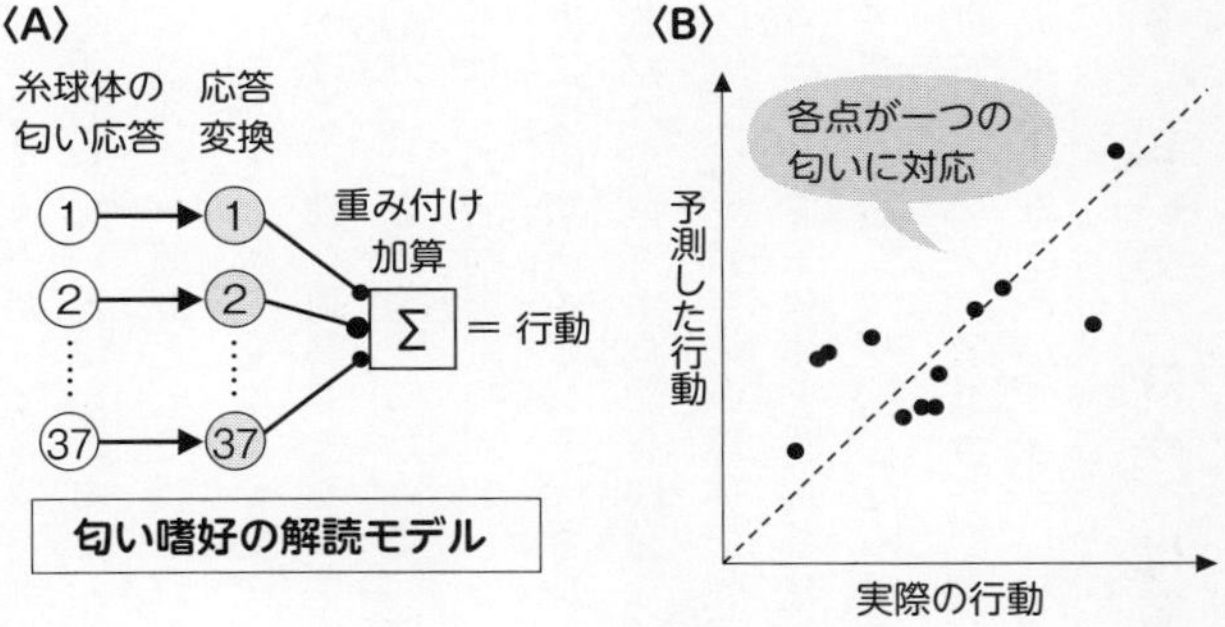


図4-12　匂いに対する行動を予測する数理モデル

さまざまな糸球体の応答の総意をもとにして行動を起こす、「多数決型」数理モデル（A）。実際に新しい匂い刺激を与えてみると、行動がほぼ予測できた（B）。

した。たとえば、ある糸球体が活動したときに忌避行動が観察されるというような報告が複数あります。私たちの数理モデルは、たとえるなら「多数決」です。さまざまな意見を持つ糸球体たちの総意をもとに、行動を決定します。これは過去の仮説を覆すモデルなのです。

既存のデータを説明できるだけではなく、新しい刺激に対する行動を予測する能力を持っていれば、よい数理モデルと言えます。

そこで、自分たちが作った数理モデルの予測能力を検証するために、数理モデルを作るときに使わなかった新規の匂いを試してみました。

まず、新規の匂いに対して糸球体の活動を記録し、それを数理モデルに代入して計算します。計算結果が、行動の予測になります。いざ計算結果と実際の行動を比較してみると、まったく矛盾がないとはいえませんが、行動を予測できることがわかりました（図４‐12Ｂ）。

ところが、研究としてはこれだけでは十分ではありません。なぜなら、まだ神経活動と行動の相関関係しか見ていないからです。神経活動と行動に因果関係があるならば、神経回路に直接働きかけて行動を制御できるはずです。

そのことを確認するために、オプトジェネティクス（41ページ参照）という方法を採用してニューロンの活動を直接制御してみました。オプトジェネティクスを簡単に説明すると、ある波長の光に反応するイオンチャネル（タンパク質）を特定のニューロンに発現させることで、光を当てるだけでニューロンを興奮ないし抑制させられる技術です。

ここでは、特定の糸球体で光感受性イオンチャネルが発現するショウジョウバエを用意しました。そうして糸球体を興奮させたとき、ショウジョウバエの行動は、私たちの作った数理モデルが予測した通りに変化したのです。つまり、数理モデルは神経活動と行動の間にある因果関係をも捉えていると言えます。世界に先駆けて、動物の匂いに対する行動を定量的に解読できる数理モデルを作ることができました。

## 匂いの「好み」は置かれた環境で変わる

さらにこのモデルからは、もう一つおもしろい現象が見つかりました。最近ようやく予言通りに発見されたヒッグス粒子や重力波を例に挙げるまでもなく、物理学では理論の提唱が先行して、あとからそれが実験的に証明されることが多いのですが、生物学の場合は往々にして逆です。まずは事象の観察から始めて、それを説明する数理モデルを考えていくことが多いと思います。ところが、私たちの研究は生物学には珍しく、理論からのアプローチに成功しました。

先ほど説明した数理モデルを詳細に検討すると、ある現象が起こることが予測されました。それは、「知覚の相対性」についてです。

そもそも、私たちの知覚は絶対的なものではなく、環境に依存します。たとえば、パセリやレモンがあったとき、隣に桃や苺のように良い香りの果物があれば、多くの人はそちらを魅力的に感じるでしょう。ところが、納豆やゴルゴンゾーラチーズといったクセのある食材が隣に並ぶと、パセリやレモンが急にさわやかでとても好ましい香りに感じられるのではないでしょうか。こうした知覚の相対性は、読者の皆さんも経験的に感じていることでしょう。

ところが、知覚の相対性について、私たちの数理モデルからさらにおもしろいことが予測されました。それは、二つの匂いの相対的な好みの逆転です。

どういうことか説明しましょう（図4－13）。ショウジョウバエの、二つの匂いに対する反応

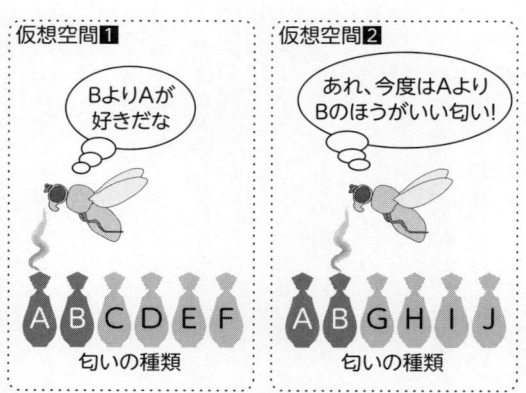

図4-13 環境によって、相対的な匂いの好みは変わる

を調べます。このとき、二つの匂い以外に4つの匂いを準備します。1回の実験では、計6種類の匂いをセットにして、ショウジョウバエに嗅がせることになります。

ポイントは、6種類を混ぜるわけではなく、仮想空間を自由に飛ぶショウジョウバエに、適当な順番で1種類ずつ嗅がせることです。このときに、その匂いを嫌うのか好むのかを観察します。

まず、調べたい二つの匂いをA、Bとします。一つ目の環境では、A、B以外にC、D、E、Fの4つの匂いを用意し、二つめの環境ではさらに別のG、H、I、Jを用意します。つまり、ショウジョウバエに、ABCDEFの匂いが存在する仮想空間1とABGHIJの匂いが存在する仮想空間2を飛んでもらうのです。

そして、私たちの数理モデルからショウジョウバエの行動を予測すると、仮想空間1ではBよりAのほうが好きで、仮想空間2ではAよりBのほうが好きなはずだ、という計算結果になりました。つまり、匂いの組み合わせによって相対的な好みが逆転するということです。

はたして、実際のショウジョウバエがどのように行動するかを観察してみると、見事に数理モデル通りの結果となりました。理論先行による予測が、実験によって確認された瞬間です。すごく、うれしかったですね。もちろん、匂いの組み合わせによってはAとBの好みが変化しないこともあります。それも、この数理モデルは正しく予測できたのです。

匂いに対する好みの相対的な逆転は、一種の環境適応だと思われます。環境に対する適応は、動物の持つすばらしい能力の一つです。もちろん、ショウジョウバエも環境に適応して進化してきました。匂いの情報を頼りに、敵か味方か、あるいはエサか毒かを判別して、今に至るわけです。じつは、それは絶対的なものではなく状況に応じて相対的なはずで、それに適応したからこそ、種として生き残ったのでしょう。

今回の実験では、仮想空間に6つの匂いしかない環境の中で、ショウジョウバエが適応的に行動した結果を観測できたのだろう、と私たちは解釈しています。

## ショウジョウバエで分かることは、まだある

このように、ショウジョウバエの研究によって匂いの知覚メカニズムを少しずつ明らかにしていますが、まだまだ知りたいことがたくさんあります。

まず、匂いの好き嫌いの情報を実際に解読している高次の脳領域を同定し、私たちが提案した数理モデルと同じような計算が行われているかどうかを確かめたいと思います。これまでの研究から、側角《そくかく》（132ページ図4－2参照）と呼ばれる脳領域が生得的な匂いの好き嫌いの判断に重要であることが示唆されているので、そこでの情報処理様式を調べる予定です。

二つ目は、さまざまな行動や生理的な状態、あるいは環境に依存して相対的に変化する知覚のメカニズムを解明することです。たとえば空腹時だと、同じ匂いでも、いつもより良い匂いに感じますよね。あるいは、就寝時のような意識レベルの低いときに嗅いだ匂いと、積極的に食べ物を探しているときに嗅いだ匂いとでは、感じ方が違います。つまり、生理的な状態で知覚は変わるのです。

三つ目に、自由に行動している個体から神経活動を測定することに挑戦したいと考えています。現在は、ショウジョウバエを固定して、仮想空間において刺激を与え、脳の情報処理を研究しています。しかし、固定している以上、取り得る行動は限定されます。自然環境で見られる、

縄張りへの侵入、戦い、求愛のような意味のある行動を見ることは難しいです。

すでにマウスなどでは電極を脳に挿したまま自由行動させて、神経活動を記録していますが、どの細胞から記録しているかを知ることはなかなかできません。私たちは、ショウジョウバエの強みを生かして、自由に動く状態において、特定のニューロンから活動を記録したいと考えています。手法の詳しい説明はまた別の機会にゆずりたいと思いますが、10万個の中から1種類のニューロンのみを標識し、発光という現象を使って測定しようとしています。

さらには、認知機能の回路メカニズムを細胞レベルで解明したいと思います。人間の意思決定や、一時的に電話番号を覚えるようなワーキングメモリー、短期記憶や長期記憶といったより高次な機能は、ラットやマウス、サルなどでなくては実験できないと思っている読者も多いかもしれません。

しかし、ショウジョウバエの脳にも、類似した機能が備わっています。ショウジョウバエはニューロンの数が少ないので、とても精密な分解能、つまりシナプスや細胞レベルで、高次機能に関する神経回路のメカニズムが解明できるかもしれないのです。サルやマウスでも、そうしたレベルで脳の高次機能を研究できるようになるかもしれませんが、現状では難しく、非常に挑戦的な試みでしょう。

その点、ショウジョウバエであれば、ニューロンの数が桁のレベルで少ないことのメリットを最大限に生かせるだろう、と思っています。もちろん人間に比べれば単純かもしれませんが、脳の高次機能を生み出す回路の要素やメカニズムは共通している可能性があります。認知的な機能についても、ショウジョウバエを使って研究できると考えています。

いかなる研究テーマにおいても、数理モデルの適用が有効だと私は思います。先ほど説明したものは、現象論的なモデルでした。もちろん、そうした数理モデルを研究することも大切です。どのような計算がなされているのかを理解するために考え出した数理モデルでしたが、ショウジョウバエを使えば、実際の神経回路メカニズムまでを織り込んだ、機械的なモデルも作れるかもしれません。その上で、数理モデルの挙動をシミュレートして行動を予測することを目指します。そこまで研究が進めば、ある意味脳の回路を理解できたと言えるでしょう。

もちろん、研究者や読者の皆さんによって、さまざまな見解があると思います。ただ、私の中では「脳を理解するとは、どういうことか？」という問いの答えは「神経回路を計算機の上で再構築し、任意の入力に対する、任意の環境下での柔軟な行動が予測できること」なのです。

## 人工知能への応用

じつは、ショウジョウバエを使った研究が、人工知能にも活かせるのではないか、と考えています。

私たちもショウジョウバエも、同じ「情報を解釈する」という作業をこなしていますが、ショウジョウバエのほうが、より少ない組織で完遂しています。工学的に同じ情報処理の性能を持つ回路やロボットを作るとすれば、できるだけ少ない素子で実装するほうが、小型化や経済的にも良いでしょう。私たちの研究が、そうした分野に貢献できるのではないかと思います。

ここ数年、人工知能への注目が集まっていますが、ディープラーニングという機械学習（第5章参照）によって、ある分野では人間に勝つこともできるようになってきました。ただ、ディープラーニングは、何か革新的な数理の登場によって可能になったわけではなく、コンピュータの性能が上がったおかげとも言えます。実際に計算している中身を見ると、脳が行っている情報処理とは少し違うようです。

脳は、コンピュータに比べて、驚くほど少ないエネルギーで働いています。したがって、脳を模倣した、あるいは脳の構造を基にした、新しい人工知能の開発に脳科学が貢献できるでしょう。中でもショウジョウバエは、神経回路の全体像を描写しやすい、一番基本的なモデルになり得ると思っています。

あまり一般の方には好かれないハエですが、脳という壮大な謎を解明するのに、大いに貢献してくれているのです。

◉プロフィール━━━━━━かざま・ほくと／1978年、アメリカ・ミシガン州生まれ。東京大学理学部物理学科卒業。同大大学院理学系研究科物理学専攻博士号取得。ハーバード大学大学院医学系研究科神経生物学科博士研究員などを経て、2010年より現職。2011年からは東京大学大学院総合文化研究科特任准教授も務める。趣味は二人の子どもと遊ぶこと、特技はスキーとバイオリン。

# 第5章

# 数理モデルでつなげる脳の仕組み

脳を知るための研究は、実験だけではありません。数理モデルなど「理論」で追究することも重要です。脳の学習はどのように進むのか？　AIのディープラーニングとは何が違うのか？　理論から脳を眺めると、新たなつながりが見えてきます。

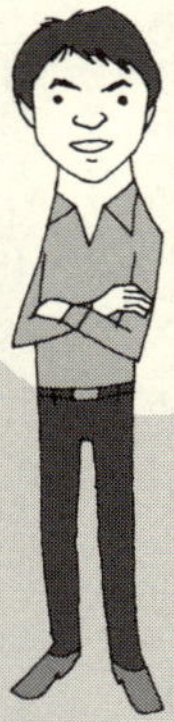

豊泉太郎
神経適応理論研究チーム チームリーダー

脳には、生命の進化に共通するような学習のメカニズムがあるのではないか、と私は考えています。とても大雑把な見立てではありますが、脳の学習と生物の進化は似ているという直観があるのです。

生物の進化は、何十億年もかけてきた環境への適応のあり方で、とてもゆっくりした生命の営みです。一方、一人の人間の脳を考えてみても、同じことをしているように思いますが、もっと早い時間スケールですよね。一つの個体が生まれてから死ぬまで、人間なら数十年で周囲の環境に適応して、適切な行動戦略を取っているわけです。しかし、進化も脳も、環境に適応するという意味で同じなら、そこには共通の法則や原理があると思うのです。

進化論におけるダーウィニズムのように、脳が環境の性質を学習することによって適応度を高めていく過程と、そこにあるだろう基本法則を理論的に解明したいというのが、私の研究の大きなテーマです。

## 脳の学習と進化論

脳における神経回路は、かなり複雑です。しかも、ネズミやサル、人間など、それぞれの神経回路の構成を詳細に調べると、すべて違います。それは確かなのですが、基本的な部分には共通な性質も見出されます。

そうした中で期待していることは、どんな生き物の脳においても「『可塑性』という神経回路の性質が、根底で共通する原理である」というアイデアです。可塑性とは、神経活動に応じて神経回路の構造や機能が変化する性質で、この性質によって脳は経験を記憶したり、経験をもとに学習したりすると考えられています。つまり、進化的に保存されている適応力が、状況や環境に合わせて生物の神経回路を組み上げていくという発想が、複雑な回路を理解していく近道だろうと考えているのです。

## 学習がとくに進む重要な時期

私たちが専門としているのは、数理理論や数理モデルといわれる研究です。当初は、生物のモデル化を中心に研究を進めていました。つまり生物学の研究者から報告されているデータが、うまく説明できるようなモデルを考えるわけです。そこで、まずは脳の学習における「臨界期」について研究してみようと思いました。

脳は、生涯同じペースで学習が進むわけではありません。一定のステップがあって、学習がとくに進む段階があるのです。一般には、脳の発達には「臨界期」と呼ばれる、脳の神経回路が経験に応じて鋭敏に変化する時期があると考えられています。さらに、さまざまな学習に対して、それぞれ別の臨界期が用意されていて、それらが一定の順序で巡ってくることが脳の発達に重要だと考えられています。たとえば子どもの言語習得では、聞き取りができるようになる時期、発音ができるようになる時期など、まさに段階的な発達があります。これらの期間に、脳はどのように発達していくのでしょうか?

なぜ、あるいは、何が変わって、そのような臨界期が始まるかという問いについては、これまでに、さまざまな実験から得られた知見があります。ここでは、ニューロン(神経細胞)がどのように働いているかを簡単に説明したあと、臨界期の経験で神経回路がどのように変化するかを考えてみましょう。

神経回路の情報処理は、そこに含まれるニューロンが担当します。ニューロンは、別のニューロンから入力となる刺激を受けて、さらに別のニューロンに出力となる刺激を与えます(20ページ参照)。ニューロンの興奮とは、細胞の内部の電位(膜電位)が上がることです。逆に、ニューロンの膜電位を下げることを抑制といいます。膜電位は、ある大きさ(閾値)を超えると一気に上昇し、別のニューロンに信号を出力します。これがニューロンの発火です。つまり、興奮はニューロンの出力スイッチをオンにしようとすることで、抑制はオフにしようとすること、そして発火は、実際に出力スイッチがオンになることだとイメージしてもらえばよいでしょう。

脳では興奮性のニューロンと抑制性のニューロンが協調して働いています。出力スイッチがオンになる(発火する)と、興奮性ニューロンは、出力先を興奮させます(膜電位を上げる)。一方、抑制性ニューロンは、出力先を抑制します（膜電位を下げる）。

1個のニューロンは、他の数万個のニューロンからの入力を受けて、出力を決定しています。多数の入力ニューロンが伝えてくる興奮を足し合わせ、そこから抑制を差し引き、もし膜電位が閾値を超えたら、出力ニューロンが発火します。ある入力ニューロンが発火したときに、出力ニューロンの膜電位をどれだけ変化させるかはシナプスによって異なり、この影響力の強さを「シナプス強度」と呼びます。シナプス強度はニューロンの発火に応じて長期的に増強したり減衰したりすることが知られていて、この現象を「シナプス可塑性」と呼びます。シナプス可塑性は記憶や学習のメカニズムだと考えられています。

大脳新皮質の一次視覚野という脳部位には、左右の目からの応答バランスを学習する臨界期があり、よく研究されています。この臨界期の間ずっと片目を塞いでいると、塞いでいた目からの一次視覚野への入力が弱まり、ニューロンはその視覚情報に対して応答しにくくなります（図5-1）。反対に、開いた目からの応答は強まり、ニューロンは優先的にその情報を処理するようになります。

しかし、臨界期より前や後に同じ期間だけ片目を塞いでも、このような大きな変化は起こりません。ヒトでは8歳前後までが視覚の臨界期と考えられていて、先天性の視覚障害で正常な視覚情報が脳に届かない場合に弱視になることや、臨界期を越えてしまうと弱視の治療をしても効果

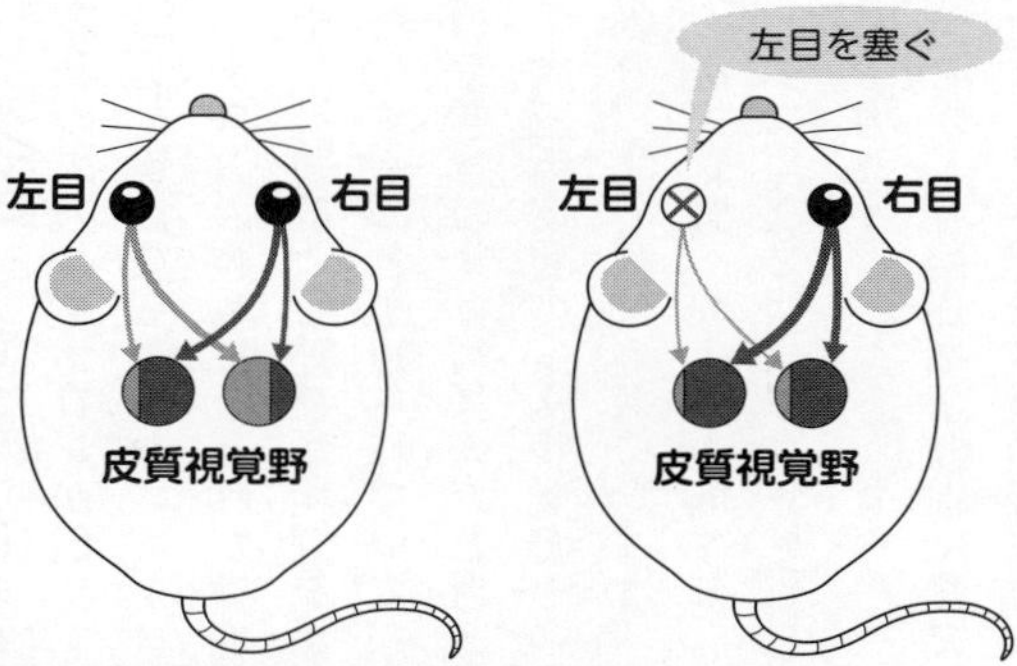


図5-1 臨界期に片目を塞ぐとどうなる?

左は通常のマウス、右は臨界期に左目を塞いでいたマウス。塞いだ左目からの入力の応答は弱まり、反対に右目からの入力の応答が強まる。塞いでいた目の神経細胞が少なくなるため、弱視の原因となる。

が下がることは、眼科医によく知られている事実です。

こうした実験は、調べやすいのでよく動物で行われていますが、これまでの実験結果から、抑制性ニューロンが成長し、神経回路への影響が強くなったところで臨界期が始まることが分かっています。実際、薬剤で抑制性ニューロンの発達を早めたり遅らせたりすることで、臨界期の開始時期を早めたり遅らせたりすることができます。しかし、抑制性ニューロンの発達によって、どのように臨界期が始まるのかは良く分かっていませんでした。

## 臨界期はどのように始まるか?

そこで、一次視覚野の臨界期の始まりを理論的なモデルで説明できないか考えてみました。具体的には、臨界期の前後で、両目を開けているときと片目を閉じたときの学習結果が変わるようなモデルを作り、それを計算機でシミュレーションすることで、実験との対応関係を調べたのです。

実験から分かっている事実は、まず、抑制性ニューロンの影響が強くなったところで、左右の目のバランスが経験に応じて鋭敏に変化するようになるということです。しかし、抑制性ニューロンの発達する以前、つまり臨界期が始まる前でもシナプス可塑性は起こります。

たとえば、実験的にニューロンを刺激すると、臨界期の前でもきちんとシナプス強度が増強したり減衰したりする現象が観察できます。さらに、臨界期の前でもニューロンの活動に依存した可塑性によって一次視覚野の神経回路は洗練されていて、とくにこの時期は網膜上の刺激と一次視覚野での応答の対応関係がより鮮明になります。

まず、アイデアとして、臨界期は神経回路を構築する信号が切り替わるタイミングで始まるのだろう、という仮説を立てました。具体的には、臨界期以前は「脳の内部の情報を元に神経回路を構築する時期」で、臨界期は「脳の外部の情報を元に神経回路を構築する時期」だろうと考えたのです。

もう少し、脳の「内部」と「外部」という情報の違いを具体的に説明しておきます。内部の情報は、たとえば遺伝子に影響するようなものです。もちろん遺伝子だけではありませんが、ニューロンは、特別な感覚刺激がなくても自発的に発火しています。動物実験で確認すると、生まれてしばらくは（目が開く前でも）、視覚野のニューロンは一生懸命に発火しています。しかも、それはランダムな活動ではなく、ある種のパターンを持った活動です。

このようなニューロンの自発的な発火パターンとシナプス可塑性の性質によって、臨界期前に神経回路が洗練されていく様子を説明することができます。一方で外部の情報は、視覚刺激の強さのような脳の外部からの信号です。たとえば片方の目からの入力が極端に弱い場合は、残るもう片方の目からの情報処理により多くのニューロンを使うよう学習が進むことが説明できます。これは、先天的に盲目の人の視覚野が、聴覚の情報処理に使われるようになる学習と類似しています。

「内部」と「外部」の情報がそれぞれ神経回路の発達に重要なことは、以前から言われていることです。ただし、そういった学習信号の切り替えと臨界期が、どのように関わっているかは分かっていませんでした。その二つは関連しているだろうというのが、私の理論です。そして、その理論なら、臨界期の前に何が起こり、抑制性ニューロンが強くなって何が起こるのかを説明することができたのです。

## 汎用性のある臨界期のモデル

この理論モデルについて、概略を説明しましょう。まず、抑制性ニューロンの影響が弱い臨界期前の段階では、一次視覚野のニューロンは視覚刺激による入力に加えて、常に両方の目からの経路に沿って生じる自発的活動も入力として受け取っていると考えます。この状況では、たとえ視覚刺激が片方の目に偏っていたとしても、自発的活動のために、左右の目からの経路の入力に大きな偏りは生じず、したがってシナプス可塑性によって左右の目のバランスが大きく崩れることもないという結果になります（図5－2）。

しかし、抑制性ニューロンの影響が強くなる臨界期では、ニューロンは強い抑制を受けるため、自発的発火による入力だけでは十分に発火できず、強い視覚刺激を受けたときにしか発火しなくなります。この状態で片方の目を塞ぐと、左右の目からの入力に対するニューロンの応答に大きな偏りが生じ、そのような状態で起こるシナプス可塑性の結果として、ニューロンは開いている目からの情報を優先して処理するようになると考えたのです。

単純なモデルですが、この理論でいくつかの実験結果を説明できます。たとえば、臨界期の前後でどのくらい細胞の応答性が変化するかなどです。そうした他の実験の説明ができることで、内的情報と外的情報による神経回路の学習の変化と、臨界期の開始が関連しているかもしれない、という理論は正しそうだと思いました。

そこで、理論ではなく実験が専門の研究者たちと組んで、臨界期が始まるときに、本当に自発的な発火の影響が変わっているのかを調べてもらいました。すると、その理論で予測したことと

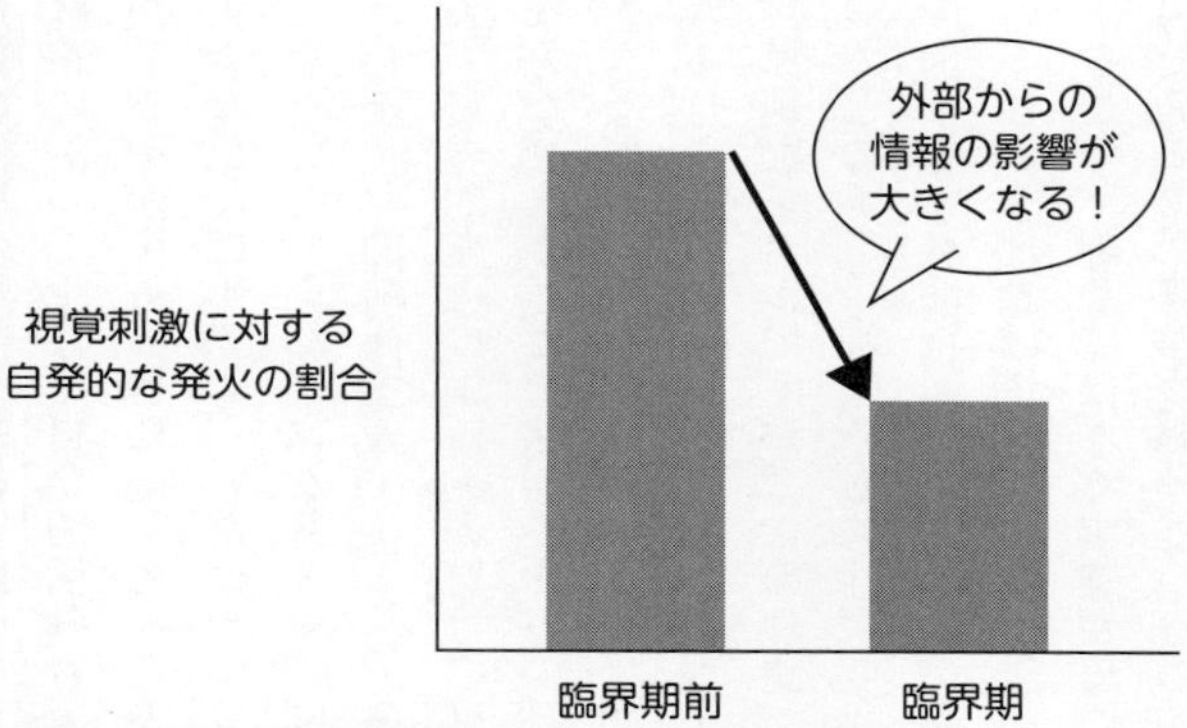


**図5-2　臨界期前後で自発的な発火の影響が変わる**
外からの視覚刺激に対する自発的な発火の割合を、マウスによる実験で調査。臨界期が始まると、視覚刺激（外部からの情報）の影響が大きくなる。

同じような結果が得られたのです。

臨界期にも、さまざまな種類があります。たとえば聴覚なら絶対音感、あるいは言語のリスニング能力などがそうです。

個々の臨界期に応じた脳の領野で、たとえば抑制性が強くなり、自発的な発火から外的な入力による発火へと切り替わって学習が進む。そして、その学習の信号が切り替わる時期が早いか遅いかに応じて、脳に低次から高次への階層的な構造ができるのではないか。それが臨界期であるというのが、私の解釈です。

この臨界期の理論は、従来のものより幅広い期間の学習を、発達段階によらず一つの法則で説明することができました。

臨界期は、さまざまな神経回路にありま

す。どこまで神経回路のメカニズムが解明されているのかは脳の場所次第なのですが、たとえば、聴覚や視覚といった大脳新皮質の感覚野では、かなり研究が進んでいます。私の作った理論は、学習信号の内部由来から外部由来への切り替えという抽象的性質に焦点を当てることで、個々の脳領域の差異によらず、より一般の臨界期現象に適用できる可能性があります。そうした理論からの提案によって、より理解が進むことがあると思うのです。

## 暴走を止めているのは誰？——「ヘブ則」安定化のミステリー

もう一つ別の研究を紹介します。神経回路の学習における基本法則についての研究です。この基本法則は古くから提唱されていて、カナダの心理学者ドナルド・ヘッブが１９４９年に自著に書いた「ヘブ則」という仮説がもっとも有名です。定性的には一部の実験結果と整合性があるので、広く信じられている仮説なのですが、じつはヘブ則をそのままモデルに入れると、いろいろ困ったことが起きるのです。

たとえばヘブ則では、つながっているニューロン同士が一緒に発火すると、ニューロン同士をつなぐシナプス強度が強くなります。図５－３はヘブ則がうまく働いたときの連想記憶のモデルですが、このようにうまくいくケースばかりではありません。じつはこれは、すごく不安定な状態なのです。

ある程度、強固につながっているニューロンのグループがあると、集団として発火が強くなってしまい、周囲にあるニューロンまで巻き込んで発火させてしまうのです。どんどん周囲に侵食して、新しいメンバーをグループに引き込み、ひたすらグループの規模を拡大させていきます。そうしたことが、ヘブ則を入れたモデルでは確認できます。これは、とても困ったことです。

どんな困ったことが起きるのか、例を挙げてみましょう。ある記憶に関わる神経回路の中で、あるニューロンのグループが昨日の晩ご飯のおかずを符号化していて、別のグループが今日の昼ごはんを符号化しているとします。そのとき、昼ごはんを符号化したグループがより大きく活動すると、晩ごはんのグループは相対的に小さくなって昼ごはんのグループに侵食されて、晩ごはんの記憶が薄れてしまいます。この昼ごはんのグループはさらに大きくなっていって、食べ物といったら今日の昼ごはんのことしか考えられなくなってしまうかもしれません。

シナプス可塑性の法則として、ヘブ則はいろいろな実験データとも整合するのですが、それだけで神経回路の発達や学習過程を説明するのは、難しいようです。そこに根本的な、あるいは理論的なミステリーがあります。脳の中で、何が、どのようにして、ヘブ則の暴走を安定化させているのでしょうか?

謎を解くためには、さまざまなアプローチがあり、これは私が現在も研究しているテーマの一つでもあります。ここで紹介するのは、ヘブ則とは別の可塑性の法則の存在です。その法則と

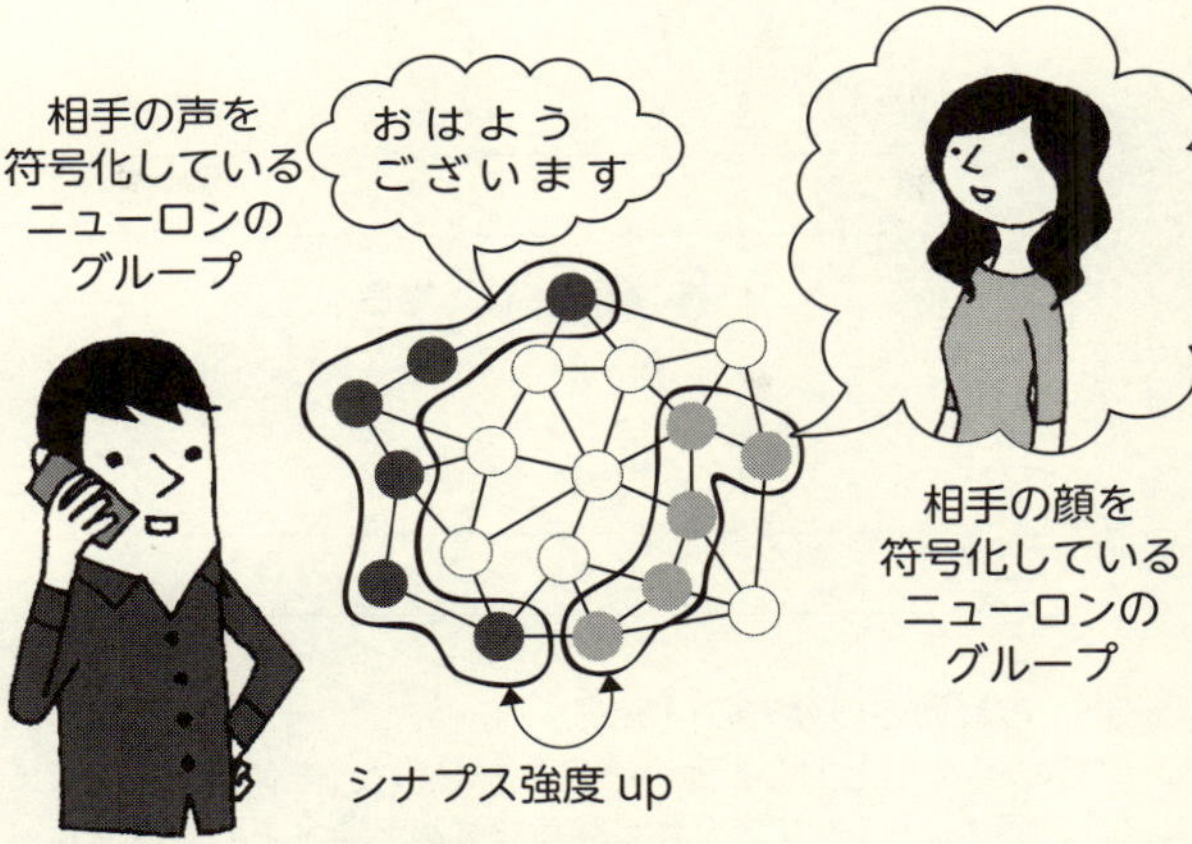


図5-3　ヘブ則と連想記憶のモデル
ある人の顔と声をそれぞれ符号化しているニューロン群がある。その人と会って話をすると、二つのニューロン群が一緒に発火し、それらをつなぐシナプス強度が強くなる（ヘブ則）。その結果、次回から電話の声だけで相手の顔を連想するようになる（連想記憶）という考え方。

は、神経回路の発火の恒常性に関する可塑性です。

恒常性とは、変化を最小限に留めようとする性質です。つまり、神経回路の恒常性とは、回路が興奮しすぎたら抑制し、抑制されすぎていたら興奮させるのです。

調べたのは、複数ある恒常性の可塑性の一つで、神経回路の活動全体を上下させるメカニズムです（図5－4）。

ヘブ則は、個々のシナプス強度を調整する細かなメカニズムですが、ある種の恒常性の可塑性は、複数あるシナプス全体の強度を大きくしたり、小さくしたりします。たとえるなら、画像のコントラストを上げたり下げたりす

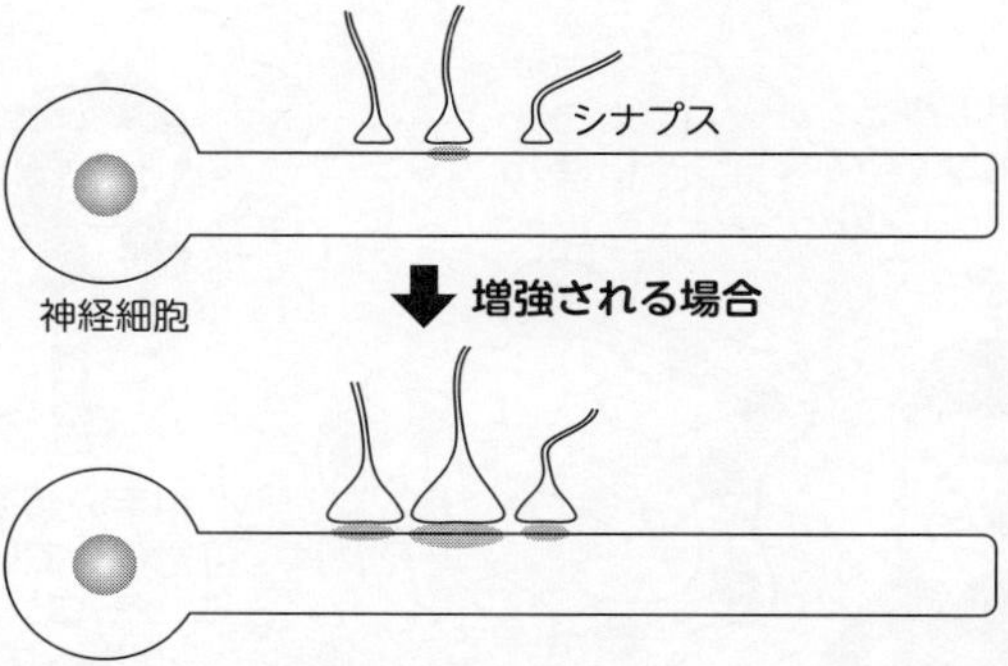


図5-4 神経回路の発火の恒常性

各シナプスからの相対的な入力の強弱を変えずに、全体を調整するメカニズム。図では、シナプス全体の強度を強めた場合を示している。

るようなものでしょうか。

強いシナプスも弱いシナプスもある状態で、強いものはもっと強くなり、弱いものもそれなりに強くするようなメカニズムが、神経回路の可塑性にあるのです。

この2種類の可塑性を組み込んだモデルは、これまでにもいくつか提案されていましたが、それらの時間スケールの違いという重要な特徴を考慮に入れていませんでした。

その理由は、最近になってようやく、この恒常性の可塑性を担っている遺伝子が報告され、その遺伝子改変マウスを使ってヘブ則の効果と恒常性の可塑性の効果を切り分けて観測できるようになったからです。

私が研究を始めた頃、視覚野で行われた実験で、二つの可塑性（ヘブ則と恒常性の可塑性）は時間ス

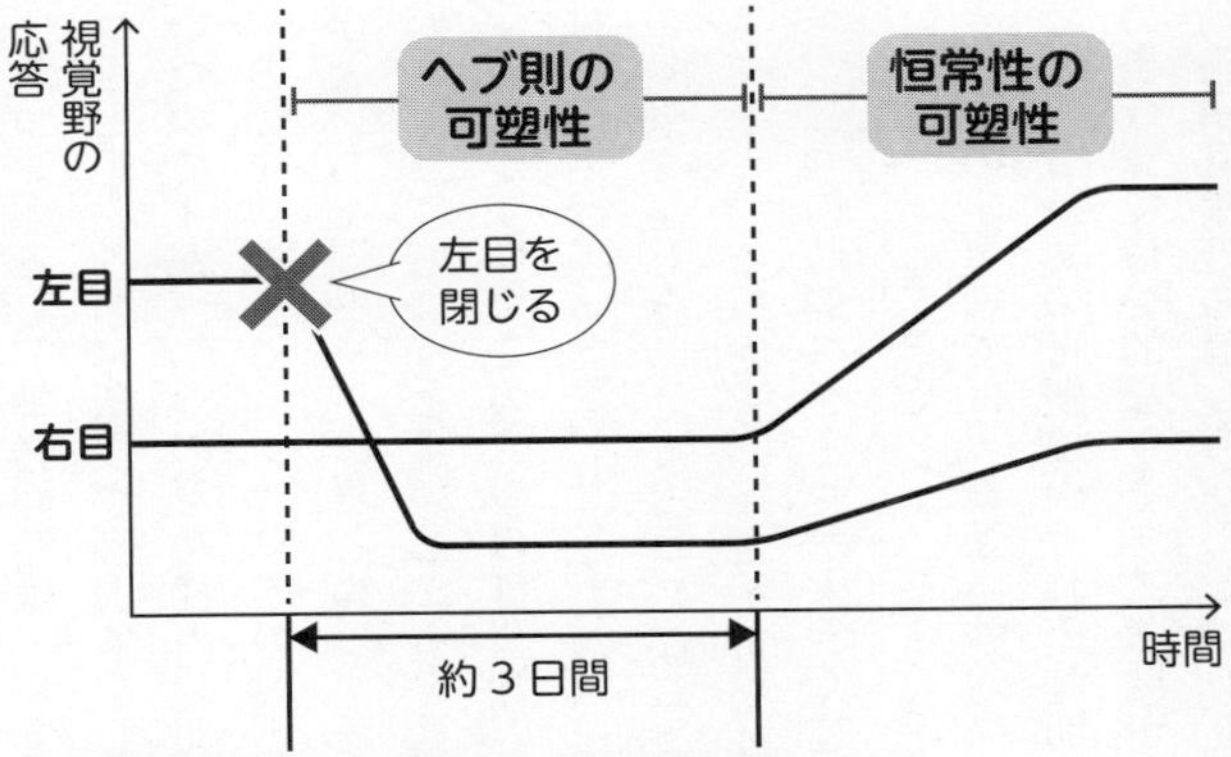


図5-5　ヘブ則の可塑性と恒常性の可塑性
左目を閉じると視覚野の応答が下がり始め（ヘブ則の可塑性）、それを補うように3日後から両目の視覚野の応答が上がる（恒常性の可塑性）。

ケールがまったく違うということが発見されました。実験的に片目を閉じさせてから、その状況を学習する過程を調べるわけです。

ヘブ則の可塑性は、目を閉じて3日後には大きな効果が出ます。閉眼側からの入力が、どんどん弱くなるのですね。

ところが、恒常性の可塑性の開始は、目を閉じてから3日経ってもまだ始まりません（図5-5）。つまり実験的には、まず閉眼側の入力が弱まり（ヘブ則）、それより遅れて両眼の入力が強まる（恒常性の可塑性）ことが分かったのです。

## 「足し算」ではなく「掛け算」？

しかし、このような時間スケールの異なる2種類の可塑性を従来のモデルに入れてシミュレーションすると、神経回路は、安定化するどころか、逆に不安定になることが分かりました。ヘブ則と恒常性の可塑性が綱引きをして、状態の釣り合ったところで安定化することが期待されていたのですが、二つの可塑性の時間スケールが違うと、シナプス強度が揺れ動いて振動してしまうのです。まるで、シャワーの温度を変えたいときに、ぬるくて温度を上げると熱くなりすぎ、かといって温度を下げるとぬるくなりすぎるという状況と似ています。温度が変わるまでに遅れがあると、ちょうどよいところを見つけるのが難しいというイメージです。

したがって、この二つの可塑性の組み合わせ方に問題があるのだと考えました。従来のモデルは、「綱引き」と言われるように、二つの可塑性の釣り合いを考えて、ヘブ則と恒常性の可塑性の効果を足し合わせてゼロになるようにシナプス強度を動かすという、「足し算」を使ったモデルでした。それだと、一方の可塑性を他方が邪魔し、競合している状態になります。したがって、二つの時間スケールが大きく違うとちょうどよい折衷点を見つけられません。

ところが、「掛け算」でモデルを作ると、システムとして安定することが見出されたのです。今までの学習則では、お互いの効果を打ち消してしまうことが起こったのですが、新しいモデルでは、2種類の可塑性がそれぞれ別にあるシナプス強度の調整因子に独立に働き、それらの変数の掛け算で最終的なシナプス強度が決まると考えています。このモデルだと、2種類の可塑性の効果が直接打ち消しあうことはありません。したがって、可塑性の生じるタイムスケールが違っても二つの間に競合は起こらず、うまく学習できるということが分かりました。

それでは、この理論の中身は、どのような生物学的な現象に対応するのでしょうか。そもそも「シナプス強度」と一口にいっても、その中には、さまざまな内容の分子的な現象が含まれています。つまり、2種類の可塑性がシナプス強度を調整する因子とは具体的に何か？　ということです。

たとえばシナプスは、大きくシナプス前部とシナプス後部の二つに、構造が分かれます。シナプス前部とシナプス後部の間は密着しているわけではなく、微小な隙間（シナプス間隙）があります（52ページ参照）。シナプスにおける情報伝達は基本的に一方通行で、シナプス前部からシナプス後部に向けて、シナプス間隙に神経伝達物質が放出されます。放出された神経伝達物質は、シナプス後部にある受容体（レセプター）に受け取られて、シナプス後部側のニューロンを興奮させたり、抑制したりするのです。

このとき、シナプス前部側の神経伝達物質を放出する頻度と、シナプス後部側の感度を掛け算したものが、シナプス強度と考えられます。シナプス後部に注目してみると、個々のレセプターの影響の大きさとレセプターの数の掛け算がシナプス後部側の感度に相当します。つまり、いくつものステップの掛け算が、最終的なシナプス強度として表されるわけです。

恒常性の可塑性とヘブ則が、それぞれ実際の脳内の分子メカニズムとどう関係しているのか

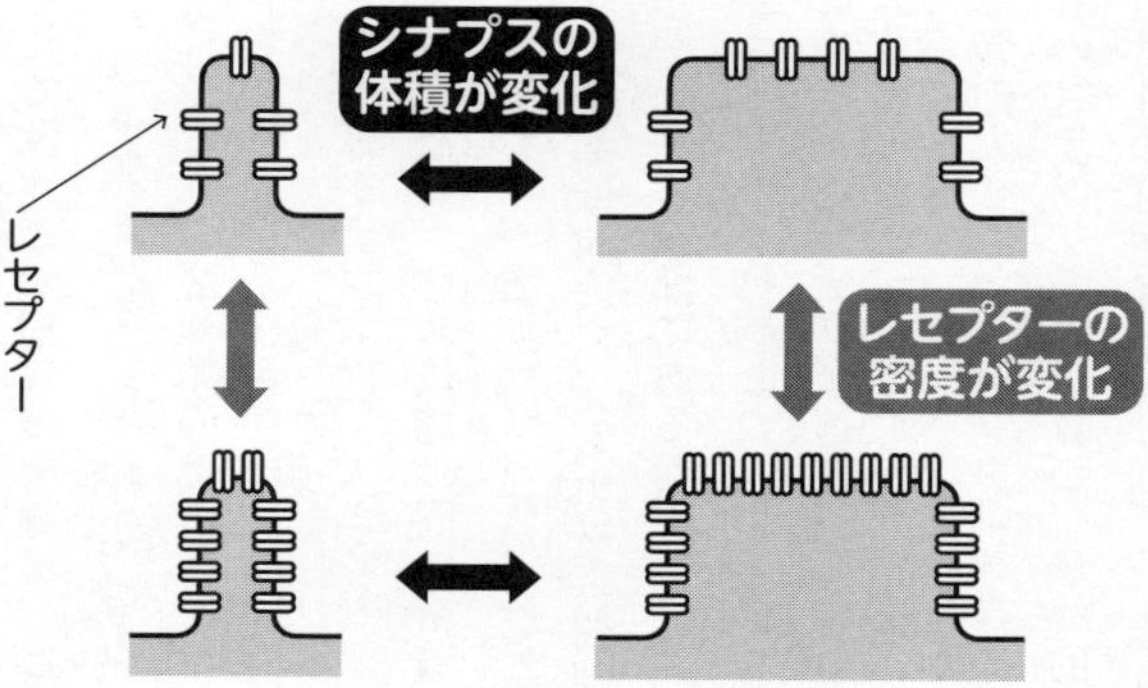


図5-6 シナプス強度はどうやって決まる?
シナプス後部に存在するレセプターの密度と、シナプス自体の体積の「掛け算」でシナプス強度が決まっているのかもしれない。

は、まだ完全には分かっていません。今の段階で予想しているのは、恒常性の可塑性がシナプス後部のレセプターの密度を制御し、ヘブ則がシナプス後部の体積を制御し、それらの掛け算、つまりシナプス後部にあるレセプターの数でシナプス強度が決まるという可能性です(図5-6)。

もしこの理論が正しければ、2種類の可塑性の時間スケールが違っても、シナプス結合が不安定になって振動する現象は起きません。そしてこのモデルから、視覚野におけるシナプス強度に関して、いくつかの予測が立てられて、一部は実験的に確認できています。

まだ完全なモデルではありませんが、いくつかの問題をクリアできれば、将来的にさまざまな記憶の獲得や保持をモデルで再現することが期待できます。そうなれば、連想や古典的な強化学習（ベルが鳴ったらエサがもらえる、電話の声を聞いて相手の顔が思い浮かぶなど）のようなさまざまな学習を、より生物学的な神経回路モデルを使ってシミュレーションできるようになり、かなり脳の理解が進むと思います。

## 理論屋と実験屋

私はいわゆる「理論屋」なので、常に、思いついたさまざまなアイデアを頭の中で次々に試していくというのが「研究する」ということになります。興味の範囲内で試せることが100も200もあるので、書きなぐっては、くしゃくしゃと丸めてポイみたいなことを延々と繰り返していて、たまに当たりがある感じです。アイデアは次々と思いつくのですが、大抵はうまくいきません。「実験屋」の研究者も、90％は失敗だと言いますから、そのあたりは似たようなものかもしれませんけれど。

実験から研究を進めることに比べて、理論から脳の仕組みを解明することには、いくつかのメリットがあります。一つは、メソッドに縛られないことです。実験動物にすら縛られません。たとえば人間も対象にできますし、サルでも、もちろんマウスやラット、魚類でも、理論なら広い意味で考えられます。

もう一つは、実験が導き出す結論とは異なる、別の確信にたどり着けることです。実験では、遺伝子などの分子メカニズムのように、実験的に「操作できる」ものを重要視すると思います。それに対して、理論研究では、包括的なコンセプトに関して話せるのです。

これから先、「ビッグデータ」という名前のとおりどんどんデータが増えていくと、それを解析する機械学習のアルゴリズムの設計も含めて、数理を使って見通しを立てるほうが、研究を進めるうえでよいだろうと思います。数理とは、広い意味で、数学を使って世の中を考えることです。実験屋が膨大なデータに埋もれている、などと言うつもりはありません。ただ理論屋は、事の詳細にかかわらず、全体の性質が抽出されている何かを探すプロセスを専門にしているといってもいいでしょう。

そういう意味では、理論の研究で重要なことは、「無駄を省く」ことだろうと思います。ようするに、複雑な生物を理解するために、さまざまな要素をばっさりと切り捨てていくわけです。物理学の世界では、ものごとをできるだけシンプルにするということが、ニュートン以来の伝統です。たとえば、物体の運動を解析するときは摩擦なり何なりあるわけですが、そういう要素を無視しても、りんごが落下したり、星が回っている様子を説明できます。最近であれば、機械学習のアルゴリズムのデザインも含めて、複雑なものごとの骨格を見抜くためのツールが数理なのだ、というとイメージしてもらえるでしょうか。

## ディープラーニングの元になった理論

私が学生になるずっと前から、「パーセプトロン」や「ネオコグニトロン」のような、脳の働く仕組みをコンピュータ上で模倣するニューラルネットワーク（神経回路網）のモデルがありました。そんなに古いものだと思いきや、最近は、それらのニューラルネットワークを改良した「ディープラーニング（深層学習）」がブームになっています。

ディープラーニングは、将棋や囲碁の人工知能（ＡＩ）から車の自動運転にまで応用されているので、耳にしたことのある読者もいるかもしれません。

パーセプトロンは、簡単な構造で表現されているのに多様な学習ができることで有名になりました。パーセプトロンの基本設計は、外部からの信号が与えられる入力層（感覚層）、その入力層の情報を統合して入力の特徴を抽出する中間層（連合層）、そして最終的な出力を生成する出力層（反応層）の３層に分けられます（図５‐７）。

各層にはニューロンに相当する素子があり、前の層のニューロンからの信号を足し合わせ、それを、非線形な関数で変換して次の層に伝えます。ニューロン数を十分に用意すれば、理論的にはどんな入出力関係でも表現できることが数学的に証明できます。その意味でパーセプトロンは「万能機械」と呼ばれています。しかし実際には、そのような最適な表現を獲得することは困難

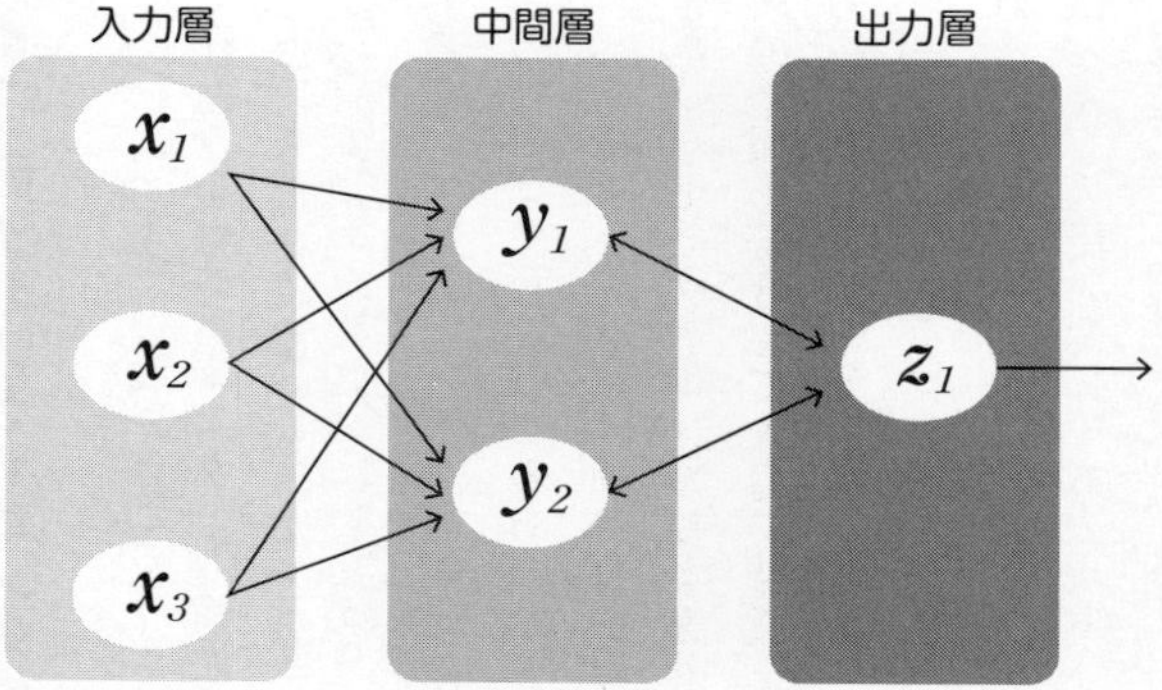


図5-7 **パーセプトロンの基本設計**
入力層で受け取った情報が中間層で変換され、出力層が解を出す、という3層に分けられる。

でした。可能性はあっても実際に学習することができなかったのです。

一方、文字認識や物体認識に関して、脳の視覚野の性質を模倣したニューラルネットワークも考案され始めます。

ネオコグニトロンや「畳み込みニューラルネットワーク」と呼ばれるモデルがそうで、文字や物体の形が多少変化しても、脳が同じものとして認識するための仕組みを、ニューラルネットワークにも実装しました。

脳の視覚野には「単純細胞」と「複雑細胞」という2種類のニューロンが存在します。まず、単純細胞が視野の中の特徴的パターン、たとえば一定の傾きを持つ線分を検出します。しかし、線分の位置が少しずれると、単純細胞はすぐに発火しなくなってしまいます。

そこで複雑細胞は、ある一定の傾きを持つ線分に反応する単純細胞から、担当する位置を問わず、広く入力を集めます。そして、その中に発火している単純細胞があれば、自らも発火します。こうすることで複雑細胞は、一定の傾きを持つ線分に対して、その位置によらず応答できるようになるのです。このような単純細胞と複雑細胞の情報処理を多数の中間層を使って繰り返すことで、線分以外のさまざまな特徴パターンに対しても多少のズレを問わず発火できるようにニューロン集団が学習します。

## ディープラーニングの謎

今流行りのディープラーニングも、基本的な設計思想に関して言えば、これらのたくさんの中間層を使うモデルとよく似ています。しかし、当時とは決定的に違うのが計算・情報技術の進歩です。元々のアイデアが提唱された1980年代と比べると、コンピュータの計算力は、ものすごく上がっていますよね。そして、ディープラーニングでは、その計算力を背景にして大量の訓練データを扱います。もちろん、コンピュータの計算力が圧倒的に大きくなったことにも応じているのですが、ありとあらゆるデータがクラウド上にデータベース化されている時代ですから、昔とはデータの量も種類も比べることが無意味なほど膨大です。

昔ながらの3層パーセプトロンも、理論的な学習可能性からすると、万能機械だということを説明しました。では、なぜ3層パーセプトロンだと学習がうまくいかなくて、ディープラーニングだとうまくいくのかというと、じつはまだ確かな理由は分かっていません。乱暴な言い方になりますが、直感的にやってみたらうまくいったという話だと思っています。そして現在、多くの研究者がその理由を探求しています。

たとえば、ディープラーニングを使って、クラシカルなビデオゲームを学習させると、人間よりもプレイの上手な機械を作ることができます。そういうところは、本当に興味深い領域だと思っています。アーケードゲームのようなものだと、機械はスコアと画面を認識して操作するのですが、人間よりもハイスコアを出せるようになるだけでなく、試行錯誤によってさまざまな戦略をあみだします。

おもしろいのは、過去の記憶に相当するデータを学習に利用する点です。単純に、今のゲームの状況が良いか悪いかを判断して学習を進めるだけではなく、過去のゲーム画面をプールしておいて、たまに再生させては学習して、今のプレイに反映させるのです。人間が、あのときこうだったな、などと思い出す感じに近いですね。人工的に組み込んだプロセスではありますが、脳の海馬領域が記憶を状況に応じて再生して定着させる仕組みを模倣したものであり、脳の学習からヒントを得て成功した例の一つです。

脳の中のニューロンを模した計算素子、視覚野で発見された単純細胞と複雑細胞の階層構造、そして海馬の記憶定着メカニズムを組み込んで、人工知能は新しい分野で人間に追いつき、追い越しつつあります。そこから、生物学的制約条件にとらわれない工学的実装がパワフルであることが分かると同時に、脳から学ぶ計算原理の奥深さも感じます。

## 人間はAIに負けるのか？　――人工知能と脳の学習とのギャップ

ただし、神経科学としてディープラーニングを見たときの大きなミステリーの一つは、「誤差逆伝搬法」と呼ばれる学習法則が人工的であることです。

ディープラーニングで、最終的な出力を改善するために、出力層へとつながるシナプス強度をどう調節したらよいかは簡単に計算できます。つまり、出力をもっと増やしたければ（もしくは減らしたければ）、現在たくさん発火しているニューロンから出力ニューロンへとつながるシナプス強度を強めれば（弱めれば）良いのです。

しかし、入力層付近のシナプス強度をどう調節したら最終的な出力が改善されるか、という計算は少し複雑です。入力層付近のニューロンの活動パターンを網羅的に試してみて、どのパターンがもっとも出力を改善するかを調べていたら、膨大な時間がかかってしまいます。そこで、期待される出力（教師信号）と実際の出力層との誤差を、発火の信号とは逆方向に、出力側から入力層側へ向かって伝えていくのです。これを誤差逆伝搬法といいます。

このように誤差を逆伝搬することで、出力層の誤差が各層のどのような発火活動に対応するかが分かり、シナプス強度の調節の仕方も計算できます。これは工学的には大変有用な手法ですが、脳でそのような仕組みは見つかっていません。もし、生物学的な神経回路で誤差の逆伝搬が見つかれば、理論予測が検証されたということできわめて画期的なことだと思うのですが、現状では、多くの脳研究者は、脳が誤差逆伝搬を用いているとは思っておらず、ディープラーニングによる学習と脳の学習は、系統の違うものだと考え、その学習方式を研究しています。

チェスに関しては20年前に人間が人工知能に敗れました。今では囲碁でもそうですが、狭い分野に限れば、人間の知能は機械に超えられています。これはもちろん、「知能」の定義によりま す。ゲームのように、ルールが決まっていて、有限の選択肢から状況を進めて行くような課題に関しては、早晩、人間は追いつけなくなると思います。

一方で、現在の人工知能はまだ比較的狭い範囲の課題に特化していて、その課題に関して人間よりはるかに多くの訓練データを使って学習しています。おそらく、もっと少数の訓練データで勝負をしたら、人間に軍配が上がるでしょう。その理由は、人間がもっと広範囲の課題をこなしていて、ある課題から学んだ知識を、それとは一見別と思われる課題に生かしているからかもしれません。そう考えると、今のところ、人間のほうが社会に関する基礎知識（常識）があると言えるのかもしれません。

## 大切な情報をどうやって伝えているのか

理論的なコンセプトから研究を始めて学べることは、たくさんあります。冒頭にお話ししたように、脳の学習も生物の進化も、時間スケールは違うものの、環境への適応プロセスであるという点は共通しています。

進化の場合には、子孫をより多く残せる遺伝子を持った種が残り、そうでない種は少なくなっていきます。実際の進化を抽象化した遺伝子アルゴリズムでは、このプロセスを「生存率の最適化」と考えます。そう考えることで、環境が変化したあと、よりその環境に適合し生存率の高い種が進化し繁栄する様子を説明することができるのです。

脳の学習もやはり環境への適応であれば、同じようなアルゴリズムでその過程を説明することができるかもしれません。ニューロンの場合には、報酬の最大化（快を増やして不快を減らす）に関する理論がありますが、脳の学習は、報酬に関連したものばかりではありません。とくに脳の構造が著しく成長する幼年期には、明確な報酬信号がなくても学習が進みます。

そこで考えたのが、ニューロンの情報伝達効率の最大化です。もしニューロンが大切な情報をより効率よく次のニューロンに伝えるためにシナプス強度を変化させたら、どのようなシナプス可塑性の法則が導き出せるでしょうか？　数式を使って計算してみました。

おもしろいことに、情報伝達効率の最大化から理論的に見出されたシナプス可塑性は、脳で実験的に観測されているヘブ則と非常に近いものでした。それでは、このような学習法則に従ってシナプス強度が変化したらどうなるだろうかと考えました。もし出力するニューロンと入力するニューロンが1対1なら、おもしろい結果は出ません。情報伝達効率を高めるためには、単に、入力情報をすべてコピーして出力するだけだからです。

しかし、出力ニューロン1つに対して、入力ニューロンが1万から10万個もある実際の状況では、入力ニューロンの情報をすべて伝えることは不可能です。そうすると、出力ニューロンは必然的に情報を取捨選択することが必要になります。つまり、入力情報の特徴を抽出して表現するようになるのです。具体的には、バラバラに発火するニューロン集団からのシナプス強度は弱めて、一番まとまりをもって発火するニューロン集団からのシナプス強度を強化します（図5－8）。もっとも正確に伝えることができる情報を選りすぐって伝達するよう学習が進んだのです。

そういう状況で、感覚ニューロンの集団から入力を受け取る出力ニューロンの学習を考えてみます。この「情報伝達効率最大化」の学習則を当てはめてみると、たくさんの感覚ニューロンの中から、同時に発火する頻度のいちばん高い集団を選択し、それに応答するようなニューロンが、自発的に現れたのです。

たとえば、学習の過程で入力するものが画像情報のとき、同じパターンの画像が繰り返し提示

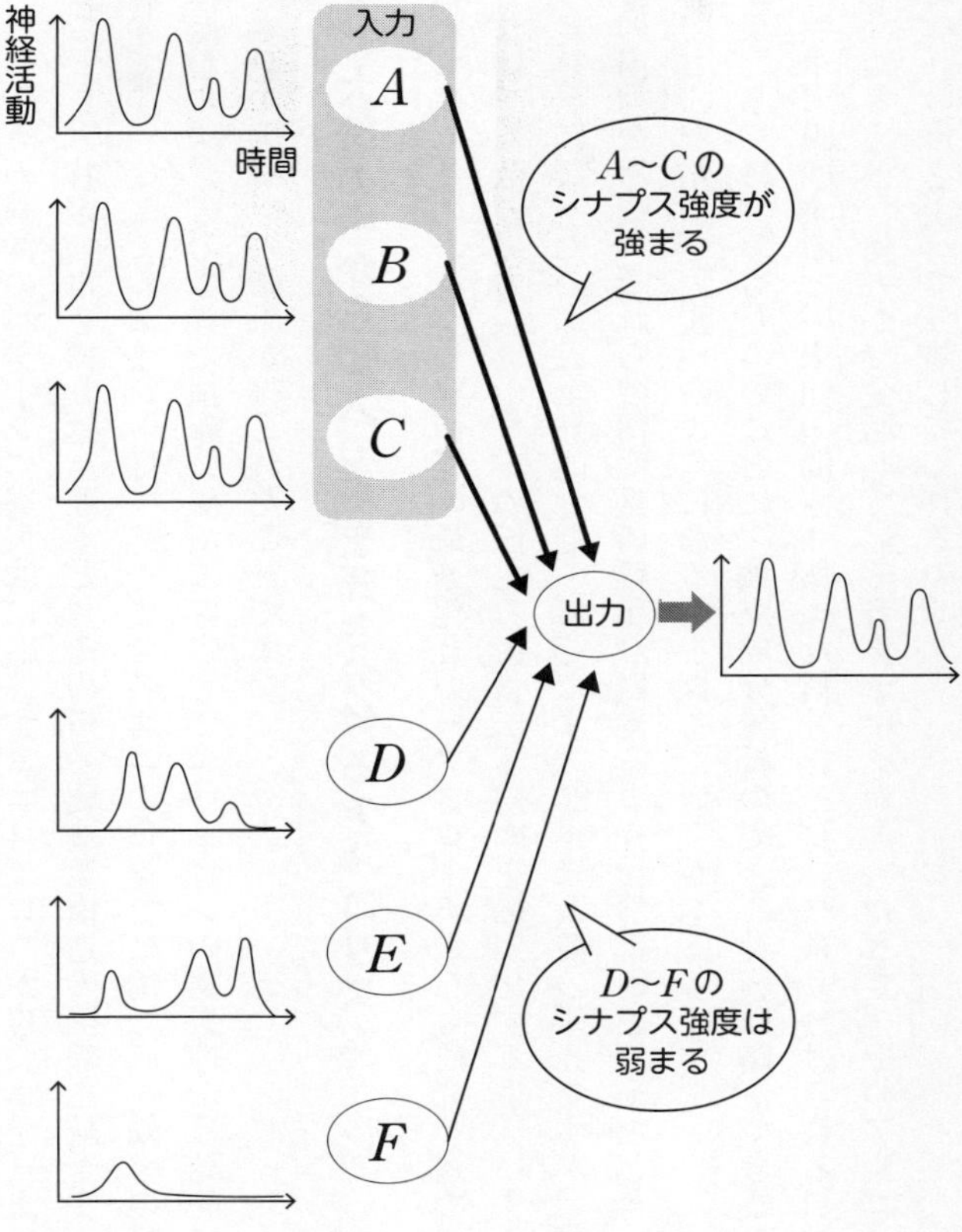


図5-8　**情報伝達効率最大化の仕組み**

入力ニューロンA～Cは同じパターンの神経活動をしていて、まとまった情報を入力している。出力ニューロンはこの集団のシナプス強度を強めて、情報を伝えるようになる。D～Fのシナプス強度は弱まる。

されたら、その画像のパターンに選択的に応答するニューロンが現れます。また、音情報で学習させるとき、特定の声を繰り返し聞くと、その声の周波数構造の関係を統合するニューロンが現れるのです。ここでのポイントは、あくまで各ニューロンでは情報伝達効率の最適化というルールは変わらず、入力された情報（環境）に応じてニューロンの選択性が自発的に生まれるというシミュレーションの結果が得られたことです。

## 大勢の中から知人の声を聞き分けるアルゴリズム

私たちは、このような神経情報の最適化というアプローチからも研究を進めています。それは、複数の出力ニューロンの伝える情報伝達効率を最大化するようにする、ということです。ヒントになったのは人工知能分野の研究です。20年ほど前の研究ですが、複数のニューロンからの出力を考え、それらの情報量の総和が増えるような学習則を与えたとき、この神経回路は全体でどんな情報を表現するようになるかを探った研究があるのです。

結果としては、おもしろいことに、独立成分分析のできる神経回路ができました。独立成分分析を簡単に説明すると、未知の混ざりあった信号を一つ一つ選り分けられる数学的な手法の一つです。たとえば、何人かで会話している音声データがあったとき、そのアルゴリズムを使うと、それぞれの声をすべて分離してくれるのです。

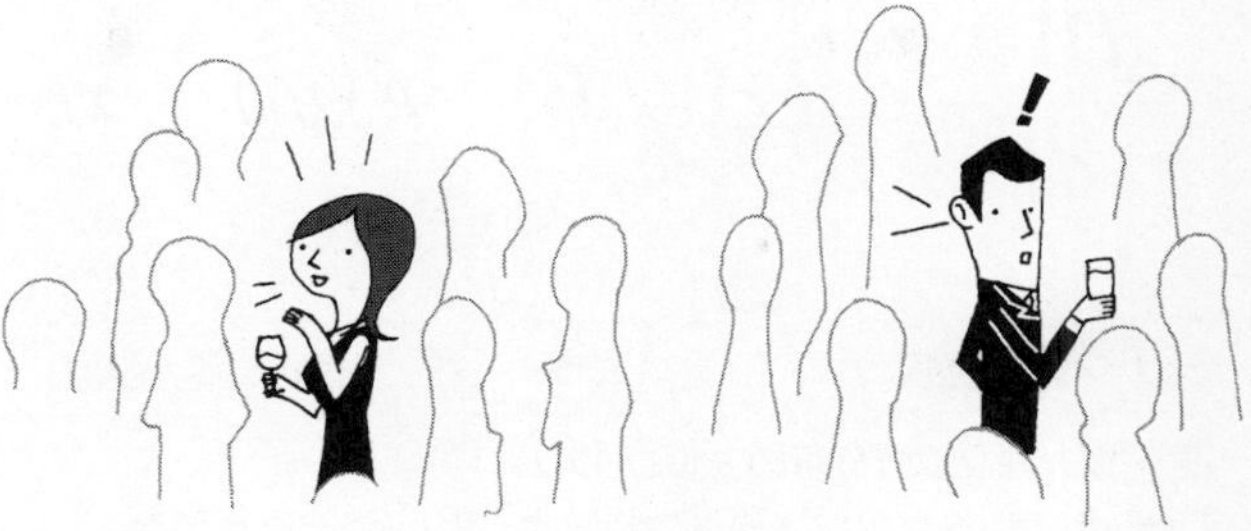

図5-9　**にぎやかな場所でも、知人の声は聞き分けられる**
「カクテルパーティー効果」とも呼ばれる。実際の脳がどのように音を聞き分けているのか、その仕組みはまだ分かっていない。

パーティー会場でたくさんの人が周りで話している状況を考えてください。そのような状況でも私たちは特定の相手の声をその他から分離して聞き分けることができます（図5－9）。

このアルゴリズムは、工学的にはすごいことです。なにせ、原理的には、どんなノイズもカットして、信号をクリアにできるということなのですから。実際にこの方式は、潜水艦のソナー（水中の物体を捜索する装置）などにも実用化されています。

おもしろい応用例だと、ビデオカメラで顔を撮影すると心拍数が測れる、なんてこともできます。画像に含まれるさまざまな揺らぎを分離して、心拍数に相当する振動だけを抽出するわけです。

しかし、本物の脳に、このアルゴリズムが実装されているかは疑問でした。なぜなら、ニューロンが行うには難しそうな学習則だからです。

$$\frac{dW_{ij}}{dt} \propto E \quad g(u_i) \quad x_j$$

シナプスの強度　比例　エラー × 出力 × 入力

図5-10　独立成分分析のアルゴリズム
式中の$dW_{ij}$／$dt$はシナプス強度の時間的変化、$g$は非線形関数。

このアルゴリズムをニューロンに実装するには、離れた場所にあるシナプス同士が、お互いの情報を共有する必要があります。しかし、そういう知見は、本物のニューロンでは見つかっていません。工学的には、とても使える学習則なのですが、神経回路で実装するのは難しそうなモデルなのです。

それを近似してニューロンでも実装できるようにしたアルゴリズムもありますが、入力の特性をあらかじめ仮定した前処理が必要であったり、性能が悪かったりして一長一短でした。

しかし私たちは、そこを克服して、ニューロンに実装できるような高性能の学習則を作りました（図5－10）。そのアルゴリズムを、現在開発が進むニューラルネットワークチップに使えば、膨大なデータを並列計算によって高速に独立成分に分離できると考えています。

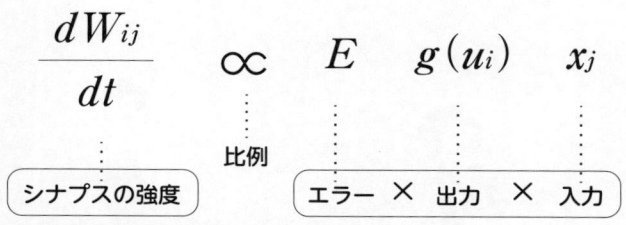

## たくさんの「解」があることに意味がある

入力と結果としての出力は同じであっても、内部のアルゴリズムに違いのあることは、一般的にありうることです。現実の世界では、たった一つのアルゴリズム（解）に定まることのほうが少ないでしょうし、たくさんの解があることのほうが、生物学的には重要な気がしています。

神経回路と機能の対応性について、ほぼ同じ機能を有する神経回路でも実装の仕方は複数あって、それが大切なのだという意味のことを提唱している研究者もいます。たとえば、いったん環境が変わって、そこからまた元の環境に戻ると、神経回路は元々の環境に再度適応するわけですが、そのときに実装された神経回路の詳細は、環境が変化する前とは異なっているということがよくあるのです。そうした機能のレパートリーのようなものが、たくさんあるということです。

それこそ、進化は適応の歴史です。環境が変わったときに適応するため、そして特定の生物要素がうまく働かない場合にも備えて、さまざまな解の組み合わせをあらかじめ持っているということが大切な意味を持っていると思うのです。

物理の理論に、最大エントロピー原理というものがあります。いくつか言い方はあるのですが、ここでは「エネルギーが一定という観測だけが与えられた場合、状態としては、その制約条件の下でもっとも多様な組み合わせを考えるのが適当である」と表現しましょう。これを生物学的に言いなおすと「進化が淘汰圧のみで決まるのであれば、生き残るという制約条件の下でもっとも多様な神経回路パターンを持つ種が観測される」ということです。生き残れるパターンのうち、よりレパートリーの多い、つまり多様性が保持されている種が進化の果てに生き残っているのだとすれば、それは当然、脳にも当てはまるのではないでしょうか。

個人的には、脳から学べることは多いと思っていますが、とくに脳だけにこだわっているわけではありません。極端な話、コンピュータウイルスのように、ネット上で進化していく存在からも学べるものがあるかもしれません。

冒頭にも言いましたが、進化と学習のプロセスは、すごく近いところがあると思います。したがって、外界に素早く適応していけるような進化や学習のルールがどういうものなのかを追究していくことが、私にとって一番おもしろいのです。複雑な現象の背後にある本質を見抜くことで、環境から学んで知能を発達させていくルールの核の部分を見つけたいですね。

●プロフィール――とよいずみ・たろう／1978年、東京都生まれ。東京工業大学理学部卒業。東京大学大学院新領域創成科学研究科博士課程修了。米国コロンビア大学博士研究員などを経て、2011年より現職。2013年から3年間、東京工業大学大学院総合理工学研究科連携准教授も兼務した。2016年、文部科学大臣表彰若手科学者賞を受賞。趣味は、研究と水泳。

第6章

# 脳と感情をつなげる神経回路

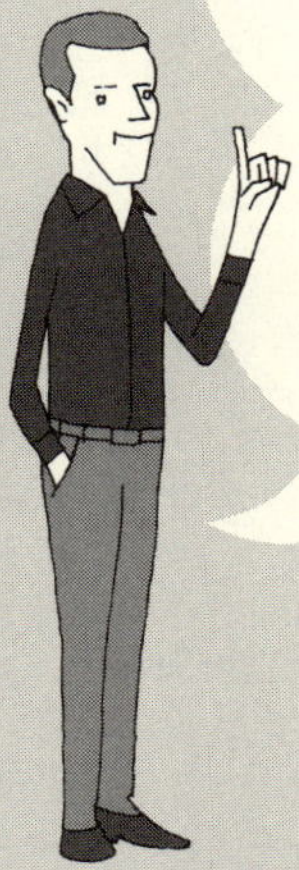

すごく楽しかったことや怖かったことなど、感情が大きく揺さぶられた経験は、何年経っても忘れがたいものです。それはいったい、なぜなのでしょうか？　感情の動きである「情動」と記憶の関係を、神経回路から解き明かしていきましょう。

Joshua Johansen
記憶神経回路研究チーム チームリーダー

毎日の生活の中で、うれしいことや悲しいこと、怒りを覚えることなど、さまざまな出来事が起こります。そうした感情は、脳の中でどのように記憶されているのでしょうか？

その中でも、不快な出来事がどのように記憶を形成するか、そして、その不快な記憶は脳の中でどのように抑えられているか——本章で紹介するお話は、この基本的な二つの問いに集約されます。私たちは、記憶の形成と抑制という、一見して反対の脳機能に対して、神経回路レベルで解明することに挑戦しています。これは、新しい実験技術の開発によって、これまで手を付けられなかったことが解明できるようになりつつある領域なのです。

神経回路は、脳を構成する細胞（ニューロンやグリア細胞）が、情報を処理するために接続された細胞の集団と考えてください。つまり脳は、部分的に特化した神経回路によって構成されている、と言うこともできます。

それぞれの回路が特定の機能を発揮することによって、私たちは、いま存在しているこの世界を感じ、行動しているのです。

## 神経回路の役割って？

たとえば、あなたが電気ショックを与えられたとしましょう。その痛みは、皮膚にある刺激を受け取る専門の細胞を刺激し、脊髄のニューロン（神経細胞）を介して多くの脳領域にメッセージが送られ、痛み刺激が伝わります。そのほかにも、聴覚の神経回路では、内耳の蝸牛にある音を受け取る専門の細胞から、知覚が生じる大脳皮質まで、それぞれに接続された一連のニューロンが、環境からの聴覚刺激を伝達しています。

そうしたさまざまな感覚の経験は、階層的に組織化された脳というきわめて複雑なシステムの上方へ、低次から高次まで順に伝わります。高次の脳領域では、多くの感覚刺激や脳内部の情報が統合され、記憶として貯蔵されたり、あるいは意識に上ります。したがって、一つ一つの神経回路は、私たちの体験一つ一つに対して、さまざまな感覚の伝達や学習、記憶、行動をコントロールしています。

特定の神経回路が、どんな機能を持つかを知るためには、回路の中にいるニューロンたちの〝声〟を聴き、どのようにして彼らが情報を処理しているのかを理解しなければなりません。回路の中にいるニューロンたちが、学習や行動といった私たちの経験における一つ一つの側面に、どのように寄与しているのかを明らかにするには、これらのニューロン間のコミュニケーション（神経結合）を阻害したり強めたりする方法が必要になります。私たちは、ニューロン間のコミュニケーションと神経回路、そして神経回路と実際の行動を結びつけることができる最先端の技術を使って、研究を進めています。

## 記憶と情動

私たちは、日常の多くを忘却してしまいますが、時に忘れられない出来事にも遭遇します。その多くは、私たちの感情を強く揺り動かす経験を伴っていることでしょう。

少し専門的な言葉では、感情の動きを「情動」といいます。じつは情動は、神経系や免疫系、内分泌系といった、さまざまな身体のシステムが統合的に働いた結果としての生理反応です。神経系だけに限っても、自律神経に反映される身体反応や、大脳新皮質の高次脳機能に反映される状況判断や予測など、情動に反映される機能は多岐にわたります。

情動に関係した神経回路は、そうした多様な働きを持つ中の一つです。私たちは、とくに記憶と結びついた情動に注目しています。なぜなら強い情動経験は、強力に記憶を形成し、私たちの行動や生理的な反応に影響するような学習をもたらすからです。

たとえば数年前に近所の街を歩いたときのことなど、あなたは覚えていないでしょう。しかし、特別な人とデートしたときのことだったら、どうですか？　訪れた店の様子や歩いた道、流れていた曲を今も鮮やかに思い出せますよね。まったく関係ないときに、そのときと同じ曲や匂い、似た景色などに出会っても、それをきっかけに甘酸っぱい良い気分になり、軽い昂揚感に包まれることもあるでしょう（図6－1）。

逆に、もし歩いている途中で犬に襲われた経験のある方は、どうですか？　そのとき道に停まっていた車の色や形、壁に貼られたポスター、近くのレストランから漂う匂いまで、詳細を細かく覚えているかもしれません。次に同じ道を歩くとき、あなたはとても注意深くなるはずです。心拍数や血圧が上昇したり、冷や汗がにじみ出たりすることもあるでしょう。

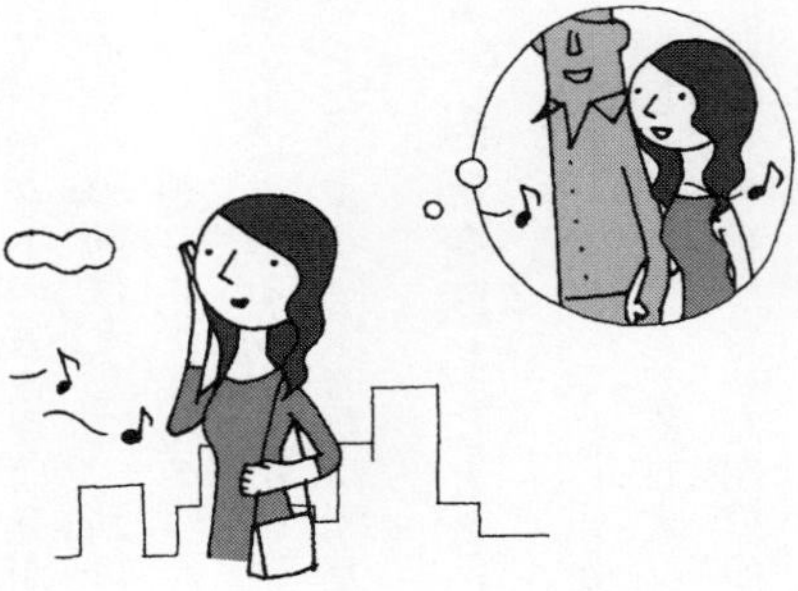

図6-1　**特別な感情の伴った記憶は、忘れられない**

良いものも悪いものも、こうした特別な感情の伴った記憶は、何年にもわたって、私たちの心に残るものです。不快な体験や楽しい思い出は、強い記憶を生み出します。じつは情動と記憶は、行動を適応的に導くという意味では、人間に限らず、さまざまな動物にも観察できる進化的なシステムなのです。

ここでは、情動に関係する記憶の中でも、不快な出来事の記憶について考えていきたいと思います。私がそこに着目して研究をしていることには、二つの理由があります。一つ目は、研究を始めた当初、脳が不快な出来事を神経信号に変換する仕組みが明らかになっていなかったからです。その仕組みはいまだに解明されていないのですが、この新しい領域でなら、インパクトの大きな研究ができる可能性があると考えています。

もう一つの動機として、私は不安障害や気分障害に苦しむ人たちを知っているからです。研究によって、そのような人々の苦痛を和らげることにつなげたいと思っています。不快な出来事の記憶が形成される仕組みを神経回路のレベルから理解することは、不安障害や、うつ、慢性疼痛といった、より臨床的な治療方法の開発にも役立つはずです。

## 恐怖を感じたときに、何が起きるか

私たち研究者は「不快な出来事の記憶」のことを「恐怖記憶」といいます。恐怖記憶と聞くと、少しドッキリさせてしまうかもしれませんが、簡単にいえば、感覚刺激と不快な出来事（嫌悪的刺激）の結びついた記憶のことです。

たとえば、自分がリスだったと想像してみてください。場面は、森の中です。リスのあなたは、エサを探して木の枝から地面に降りてきました。そのとき、背後で枝の折れる音を聞きます。振り向いた直後、藪の中から捕食動物の鷹が現れました。あなたに向かって突進してきます。さあ、どうしますか？

諦めるも必死に逃げるも、あなた次第です。このとき、逃げ足が速かったら、あるいは運が良かったら、あなたは生き延びることができるでしょう。もし生き延びることができたら、あなたにはこのときの恐怖記憶が刻まれているはずです。

そして次に、背後で枝の折れる音を聞いたら、それが鷹とは関係ない音であったとしても、心拍数は上がり、ストレスホルモンが血中を駆け巡るでしょう。あなたは動けなくなる（敵に見つからないようにする）か、一目散に走り出してしまう（敵から逃げる）はずです。つまり、あなたは恐怖記憶によって、どのように反応し、行動するのかを学習したわけです。

ある感覚刺激と強い嫌悪的刺激を連続して、あるいは同時に経験すると、その感覚刺激によって、行動や生理的な反応が変化するようになります。これが恐怖学習です。恐怖学習は、生物の生存にとって重要な機能です。しかし、恐怖記憶に強く支配されると、人間でいう「不安障害」や「うつ」といった精神障害につながる恐れがあります。

こうしたことを研究するモデルとして、古くから「恐怖条件付け」という実験が行われてきました。実験としては、動物に感覚刺激と嫌悪的刺激を一定の関係で与え、その後の動物の反応を観察します。よく使われる感覚刺激と嫌悪的刺激の組み合わせは、音刺激と電気ショックですが、実験によってさまざまなバリエーションが考えられます。

本来、感覚刺激は、とくに情動に影響しない中立的なものです。しかし、恐怖条件付けによる恐怖学習が完成すると、中立的だった感覚刺激を与えられるだけで、嫌悪的な行動や反応を示すように変わってしまいます。学習した感覚刺激の提示に対して、フリージングや逃避といった、嫌悪的な行動を示すようになるのです。ちなみにフリージングとは、その場にうずくまり、呼吸と心臓の動き以外を止めることです。すくみ行動ともいいます。

恐怖学習が完成してしまえば、場合によって何ヵ月、何年経っても、嫌悪的な行動はなくなりません。

## 消去記憶が恐怖記憶を抑えていた

それでは、もし恐怖学習のあとに、嫌悪的刺激のない新しい環境で、学習した感覚刺激が何度も提示されたとすると、動物の反応や行動はどうなるでしょうか? 先ほどの例でいえば、鷹に襲われかけた場所から離れたところで、木の枝が折れる音を聞いても何も起こらなかった、ということが何日も続くような場合です。その結果は、そう、恐怖学習で条件付けられた感覚刺激に対して、嫌悪的な行動を示すことはなくなります。これを「消去学習」といいます。

興味深いことに、消去学習は、言葉通りの「消去」ではありません。じつは、恐怖記憶を抑えるために、別の記憶を作っているのです。消去学習が完成すると、学習した感覚刺激と嫌悪的刺激には関係がない、ということが新たに学習されることになります。リスの話でたとえれば、枝が折れる音と鷹に襲われることは関係ない、と学習するわけです。

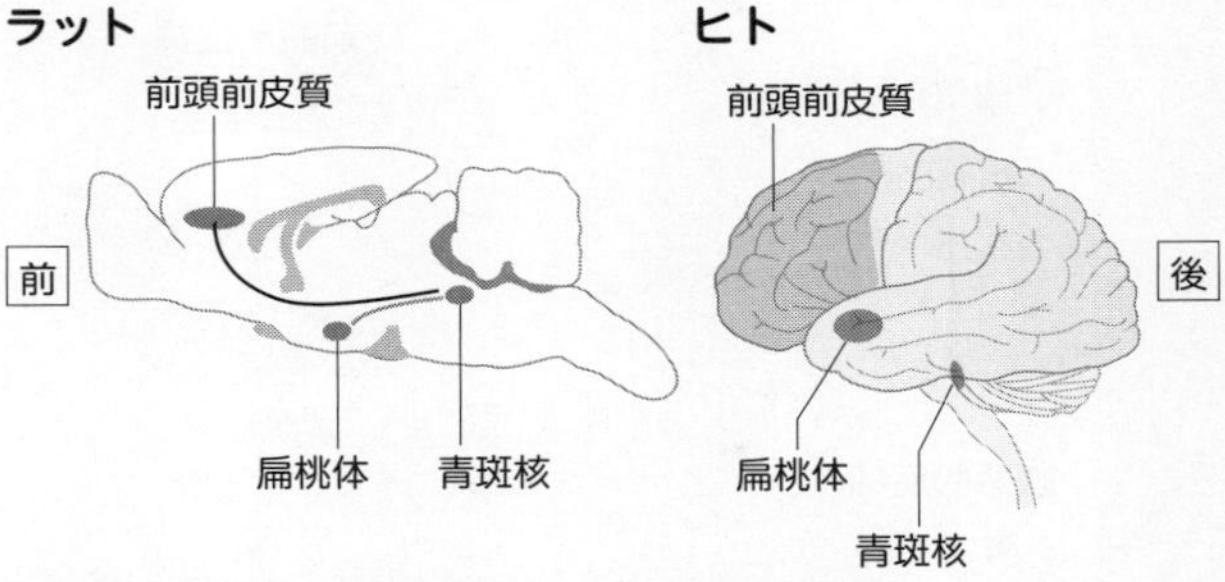


**図6-2　扁桃体、前頭前皮質、青斑核の位置**
左はラット脳の断面図。ヒト（右）の前頭前皮質は脳の表面に、扁桃体と青斑核は脳の深奥にある。

つまり消去学習は、恐怖学習で身につけた「感覚刺激に対する嫌悪的反応」を抑える学習なのです。新たに作られた消去記憶が、元の恐怖記憶による反応を抑えている、とも言い換えられます。

なぜそんなことが分かるのかというと、消去記憶もまた、特定の環境に結びついた記憶だからです。消去学習で恐怖記憶が「消去」されていないことの確認は、そう難しいことではありません。消去学習のあとで、さらに新しい環境へ動物を移せばよいのです。先のリスの例では、消去記憶を作った場所ではなく、たとえば別の森へ移してみるのです。

新しい環境におかれた動物は、もう一度、恐怖学習で使った感覚刺激を与えられたとき、やはり嫌悪的な行動を示します。つまり、過去の恐怖学習を思い出したというわけです。もちろん、新しい環境でも消去学習は可能です。このことから、消去学習は、脳の中で

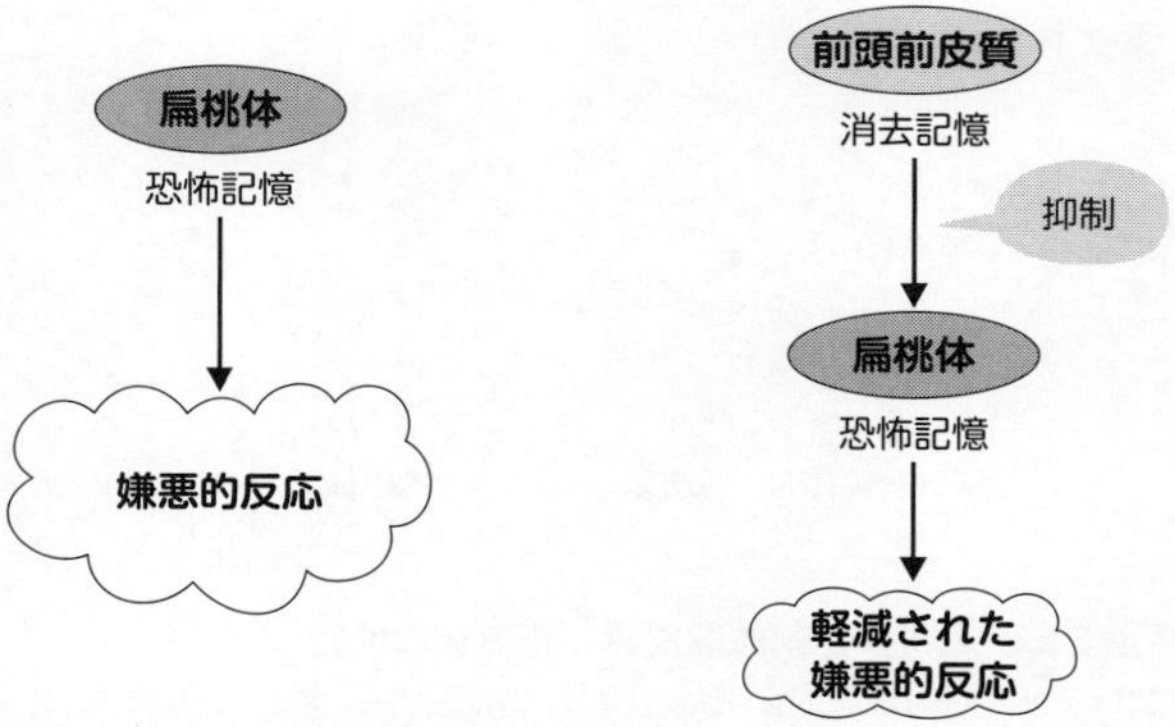


図6-3 **恐怖記憶が抑えられる仕組み**

前頭前皮質が扁桃体の働きを抑えて、恐怖記憶にもとづく嫌悪的反応を抑えていると考えられる。

恐怖記憶とバランスを取るように成立していることが分かります。

これまでの多くの研究から、恐怖記憶を形成するためには、扁桃体という脳部位が重要であることが分かっています（図6－2）。比較解剖学的にも、扁桃体は、動物種を越えて非常によく保存された脳部位です。

たとえば魚類、齧歯《げっし》類、サル、人間など、脳を持つ多くの動物種に存在しています。また、機能の面でも、人間と他の種で果たしている扁桃体の役割に、大きな違いはないようです。したがって、動物の扁桃体について研究し、その機能を理解することは、すなわち人間の扁桃体の機能を理解することにつながるはずです。

一方、消去学習には、前頭前皮質という脳部位が関わっています。一般に前頭前皮質は、認知や理性、意欲など、高次脳機能の生成に関わっていることで有名です。悪名高いロボトミー（前頭葉白質切裁術）や、前頭葉を事故で破壊されて粗暴な性格に変わってしまったフィネアス・ゲージの例を知っている方もいるかもしれません。

恐怖学習と消去学習の関係を考察するなら、おそらく前頭前皮質が、扁桃体の活動を抑制的に制御していることが予想されます（図6－3）。

## ノルアドレナリン性ニューロンは2種類？

消去学習が成立するには、前頭前皮質と扁桃体の関係が重要そうだということで、私たちは、恐怖学習を引き起こすメカニズムや、恐怖学習から消去学習に移る過程に焦点を当てました。

中でも、ノルアドレナリンという重要な神経修飾物質に着目しました。神経修飾物質とは、神経伝達物質の一種で、一般には広範な脳領域に作用します。代表的なものに、ドーパミンやアドレナリン、セロトニン、そして私たちの注目するノルアドレナリンがあります。ノルアドレナリンは、覚醒の度合いに関係していることや、ストレス反応を媒介していることで知られています。それに加えて、私たちの研究する恐怖記憶や消去記憶の形成にも重要であることが分かっています。

ノルアドレナリン分泌の重要な中枢は、青斑核《せいはんかく》という脳部位です（図6－2）。青斑核はごく

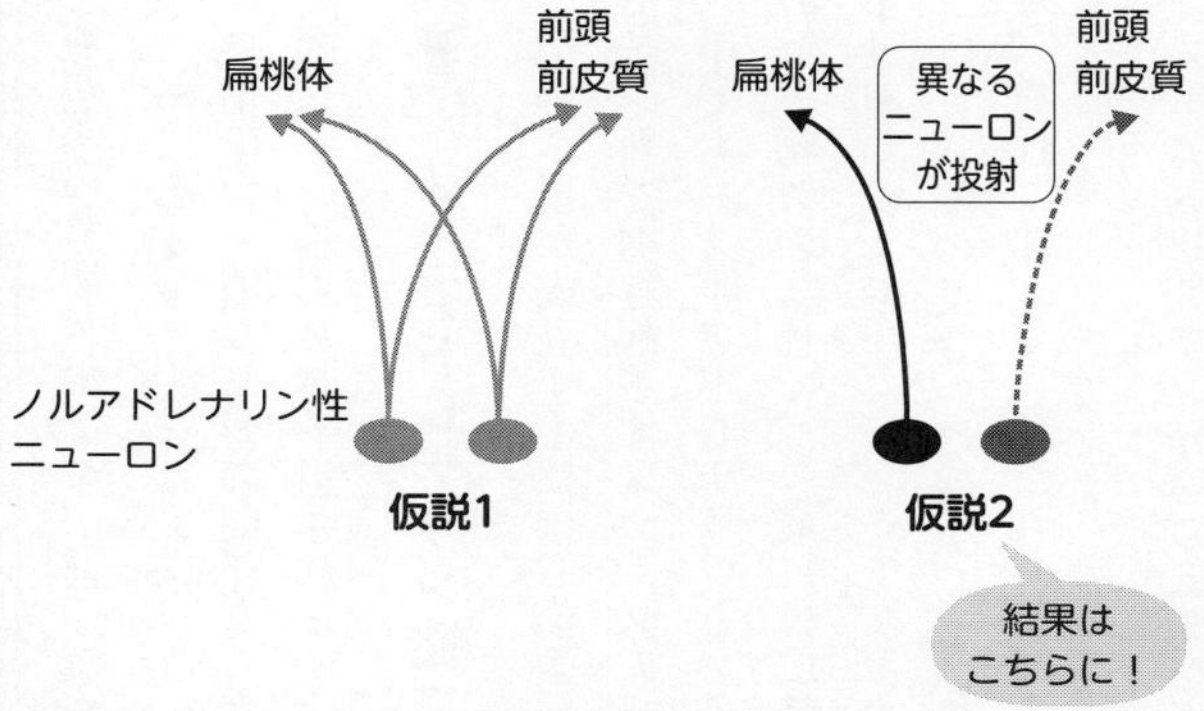


図6-4 ノルアドレナリン性ニューロンはどちらに投射している？

実験で確かめると、仮説2を示す結果が得られた。ノルアドレナリン性ニューロンは前頭前皮質か扁桃体のどちらかにしか投射していない。

小さな部位にすぎません。しかし、その中に含まれるノルアドレナリン性ニューロンが軸索を縦横に伸ばし、ノルアドレナリンを脳全体に分泌していることが知られています。

先に触れたように、広範に影響を与えることは、神経修飾物質の性質です。かつて、神経修飾物質を分泌するニューロンは、同じシグナルを脳全体に送ることで脳全体の働きを調節していると考えられてきました。ですが最近の研究は、ノルアドレナリン性ニューロンにもさまざまな種類があることを示しています。

その結果を受けて私たちは、ノルアドレナリン性ニューロンは2種類あるのではないか？という仮説を立てました。一つは、情動の中枢である扁桃体に投射（軸索を伸ばす）して恐怖記憶の形成に関わり、もう一つは認知の中枢である前頭前皮質に投射して消去記憶の形成に関わると考えたのです。

これを確認するために、私たちは逆行性トレーサー（追跡用の色素タンパク質）を使いました。逆行性とは、通常の神経伝達（細胞体から軸索へ）と逆方向に、軸索から取り込まれ細胞体へ運ばれる性質のことです。実験としては、ある色の逆行性トレーサーを前頭前皮質に注入し、別の色のトレーサーを扁桃体に注入しました。この2色の逆行性トレーサーが青斑核に届くと、前頭前皮質に投射しているニューロンと扁桃体に投射しているニューロンを染め分けてくれるはずです。

予想される結果は、二つです。同じニューロンが2ヵ所の脳部位に投射しているか、異なるニューロンが投射しているか、です。実際の結果は、後者でした。ほとんどのニューロンが、前頭前皮質か扁桃体のどちらかにしか投射していなかったのです（図6－4）。

## オプトジェネティクスで確認すると……

この実験から、青斑核が、異なる二つの神経回路によって、前頭前皮質と扁桃体にノルアドレナリンを分泌しているだろうという解剖学的なデータが得られました。しかし、実際の機能を反映しているのかは、まだ確認できていません。

そこで、先ほどの色素に代わって特殊なウイルスを使い、機能を調べることにしました。その遺伝子組み換えウイルスは感染した神経線維を逆行し、ニューロン活動を抑制するアーキロドプシンという光感受性のイオンポンプをニューロンに発現させます。イオンポンプとは、細胞膜に装填されて膜電位を変化させるタンパク質の一種です。

私たちの行った実験は、いわゆる光遺伝学（オプトジェネティクス）の応用です（41ページ参照）。簡単に説明すると、オプトジェネティクスは、特殊なタンパク質をニューロンに発現させて、光を当てるだけで、好きなタイミングで対象となるニューロンを興奮させたり、逆に抑制したりできるのです。わずか10年ほど前に開発された技術で、比較的自由に行動している実験動物を使って、神経回路を正確に操作したり、操作の影響を記録したりできます。

かつては脳を操作する技術が未熟で、ほとんどの研究では、対象とする脳領域にある他の神経回路にも影響を与えていました。つまり、自分たちが本当に知りたいものとは違う神経回路の応答まで、実験データには含まれていたのです。いまや私たちは、オプトジェネティクスを使うことで、特定の細胞集団の電気的な活動を、任意の脳領域で、かつ高い時間精度で制御できるようになりました。

ここでいう特定の細胞集団とは、特定の目印を持ったニューロンのことです。たとえば、ある遺伝子を発現していることや解剖学的に決まった神経結合をしていること、ニューロンの活動の種類そのものなどによって定義されます。操作できる脳領域の自由さと制御できる時間精度の高さは、光を用いているからです。特定の目印によって特殊なタンパク質の発現したニューロンのそばに外科的に光ファイバーを埋め込めば、あとは外部から光ファイバーを通じてニューロンを照らすだけで、自由にニューロンを興奮させたり抑制したりすることができるのです。ちなみに、ニューロンを興奮させるか抑制するかは、発現させるタンパク質の種類によって決まります。私たちが用いたアーキロドプシンは、抑制性のタンパク質です。

前述した実験で、どのようにオプトジェネティクスを使っているのかを少し詳しく説明しましょう。まず、先に説明したウイルスを前頭前皮質（あるいは扁桃体）に注入します。すると、前頭前皮質（あるいは扁桃体）に投射している青斑核のニューロンが、アーキロドプシンを発現します。その後、青斑核を照らせる位置に光ファイバーを埋め込めば、外部から光ファイバーを通じてレーザー光を照射するだけで、どちらかの脳部位に投射するニューロンが特異的に、青斑核の神経活動を抑制させ、自由に操作できるというわけです。

恐怖条件付けを行うときに、この方法を使って扁桃体へ投射する青斑核ニューロンの活動を抑制すると、実験に使ったラットは恐怖学習ができなくなりました。反対に、前頭前皮質に投射する青斑核ニューロンを抑制したときには、恐怖学習はできても消去学習ができなくなりました。これは不安障害と同じ症状です。

今度は、恐怖学習のときではなく消去学習のときに、扁桃体に投射する青斑核ニューロンの活動を抑制しました。すると興味深いことに、効果的な消去学習ができました。つまり、より強く過去の恐怖記憶を抑えられたのです。以上の実験から示唆されることは、2種類のノルアドレナリン性ニューロンによる独立した神経回路の活動バランスが、恐怖学習と消去学習をフレキシブルに切り替えているということです。

## 小さな脳部位、青斑核がカギ

重要なポイントは、青斑核という小さな脳部位にある一見同じような細胞集団が、それぞれ別の投射先に働きかけると同時に、まったく反対の機能を有しているということです。これは、従来の考え方とは違います。

私たちが見つけた2種類のニューロンは、青斑核の中で混在していて、とくに層構造のようなものは形成していません。しかし、混在していることが、異なる性質を持った2種類のニューロンにおける相互作用に重要なのではないかと考えています。2種類のニューロンによる細胞集団は、他の脳部位に対しては広く投射しています。お互いに同じ脳部位にも投射しているのですが、扁桃体と前頭前皮質への投射については特異性があるのです。

もちろん、青斑核のニューロンから、どの脳部位に投射しているのかというパターンがすべて分かっているわけではありません。それが網羅的に分かれば、青斑核のノルアドレナリン性ニューロンが実際に何をしているのか、より詳細に理解できるだろうと考えています。他の研究室からは、運動野と前頭前皮質で投射パターンが違う、あるいは海馬に投射するパターンがあるといったデータも出てきましたが、まだ機能と解剖学的なデータの結びついた研究は、これからの課題です。

その点、私たちの研究では、機能と解剖学的なデータを結びつけることに成功しました。少なくとも、扁桃体に投射して情動に結びついた学習（恐怖学習）に関わるニューロンと、前頭前皮質に投射してフレキシブルな行動（消去学習）に関わるニューロンという、機能の異なる細胞集団を同定できたことは重要な成果でしょう。青斑核を系統的に研究することで、ノルアドレナリン性ニューロンとして一括りになっている細胞集団の細かな違いを体系化すれば、脳全体に対する青斑核の機能が、より明確に理解されるはずです。

## 感覚刺激と嫌悪刺激をつなぐもの

この研究に先だって、私たちは、扁桃体における恐怖学習の神経結合について興味深い事実をつかんでいました。先ほど、恐怖学習には扁桃体が重要で、そこに青斑核から投射しているノルアドレナリン性ニューロンが影響していることを説明しました。

実際、オプトジェネティクスを使って扁桃体そのものを抑制すると、恐怖学習ができなくなります。つまり、感覚刺激と嫌悪的刺激を結びつけるためには、扁桃体の何らかの働きが必要なのです。

逆に、感覚刺激とオプトジェネティクスによる扁桃体の興奮を組み合わせただけでは、恐怖学習を完成させることはできませんでした。しかし、このとき同時に、扁桃体にイソプロテレノール（ノルアドレナリン受容体に作用する試薬）を投与すると、恐怖学習を完成させることができたのです。

もう少し具体的に、実験を説明しましょう。まず、ある音を聞かせながら（聴覚刺激）、軽い電気ショックを床から足裏に与え（嫌悪的刺激）、その音に特異的な恐怖条件付けをしたラットをモデルにします。恐怖学習の程度は、フリージング（すくみ行動）の時間で評価しました。刺激となる音を20秒間聞かせて、その間に何秒間フリージングしているかを測定するのです。これを何回か繰り返して、フリージングした時間の平均値をデータにします。

実験の結果ですが、音と電気ショックによる恐怖条件付けを行うときに、オプトジェネティクスを使ってラットの扁桃体の活動を抑制すると、恐怖学習は完成しませんでした。また、電気ショックを与えずに音を聞かせながら、電気ショックの代わりにオプトジェネティクスでラットの扁桃体を興奮させたときも、恐怖学習は完成しませんでした（厳密には、弱いフリージングは観察されました）。

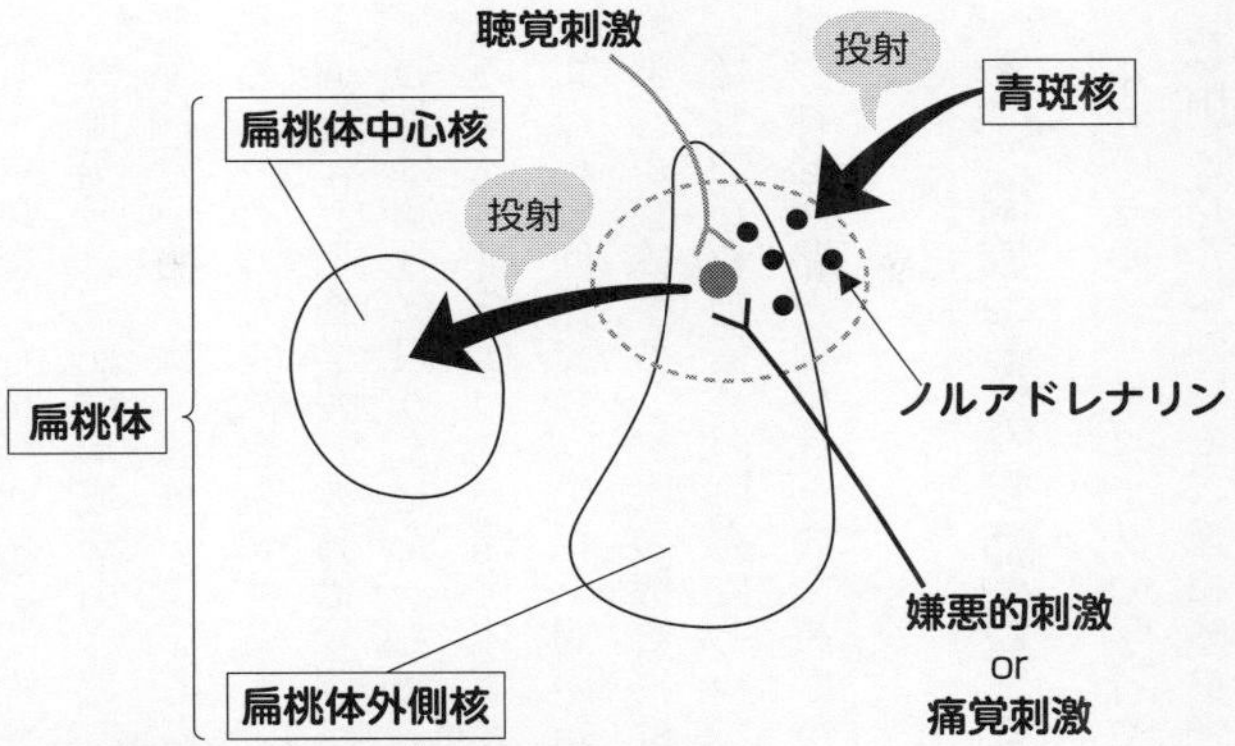


図6-5　扁桃体における恐怖記憶の形成

ノルアドレナリン性ニューロンからの入力があることで、扁桃体で耳からの聴覚刺激と痛みなどの痛覚刺激を結びつけられる。また、扁桃体外側核は、同じ扁桃体の中心核という部分に信号を投射している。

しかし、音を聞かせ、かつオプトジェネティクスで扁桃体を興奮させるとき、同時にノルアドレナリン受容体をイソプロテレノールで薬理学的に活性化させると、恐怖学習が完成しました。音を聞かせるだけで、ラットは十分に長い時間の、強いフリージングを示したのです。

ようするに、感覚刺激と嫌悪的刺激を結びつけて恐怖学習を完成させるためには、ノルアドレナリン性の扁桃体への入力が必須だったのです。

私たちは、このノルアドレナリン性ニューロンを含む神経回路から、恐怖記憶を生み出し、恐怖学習を完成させる「教師信号」が出力しているのだろうと考えました（図6－5）。つまり、青斑核から扁桃体に投射するニューロンを含む神経回路が、嫌悪的刺激による学習を引き起こすという仮説です。教師信号は、記憶形成を引き起こすための脳のメカニズムです。教師信号の神経回路（以下、教師信号回路）は、恐怖記憶を貯蔵する脳領域である扁桃体につながっています。したがって、私たちの行った実験を例にすると、耳の神経細胞が音波による聴覚刺激を電気信号に変換するのと同様に、恐怖学習の教師信号回路は、嫌な経験を信号に変換します。

これは聴覚に限りません。たとえば犬にいきなり噛まれるという刺激は、あなたの手にある痛覚の神経線維を伝わり、扁桃体で犬に噛まれたときの状況に関する記憶の情報と統合され、さまざまな神経回路でニューロン間の結合を変化させて、この出来事の記憶を貯蔵します。そして恐怖学習が完成すると、次の機会には恐怖反応を示すようになるのです。

嫌悪的な教師信号の研究にとって、恐怖条件付けは理想的な実験システムです。なぜなら、感覚の神経回路と扁桃体との接続が、嫌悪的刺激によってどのように変化するかを調べられるからです。

## 機械学習の教師信号とは何が違う？

ニューラルネットワークの学習やロボティクスの運動制御に詳しい方がいたら、先に説明した「教師信号」について、違和感を覚えるかもしれません。そうした工学分野における「教師信号」は、出力結果との比較を誤差として、誤差が少なくなるようにフィードバック制御するときの「正解の信号」を意味することが多いでしょう。

ここで、聴覚刺激と嫌悪的刺激を組み合わせた恐怖学習を例にして、私たちが言う教師信号について、もう少し詳しくお話ししたいと思います。

これまでに説明してきたように、私たちが研究している恐怖学習に関係する神経回路は、扁桃体という脳部位に存在すると考えられます。恐怖記憶の形成に関係して、聴覚の神経から扁桃体につながる神経線維はすでに解剖学的に明らかになっていました。その神経線維を調べれば、聴覚刺激による扁桃体の反応が測定できるのです。

聴覚刺激の信号は、大脳新皮質の聴覚野と呼ばれる脳部位で処理されます。同時に、聴覚野からは扁桃体外側核に投射があります。つまり、音の感覚刺激が扁桃体に伝わるわけです。電気生理学的な実験（電極を刺してニューロンの電気的活動を測定する実験）によって、この聴覚野から扁桃体外側核へ入力するシナプス強度（信号の流れやすさ。ニューロンのつながり具合の目安）を調べることができます。

聴覚野からのシナプス強度は、恐怖学習の形成につれて強まることが知られています。実際、恐怖学習が起こると、行動的には徐々に音に対する恐怖反応が増していきます。そのとき、扁桃体に投射する聴覚野のニューロンは結合を強めていきます。普通は、記憶の形成といっても曖昧な概念に過ぎませんが、この実験システムを使うと、生理学的な現象として記憶の形成を扱うことができます。つまり、恐怖学習における神経回路の可塑性が、どんな信号によって変化しているのかを研究できるのです。ここで、神経回路の可塑性を変化させる信号が、私たちの言う「教師信号」に当たります。

次に、なぜ恐怖学習が形成されるときに聴覚野からのシナプス強度が強まるのかを考察してみましょう。

この扁桃体外側核のニューロンには、聴覚刺激だけではなく、嫌悪的刺激（先の実験では、電気ショックだったので痛覚刺激）も入力しています。じつは、2種類の入力が1ヵ所に収束していることが重要なのです。というのも、シナプス可塑性について有名な理論にヘブ則（53ページ参照／ヘブの法則）というものがあるのですが、それに従うと、強い入力と同時に弱い入力があると、弱い入力のシナプス結合も強まると予測されているのです。

私たちの実験の場合、痛覚刺激からの強い結合によって、扁桃体外側核のニューロンが十分に興奮したため、ヘブ則に従って、同時に入力している聴覚野からの弱い結合を強めていると考えられます。

この仮説を検証するために、私たちは、まず痛覚刺激から入力される信号が、聴覚野の可塑性を変化させるほど強いものなのかを調べることにしました。具体的には、オプトジェネティクスを応用した先の実験と同じです。つまり、恐怖条件付けの痛覚刺激を与える1秒ほどの間、扁桃体のニューロン活動を抑制しました。すると、恐怖学習が起こらなかったことは先の実験と同じですが、同時に、聴覚野から扁桃体に投射するニューロンのシナプス強度も変わらなかったのです。

これは、ヘブ則だけでは恐怖記憶の形成を十分に説明できないことを意味します。先の実験で説明したように、聴覚刺激と痛覚刺激に反応する扁桃体の興奮を組み合わせただけでは恐怖学習は完成せず、ノルアドレナリン性ニューロンからの入力も組み合わされる必要がありました。つまり、私たちの最初の仮説は不十分で、感覚刺激と嫌悪的刺激に加えて、神経修飾物質の神経回路も必要な、より複雑なシステムだったということです。

ここで、恐怖学習にとっての教師信号が何かを明らかにすることができました。私たちの言う教師信号は、神経回路の可塑性を変化させるものです。私たちの実験で用いた恐怖学習においては、痛覚刺激（嫌悪的刺激）と青斑核から投射されるノルアドレナリン性ニューロンの入力が、扁桃体のニューロンを含む神経回路で可塑性を変化させています。

つまり、同時に入力する痛覚刺激と神経修飾物質が、恐怖学習にとっての教師信号なのです。神経回路にとっての学習とは神経回路の可塑性が変化することであると考えると、教師信号とは、まさに神経回路の学習に必要な、手助けをする信号ということになります。

## 恐怖学習中の謎

同じ実験方法で、私たちは、恐怖記憶の強さを調節するための神経回路メカニズムも発見しました。扁桃体のニューロンや扁桃体に投射して痛覚刺激を伝えるニューロンから神経活動を記録することで、恐怖学習に対する教師信号がどのように作られているのかを理解しようとしていたときのことです。

先の実験結果を詳細に調べると、不思議な現象が見つかりました。じつは、聴覚刺激と嫌悪的刺激による恐怖学習が行われている途中で、恐怖条件付けを繰り返していると、徐々に嫌悪的刺激に対する扁桃体の反応が減衰したのです。

この現象には、どういう意味があるのでしょうか?

じつは、恐怖条件付けのときに与えられる二つの刺激は、まったく同時ではありません。音が聞こえてから電気ショックが与えられるまでに、わずかな時間差があります。おそらく動物は、先に聞こえる音を手がかりにして、続いて嫌悪的刺激が与えられることを予測しているのではないでしょうか。もしこれが正しければ、その予測が扁桃体の神経活動を弱めるのではないか、そして、その予測が正確になるほど、より弱まるのではないかと解釈できます。

このように、感覚刺激と嫌悪的刺激の組み合わせが繰り返されることで、情動的に中立だった

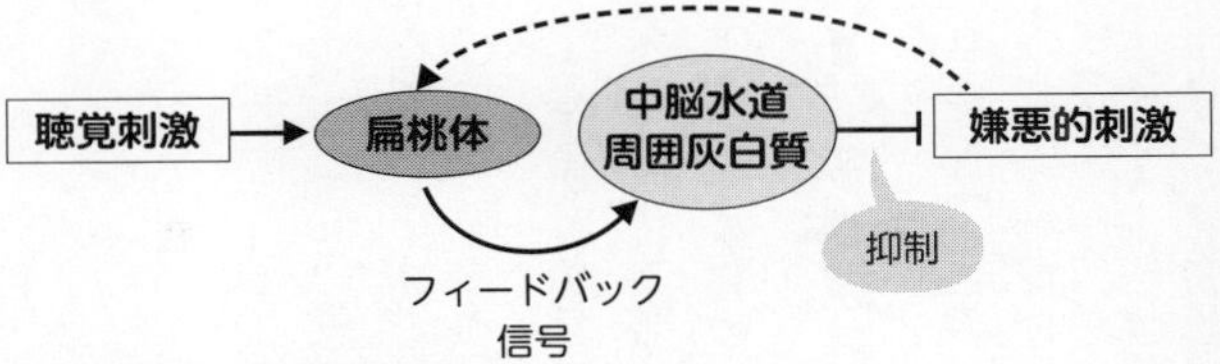


図6-6　**予測誤差の神経回路**

聴覚刺激が扁桃体に入力されると、扁桃体中心核から中脳水道周囲灰白質に信号が送られ、嫌悪的刺激を抑制する。その結果、予測される嫌悪的刺激に対して、扁桃体のニューロンも応答を減らすと考えられる。

感覚刺激から嫌悪的刺激による不快感や恐怖のフィードバック信号を作ることは、工学的な予測誤差を作ることに相当すると考えられます。予測誤差とフィードバックによって神経回路を制御しているという意味で、このメカニズムは、工学的な「教師信号あり学習」に近いのではないでしょうか。

すでに、これまでにも予測によって扁桃体の活動が変化することは知られていましたが、私たちは、このときに予測誤差を生み出す神経回路を特定することができました。

以下に、もう少し詳しく、音を手がかりにした嫌悪的刺激の予測に関する神経回路（以下、予測誤差回路）を説明してみましょう。

まず、音刺激が聴覚を処理する神経回路から扁桃体に伝わり、扁桃体のニューロンを興奮させます。次にその扁桃体ニューロンが、中脳水道周囲灰白質《ちゅうのうすいどうしゅういかいはくしつ》という脳領域を介して、嫌悪的刺激に応答する神経回路を抑制します（図6

－6)。その結果、予測される嫌悪的刺激に対して、扁桃体のニューロンが応答を減らしていたのです。

さらに、この予測誤差回路は恐怖記憶の強度を制御する機能を持つことも分かりました。この回路のニューロンの活動を阻害すると、嫌悪的刺激が弱い場合でも、強い恐怖学習が完成するのです。つまり、恐怖学習の神経回路メカニズムは、嫌悪的刺激の強さにあわせて、恐怖反応の強さを調整していると考えられます。強い刺激には強く反応し、弱い刺激には反応もほどほど、なのです。これは、恐怖記憶がどのように脳の中でコントロールされているのかを理解する上で、とても重要な知見です。たとえば、不安障害という精神疾患は、過剰な恐怖学習が特徴です。予測誤差回路による恐怖学習の研究から恐怖反応を制御する仕組みが分かれば、そうした過剰学習による不安障害の理解も進むのではないでしょうか。

## 予測誤差を作る神経回路

私たちは、この予測誤差がどのような回路のメカニズムで作られるか、またその予測誤差に、どのような機能的な意味があるのかを示すかもしれない事実を発見しました。

扁桃体外側核の神経活動を記録すると、嫌悪的刺激（この場合は電気ショック）に対して、ニューロンが興奮していると分かります。そして、電気ショックが音（感覚刺激）から予測できないときに比べると、音で電気ショックを予測できるようになったあとでは、扁桃体外側核の神経活動は少なくなります。ここまでは、先の実験で説明したことと同じです。

ところで、扁桃体には、中心核と呼ばれる部位があります。中心核には扁桃体外側核から投射があり、中心核からは、痛覚の神経回路（痛覚回路）に信号を送り返しています。私たちは、この扁桃体中心核から痛覚回路への投射をオプトジェネティクスで抑制してみました。

実験ですが、まず音と電気ショックの組み合わせで恐怖条件付けの完了した動物を準備します。この動物は、嫌悪的刺激の予測もできる状態です。

調べることは3通りありました。一つめは、音を与えずにいきなり電気ショックを与えて、扁桃体の神経活動を測定します。二つめは、音を与えてから電気ショックを与えて、扁桃体を測定します。三つめは、音を与えてからショックを与えますが、オプトジェネティクスで痛覚回路への信号を阻害して、測定します。つまり、予測できない電気ショックと予測できる電気ショック、そして予測できる電気ショックだがフィードバック信号が阻害されている、という三つのパターンを設定したわけです。

結果、おもしろいことが分かりました。予測できる電気ショックに対して下がった扁桃体の活動は、痛覚回路への信号を阻害されると、再び上がったのです。つまり、先ほどまでできていた電気ショックに対する予測ができなくなったと解釈できるデータです。

予測できないときは、電気ショックに対する反応が強く、予測できるようになるにつれて反応は弱くなっていくはずが、痛覚回路への投射を抑制すると（フィードバック信号の遮断）、再び電気ショックに対する反応が戻るということは、とても整合性のある解釈です。ただし、ここで説明している話は、行動のレベルではありません。恐怖学習に変化があったことを確認したわけではなく、あくまで脳内の神経回路におけるニューロンの反応を見たにすぎません。

## ロボットと人間の共通点

予測の形成にフィードバック信号が必須であることは、工学的には予測誤差学習と同じようなものと考えることができます。一般に、ロボティクスの運動制御では、予測誤差から計算して、出力の強さや大きさといった結果を調整します。たとえば、ロボットの手で卵を握るとき、どのくらいの力を出力すれば良いのかというようなことです。力が足りなければ落としてしまうし、強すぎれば潰してしまうでしょう（図6－7）。

もし、ここまでに紹介した私たちの発見した現象が正しいとしたら、実際の痛覚刺激に対して、神経回路が予測誤差学習をしていることになります。私たちは、ロボティクスの場合と同じようなフィードバック制御が、実際の脳でも学習に関係しているのかを調べてみました。

たとえば私たちの実験で用いる恐怖学習では、音による聴覚刺激と電気ショックによる嫌悪的刺激をペアにしていますが、こうした刺激を繰り返し与えていると、何度目かで恐怖反応の強さが上限（閾値）に達します。閾値は、与える電気ショックの強さによって変わります。このとき、より強い電気ショックを使って恐怖条件付けした場合は、より強い恐怖反応を示します（フリージングの時間が長くなる）。

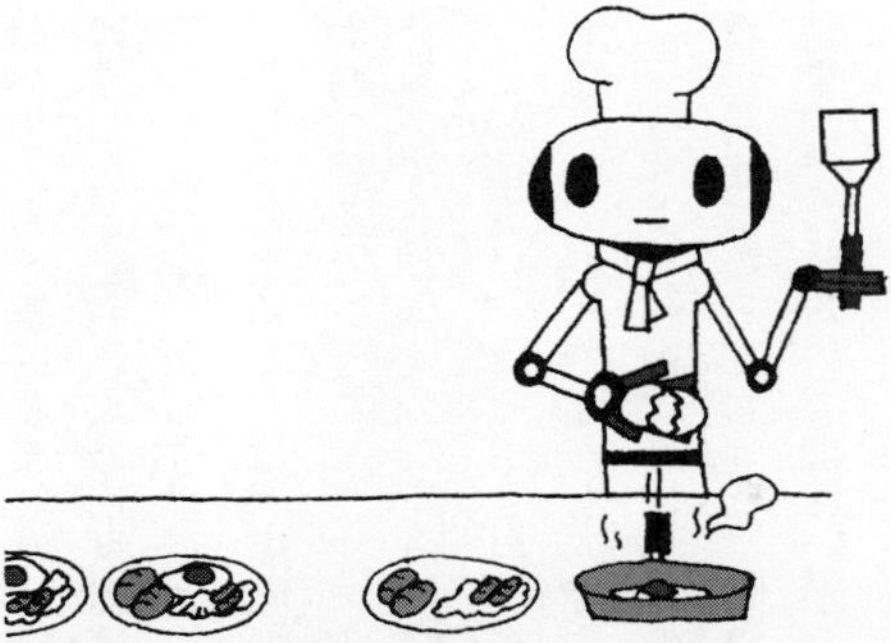

図6-7　実際の脳もロボットの運動制御と同じ？

　私たちは、恐怖学習のときに利用される予測誤差の信号が、恐怖反応の閾値を決めているのではないか、と仮説を立てました。

　つまり、予測誤差によって恐怖反応の出力を調整していると考えたのです。実験としては、先ほどと同じように、フィードバック信号として機能する痛覚回路をオプトジェネティクスによって遮断します。ただし、ここで実験に使う動物は、まだ恐怖学習が完成していません。

　この動物に、恐怖学習でペアの刺激（音と電気ショック）を一定回数与えると、先に説明したように、恐怖反応の強さは閾値に達します。その後さらに恐怖条件付けを続け、今度はペア刺激を与えるのと同時に扁桃体から痛覚回路への入力を遮断しました。学習の途中でフィードバック信号を失った状態です。すると、閾値に達したと思われた恐怖反応はふたたび強さを増しました。つまり、フィードバックを阻害したことによって、恐怖学習がより強く進んだのです。

ここで言えることは、実際の脳においても、工学分野で用いるような予測誤差という信号が使われているということです。少なくとも私たちは、恐怖学習において、予測誤差と、それに関係するフィードバックの経路の機能を一部、明らかにしました。

この研究は、もともと計算機科学やロボット工学のような研究から、予測などの概念について触発されて進んできたものですが、まだまだ初期段階にすぎません。

今後、より詳細に恐怖学習の神経回路を研究していくことによって、脳やニューロンの情報処理が明確になるでしょう。将来的には、逆に、機械学習や人工知能などの分野を触発するような結果が得られるのではないかと、期待しています。

## 神経回路で病を抑える

ここでご紹介したような基礎研究が進めば、心の病気を治すことにつながっていくはずです。

たとえば代表的な不安障害である心的外傷後ストレス障害(Post Traumatic Stress Disorder：PTSD)は、恐怖記憶が異常に強く、一度形成された恐怖記憶をうまく抑えることができなくなった状態です。先にもお話ししたように、予測誤差を作る神経回路の研究によって、恐怖学習の強さが脳の中でどのように制御されているかが分かれば、不安障害で過剰に起こる恐怖反応を制御する方法も見つけられるのではないかと思っています。

また、脳におけるノルアドレナリンの神経回路を研究することは、創薬の観点からも重要です。たとえばノルアドレナリンは、不安障害における薬のターゲットですが、実際の治療に用いられてきたノルアドレナリン神経がターゲットの薬は、あまり効きませんでした。おそらく、これまでの薬は広範なノルアドレナリンに関する神経回路全体をターゲットにしていて、もっと細かなノルアドレナリン性ニューロンの違いがあることなどを理解していなかったせいでしょう。私たちの研究成果から類推すれば、扁桃体に投射するノルアドレナリン性ニューロンをうまく抑えることで、恐怖記憶をコントロールできる可能性があるのです。

不快な出来事が脳の中でどうやって神経信号に変換されているのか、これまでまったく分かっていなかったことを突き詰めることで、大きなブレイクスルーがあるかもしれません。まだ先の長い研究になると思いますが、期待してほしいと思います。

◉プロフィール――ジョシュア・ジョハンセン／1973年、米国カリフォルニア州生まれ。米国コロラド大学ボルダー校心理学専攻卒業。米国カリフォルニア大学ロサンジェルス校神経科学専攻博士課程修了。ニューヨーク大学博士研究員を経て、2011年より現職。2015年からは、東京大学大学院総合文化研究科客員准教授も兼任。趣味は、スキーとハイキング。子どもたちとスポーツをすることが好き。

通訳・構成補助／渡邉真弓

# 第7章

# 脳研究をつなげる最新技術

脳を観察する技術の進歩によって、複雑な脳の働きが少しずつ明らかになってきています。より細かく、より深く、より広く、より速く、より長く「見る」ために、どのような技術があるのでしょうか？ テクノロジーの世界を少し覗いてみましょう。

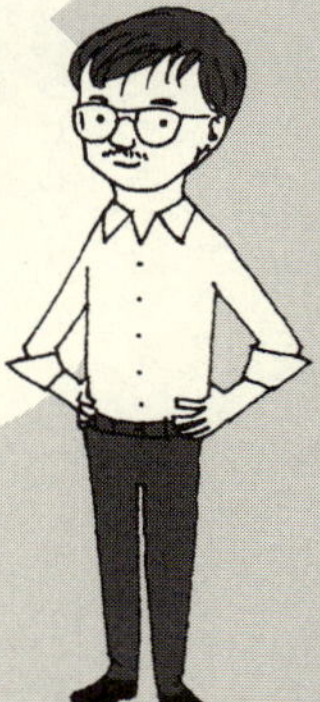

宮脇敦史
副センター長、細胞機能探索技術開発チーム チームリーダー

複雑な脳の仕組みを知るには、「技術」の絶え間ない開発が欠かせません。私たちの研究室は、バイオイメージング技術の開発とその実践を通して、脳の構造と機能の解明に挑んでいます。

新しい測定法やイメージング技術の開発は、いろいろな科学分野にまたがっており、学際的な性質を帯びています。ただし、イメージングに対して一番高い技術水準を求めてくるのが脳研究であることは誰もが認めるところでしょう。より細かく、より深く、より広く、より速く、より長く観察するためのイメージング技術が、脳を対象にして開発されてきています。ここでは、そうした最新の技術について、少しご紹介しましょう。

## 脳をより深く見るために

脳科学で蛍光イメージングと言えば、たとえば神経細胞を蛍光色素で標識し、顕微鏡で蛍光画像を撮る実験を指します。たとえば、画期的な蛍光色素が開発されたとしましょう。しかし、それだけでは使えません。同時に、その蛍光色素をうまく光らせるための、また、うまく蛍光を検出するためのハードウェアの開発が必要となってきます。さらに、そうしたハードウェアを制御したり、得られた画像データを処理したりするためのソフトウェアの開発も必要です。蛍光色素、ハードウェア、そしてソフトウェアは、バイオイメージング技術において三位一体の関係にあります。

ここ10年の間、脳科学におけるバイオイメージングの重要なテーマは「深部観察」です。脳を「より深く見る」ために、さまざまな技術開発が進んできました。ところで、細胞や組織、個体を生かしたまま観察するライブイメージングの手法が発達したことは、脳科学だけではなく生命科学全体にも大きな影響を与えています。

その立て役者ともいえる存在が、蛍光タンパク質です。現在、一般的にライブイメージングで使われる蛍光プローブの多くは、ノーベル化学賞を受賞した下村脩博士のオワンクラゲの研究で有名な緑色蛍光タンパク質（GFP）をベースにしています。GFPを筆頭とした蛍光タンパク質は、遺伝子工学を用いて、生きた細胞の中で作らせて光らせることが可能なのです。

さらに、「細胞タイプ特異的遺伝子改変マウス」といって、個体の中で任意の細胞タイプの特定の発達段階のときに、目的とする遺伝子の発現を促したり、逆に抑えたりすることもできるようになっています（39ページ参照）。こうした細胞タイプ特異的遺伝子改変マウスは、もちろんライブイメージングにも応用されてきました。

ちなみに「蛍光」は、昆虫の蛍が発する光ではありません。蛍の光は化学発光です。蛍光とは、物質がある波長の光を吸収し、その励起エネルギーを使って、より長い波長の光を放出する現象を指します。光（可視域）の波長は、色として感じることができます。虹の七色でいうと、紫藍青緑黄橙赤の順で波長が長くなり、光子のエネルギーは低くなります。

## 蛍光カルシウムセンサー「カメレオン」

これまで私たちは、蛍光タンパク質を使ってさまざまな蛍光センサーを開発してきました。たとえば、1997年に発表した「カメレオン（Cameleon）」は、細胞内のカルシウムセンサーです。カルシウム存在下でM13タンパク質を包み込む「カルモジュリン（CaMと略します）」というタンパク質があり、これらと蛍光タンパク質を連結して作製したカメレオンは、図7－1のような構造から成ります。

CFPとYFPは、GFP（緑色蛍光タンパク質）を改変して作られたタンパク質です。カルシウムが来ると、カメレオンは縮まって、CFPとYFPの距離が狭まります。すると、CFPの励起エネルギーがYFPに移動して、結果、シアン色蛍光の代わりに黄色蛍光が検出されるようになります。このような現象を「蛍光エネルギー移動（FRET）」といいます。

一方、カルシウムがないと、CFPとYFPは十分に離れて、蛍光エネルギー移動が起こらずシアン色蛍光が検出されます。CFPを励起してシアン色が検出されたらカルシウムはなく、黄色が検出されたらカルシウムがある、というわけです。

カメレオン（Cameleon）の命名は、爬虫類動物のカメレオン（Chameleon）にちなんだもので、〈CaM－M13〉部分のカルシウムの有無による伸び縮みがカメレオンの舌を連想させたこと

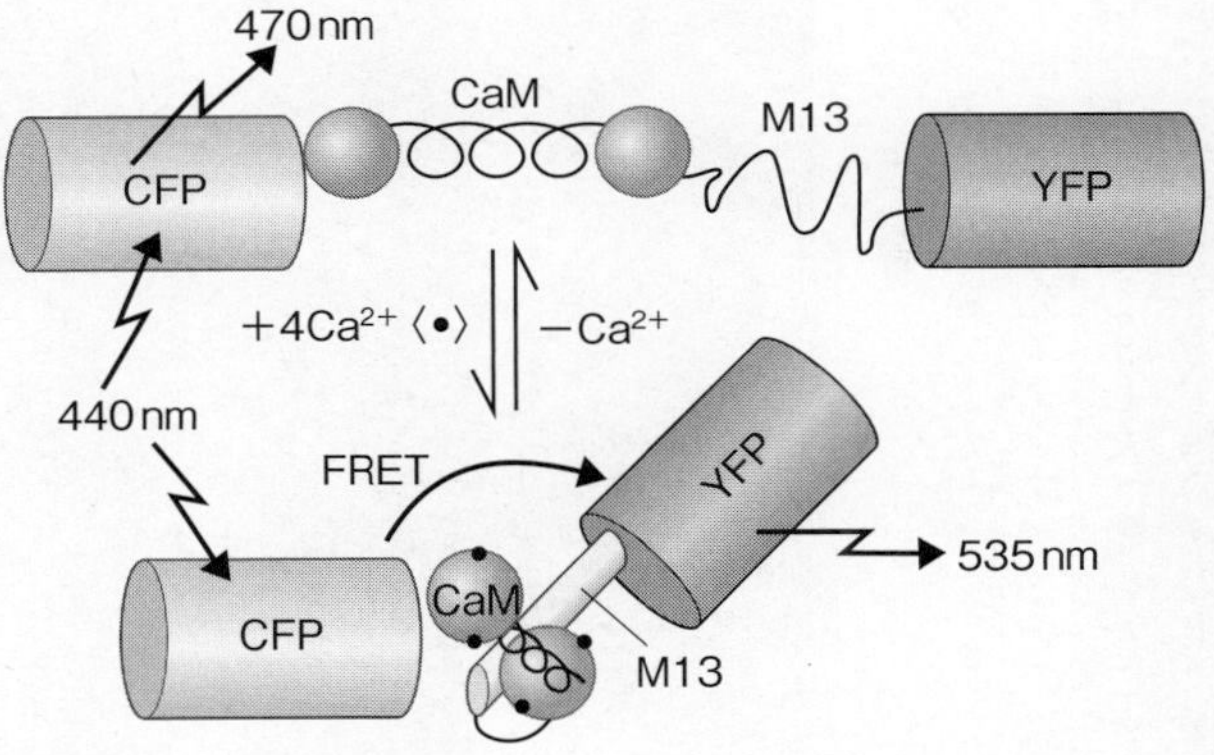


図7-1　**カメレオンの構造**
カルシウムが結合すると、下のように縮まり、CFPの励起エネルギーがYFPに移動して色が変化する（FRET：蛍光エネルギー移動）。

が大きな理由です。色が変化することも理由の一つです。じつはさらにもう一つ理由があって、「カメレオン」には「気分屋」という意味があります。当時、この蛍光カルシウムセンサーの開発は、まったく自分の予想通りに進まなかった（構造が少し変わるだけで性能がコロコロ変わる）ので、そういう苦労を命名に忍ばせてみたというわけです。

カメレオンのようなカルシウムセンサーは、神経科学では、神経活動の指標として用いられます。なぜなら神経の発火に伴って、細胞内のカルシウム濃度が上がるからです。時間分解能は決してよくありませんが、一度に大量の神経細胞の活動を画像として記録できることは、電気生理学的な実験（電極を刺して神経の電気的活動を記録する）にはない特長です。

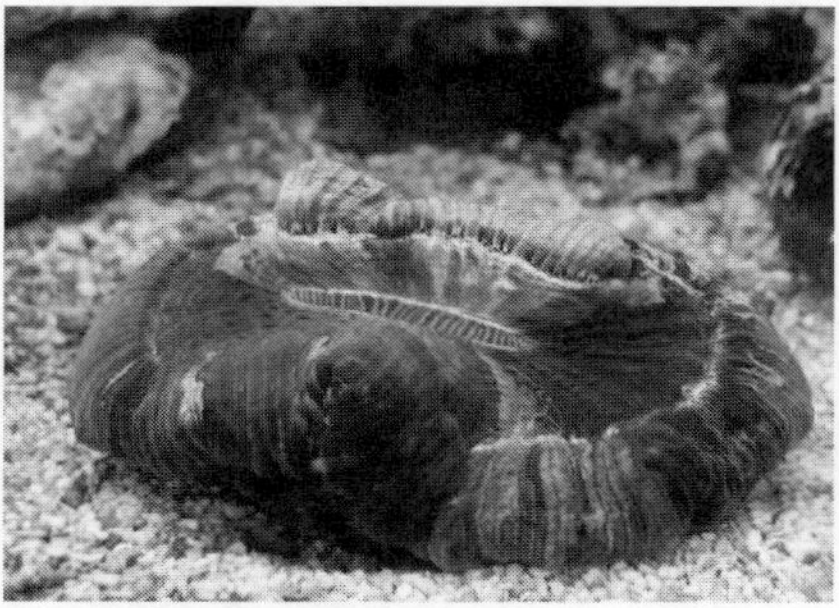

図7-2 **ヒユサンゴ**

赤や緑、青、紫など非常にカラフルなサンゴ。

## 紫外線で色が変わる蛍光タンパク質「カエデ」

GFPはオワンクラゲに由来するのですが、こうした蛍光タンパク質を作る生物はほかにもいます。とくにサンゴやイソギンチャクなどがあり、たとえば、私たちが発見した「カエデ（Kaede）」という蛍光タンパク質は、ヒユサンゴに由来しています。

ヒユサンゴは非常にカラフルな石サンゴです（図7－2）。最初に対面したとき、私は、このヒユサンゴから何種類もの蛍光タンパク質が見つかるだろうと思っていたのですが、予想に反して、取れてくるのは緑色の蛍光タンパク質のみでした。

ある夜、研究スタッフが、その緑色のタンパク質の溶液が入ったチューブを、実験台の上に置いたまま帰宅しました。驚いたことに、翌夕、彼女が手に取ったとき、その溶液は赤く変色していたのです。一方、紙の箱の中に保管されていた大本のタンパク質は緑色のままでした。日光が当たったことにより、蛍光タンパク質の性質が変化し、蛍光の色が緑から赤へ変化したというわけです。さっそくこの蛍光タンパク質をカエデと命名しました。

その後の研究の結果、カエデの色の変化には、紫色光または紫外光の照射が必要であることがわかりました。この色変化は不可逆的です。たとえば緑色のカエデで標識しておくと、長い突起を絡めあう神経細胞の集団において、紫外線を局所的に照射した神経細胞だけが赤く変色し、一個一個の神経細胞の輪郭を浮かび上がらせることができます。

## 二光子励起顕微鏡の原理

今の遺伝子改変技術を使えば、任意の細胞タイプに対して任意のタイミングで蛍光タンパク質や蛍光プローブで発現させることができます。ところが問題が一つあります。注目する細胞が脳の深いところにあると、脳の表面から、蛍光タンパク質（蛍光プローブ）を励起し、その蛍光シグナルを検出することができないのです。

そこで、GFPの台頭とほぼ同時期に起こった光学顕微鏡技術革新として「二光子励起顕微鏡」を解説することにしましょう。

その前に「二光子吸収」の歴史を辿ってみたいと思います。科学の世界には、理論があまりにも先立ってしまい、その証明が技術の進歩を待つことが、たびたびあります。二光子吸収も同じような経緯を辿り、二光子励起顕微鏡の開発へと発展してきたのです。

1930年に、二光子吸収を予言したのは、ドイツのゲッティンゲン大学で理論物理学を専攻していた大学院生のマリア・ゲッパート＝メイヤーです。彼女は博士論文の中で「分子は一度に2個以上の光子を吸収できる」と予想しました。その後、彼女は原子核の研究業績が認められて1963年にノーベル物理学賞を受賞するのですが、その2年前の1961年に、ようやく二光子吸収が観測されています。観測にはその前年の1960年に開発された、ルビーレーザーが使われました。理論の発表からじつに30年。二光子吸収は、レーザーを使って高い光子密度を実現することで、初めて観測できる現象だったのです。

二光子励起とは、光子一つ分のエネルギーで励起する分子を半分のエネルギーの光子（倍の波長の光子）二つで同時に励起する現象のことです。二光子励起は、自然界ではまず起こりません。二光子励起を実験的に起こすには、光子密度を天文学的に高める必要があるのです。

生物学用の二光子励起顕微鏡には、フェムト秒レーザーが光源として備わっています。高出力のレーザー光を常に照射すると生物サンプルはあっという間に燃えてしまいます。単位時間当たりの出力を抑えつつ一瞬でも光子密度を大きくするために、およそ100フェムト秒（10のマイナス13乗秒）までレーザーのパルス幅を圧縮することが必要なのです。

フェムト秒レーザーからは、こうした光パルスが、およそ100メガヘルツ（10の8乗ヘルツ

／1ヘルツは1秒に1回の波を数える単位）の周波数で発振しています。単純計算すると、フェムト秒レーザー光のオン／オフの時間比は、1対10万になります。フェムト秒レーザーからの光は顕微鏡のレンズで絞られることで、さらに焦点位置において光子密度が飛躍的に増大します。その結果、焦点においてのみ実質的に二光子励起が起こるのです。したがってそこで発生する蛍光は、サンプルの中で散乱するものも含めて全部回収し、焦点におけるシグナルとして記録することができます。そうしてレーザーを点走査し、二次元の画像を構築します。蛍光の散乱を気にすることなく焦点面の蛍光画像を取得できること、これが生体組織深部観察において二光子励起顕微鏡が有利となる大きな理由です。

## 脳を透明にする

ここまで生きた標本を扱うライブイメージングを解説してきましたが、一方でホルマリンなどで固定した標本のイメージングも重要です。神経科学の分野では、神経細胞同士の連絡を網羅的に調べ、複雑な神経回路を三次元的に再構築する試みが世界中で盛んに行われています。こうしたアプローチは「コネクトミクス」と呼ばれています。

臨床的には、神経疾患の患者さんが亡くなったあとの脳（死後脳）を調べることの重要性が叫ばれています。死後脳を保存しているブレインバンクから提供された標本を材料にするのです

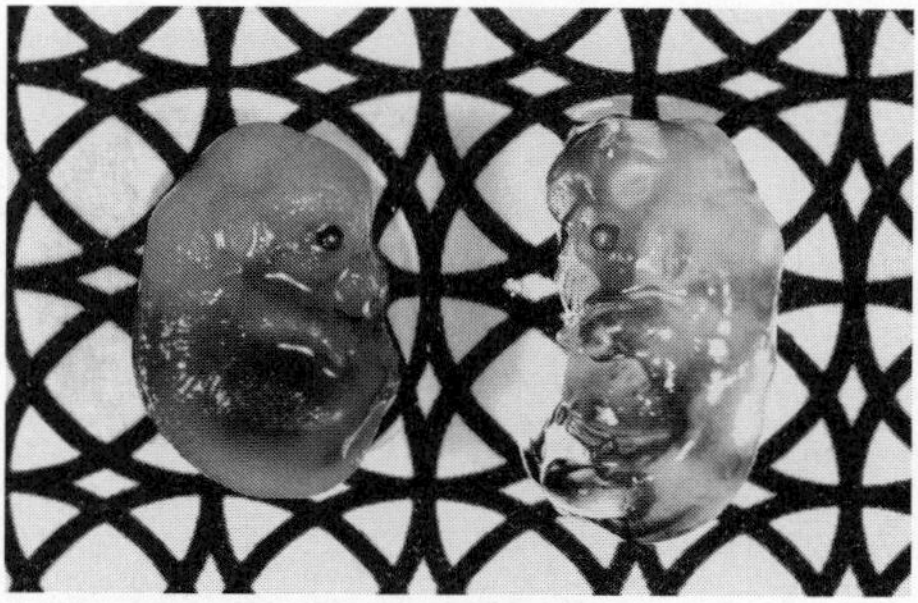

図7-3　Sca*le*技術による透明化

右は、マウスの胎仔をホルマリンで固定後、Sca*le*にグリセロールと界面活性剤を添加した試薬に2週間浸したもの。左は、ホルマリン固定後、生理食塩水溶液に浸したもの。

が、従来の方法だとものすごく手間がかかります。標本から厚さ数十マイクロメートルの切片を作製し、1枚ずつ染色しては画像化し、それらをコンピュータ上で積み重ねて三次元化するのです。

そこで、機械的に切るのではなく光学的に切ることを考えてみましょう。しかし、現在最新の二光子励起顕微鏡を使っても、脳表から1ミリメートルの深さで画像を取得できるかどうかです。もっと深いところを見るには、サンプルが透明である必要があります。それを実現したのが、たとえば「Sca*le*（スケール）」技術です（図7－3）。

過去にも、固定組織標本を透明化する技術はいくつか発表されていますが、有機溶媒の使用により蛍光タンパク質の蛍光が失われてしまうことが問題でした。一方、私たちの開発したSca*le*は水溶性の組織透明化試薬であり、蛍光のロスがないのが特長です。

Scale技術による透明化の工程には、難しい手技はありません。基本的にはサンプルを試薬に漬けておくだけでよいのです。ポイントは「尿素」です。保湿クリームでも使われており、身近な分子です。生化学実験で用いる合成膜を尿素溶液に浸したところ、膜が透明に見えたことをきっかけに生体組織の透明化試薬開発を開始し、試行錯誤のすえScaleの配合に至りました。

そもそも透明化とは何でしょうか？　生体組織が不透明なのは、組織内部の屈折率が複雑に変化する結果、入射光が散乱してしまうからです。透明化とは、散乱を抑えて屈折率を均一化することに他なりません。吸収による光の減弱を抑えることも考慮しなくてはいけませんが。

## 光学顕微鏡解像度の限界

ところで、「深さ」と同じくらい要求水準の高い「細かさ」に関する技術革新も解説しておきましょう。いわゆる超解像光学顕微鏡技術です。２０１４年度のノーベル化学賞の対象となっています。

光をレンズで絞っても、焦点は無限小の「点」にはなりません。光は波なので、回折によって空間的な拡がりが生じます。その拡がりの大きさが解像度を決定します。

そもそも解像度とは何でしょうか？　空間の分解能とも言い換えられますが、ようするに、２点を区別できる能力です。たとえば、眼を閉じて、誰かに2本の爪楊枝で同時に皮膚に触れてもらうテストをしてみましょう。指先や口唇のように繊細な部位なら、わずかな間隔でも2点を区別できますが、上腕や太腿の皮膚では、広く間隔をあけても1点と認識してしまいます。区別できる2点の間隔が狭いほど「空間分解能が良い」といえます。

光学顕微鏡の場合、最良の対物レンズを装着したとして、使用する光の波長の半分の大きさがだいたいの解像度限界と考えられています。可視域の波長の光を使う生物用の光学顕微鏡においては、だいたい200ナノメートルが目安となります。たとえば、シナプス前部（52ページ参照）にはたくさんのシナプス小胞が存在し、その中にはさまざまな神経伝達物質が蓄えられています。こうしたシナプス小胞の直径はおよそ50ナノメートルなので、通常の光学顕微鏡では、シナプス小胞の動態を直接観察することができません。

## 超解像顕微鏡でノーベル賞

ノーベル賞の対象になった超解像技術には複数種類があるのですが、ここではエリック・ベツィヒ博士の開発した「光活性化局在顕微鏡（ＰＡＬＭ：Photo-Activated Localization Microscopy）」を紹介します。ＰＡＬＭの原理は、たとえて言うなら「私は聖徳太子ではありません。大勢で一度に話しかけられても、内容が分かりません。だから、一人ずつ話を聞きましょう」という感じでしょう。

一度にすべての分子を光らせるのではなく、分子一つ一つを少しずつ確率的に光らせることにしたのです。そのためには、蛍光色素に工夫が必要でした。たとえば、「カエデ」は、普段は緑色蛍光色素ですが、紫色光が当たると、赤色蛍光色素に変化します。

カエデで標識された構造体があるとします。そこに、非常に弱い紫色光を当てます。すると、観察視野内の数個のカエデだけが赤変するのです。赤いカエデは十分な間隔をもって散らばります。したがって、赤い蛍光シグナルのかたまり一つ一つが1個のカエデ分子に相当すると仮定し、かたまりのど真ん中に標識分子をマップしていきます。こうした操作を何度も繰り返し、マッピングデータを重ねていくと、徐々に精細な画像ができあがります。これがPALMの原理です。開発の当初は、1枚の画像を撮影するために丸一日をかけることもありましたが、今では、さまざまな工夫によって、秒単位にまで高速化が達成されています。

## 光でニューロンを操作する

最後に、近年に台頭した、光を活用する実験技術として、「オプトジェネティクス（光遺伝学）」（41ページ参照）と呼ばれるものに軽く触れます。

脊椎動物の光受容器細胞にはロドプシンやフォトプシンという色素タンパク質があって、可視域の光の感知に関わっています。こうしたタンパク質は、ビタミンA由来のレチナールという分子を発色団（可視域の光を吸収する構造単位）として取り込んでいます。

興味深いことに、微生物にもレチナールを発色団として持つタンパク質が存在します。たとえば、古細菌の仲間は、光で駆動されるプロトンポンプ、バクテリオロドプシンを持っています。また、緑藻の仲間は、光ゲートイオンチャネル、チャネルロドプシンを持っています。

バクテリオロドプシンやチャネルロドプシンの遺伝子を神経細胞に導入し、光照射によって神経細胞の発火を制御する技術がオプトジェネティクスです。アメリカ、ヨーロッパを中心に確立されてきた技術ですが、じつは、これら色素タンパク質に関する基礎は日本の研究グループによって固められたところが大きく、わが国で応用まで発展できなかったのは惜しいと思われます。

## 光と生命の相互作用

私は、常に、光と生命の相互作用について、思いを巡らせています。動物、植物、菌類、原生生物、細菌が、どうやって光を感知し利用しているのか。こうした問いの中に、イメージング技術の革新のシーズを見出すことができると信じています。この地球上で、我々人類が知りえない生物種はまだまだたくさんあるはずです。たくさんの宝が眠ったままになっているのです。どうやって地球の生物資源を保全そして活用していくべきか、光と生命の相互作用という観点から、この課題に取り組んでいきたいと考えています。

◉プロフィール――――みやわき・あつし／1961年、岐阜県生まれ。慶應義塾大学医学部卒業。大阪大学大学院医学系研究科博士課程修了。東京大学医科学研究所助手、カリフォルニア大学サンディエゴ校研究員などを経て、1999年より理研BSIに勤務。2008年からは副センター長も兼務している。専門はバイオイメージング。2013年藤原賞受賞、2016年島津賞受賞など。趣味は、階段。

# 第8章

# 脳の病の治療につなげる

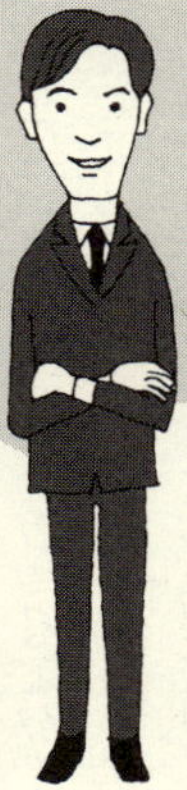

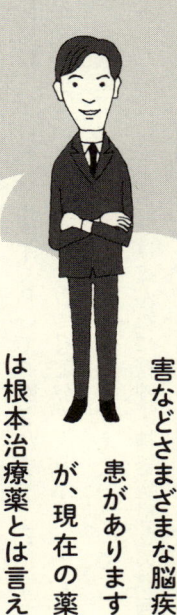

「心の病」といわれるうつ病なども、本当は脳に原因がある「脳の病」。認知症や双極性障害などさまざまな脳疾患がありますが、現在の薬は根本治療薬とは言えません。ですが、脳の仕組みを解明することで、脳の病の克服に一歩ずつ近づいています。

加藤忠史

副センター長、精神疾患動態研究チーム シニア・チームリーダー脳の病気は、非常に大きな社会負担になっています。そこには、自殺などにより命が失われることに加えて、病気によって社会生活を送れないということが大きな問題として含まれています。

たとえば認知症ですが、いったん発症すると自立した生活ができないうえに、5年、10年と介護の負担が長く続きます。ほかにも代表的な脳の病には、うつ病を初めとする精神疾患や、発達障害などがあります。発達障害は、早ければ1歳半ぐらいで診断されます。そしてその後、学習や仕事がうまくできないなど、生涯にわたって社会生活に困難が伴う場合もあります。このように、がんや心血管疾患といった病気以上に、大きく社会に影響を与えているのです。

なぜ、これだけ医学が進歩した時代に、私たちはこんなに精神・神経疾患という脳の病に苦しめられているのでしょうか？　それは結局のところ、脳の病気の原因解明が難しいからということに尽きるわけです。

## 人類最後の大きな課題

たとえば、手術で2個ある腎臓のうち1個を取ると腎機能が半分になります。けれども、脳を半分失ったら脳機能が半分になる、という単純なものではありません。そもそも、脳機能は簡単に測れるものではありませんし、脳の働きは脳の場所によって異なります。さらにいえば、脳の同じ場所でも、そこにはさまざまな種類の細胞があり、非常に複雑な構造になっています。そうした脳の複雑さゆえに、これまで科学は、脳の機能を理解すること自体に多くの努力をしなければなりませんでした。そのために脳の病気が、人類最後の大きな課題として残されていると考えてもらっても良いでしょう。しかし、脳科学が格段に進歩し、いよいよ脳の病気を解明して、克服しようという時代になってきました。

## 脳の病気、心の病気

脳の病気については、大きく分けて「神経疾患」と「精神疾患」に分類されます。しかし、じつのところ、そんな分類は病気の側には存在せず、見る側の人間の中にだけ存在しているのです。一つの考え方は、神経疾患は「脳という臓器や神経細胞の異常が明らかになっている病気」で、精神疾患は「脳や神経に異常が見つからない、心の病気」というものですが、脳の病気はすべて、脳や神経細胞に原因があるはずです。それまでの技術では原因が見つからなかった病気が、便宜上、精神疾患と呼ばれてきただけでしょう（図8-1）。

たとえばパーキンソン病は、黒質が変性しています。黒質は、脳の最奥部、中脳に位置する黒い組織です。正常な人にあるはずの黒い組織がなければ、これはおかしいと一目で分かります。またアルツハイマー病であれば、顕微鏡を使わなくても、脳が萎縮していることが、脳を見ただ

# 脳の病

## おもな精神疾患

- 神経発達障害（自閉スペクトラム症、ADHDなど）
- 統合失調症
- 双極性障害
- うつ病
- 不安症（パニック症、社交不安症、恐怖症など）
- 強迫症
- PTSD
- 解離性障害（解離性同一性障害、解離性健忘など）
- 身体症状症（転換性障害など）
- 摂食障害
- 睡眠-覚醒障害
- 性別違和
- 物質関連障害（アルコール、覚醒剤など）
- 神経認知障害
- パーソナリティ障害
- パラフィリア

## おもな神経疾患

- 脳血管障害
- 認知症
- 神経変性疾患
- 脱髄性疾患
- 感染性疾患
- 筋疾患、脊椎・脊髄疾患
- 末梢神経疾患
- 機能性疾患（てんかん、ナルコレプシー等）
- 奇形、周産期障害など
- 腫瘍、外傷
- 先天性代謝異常
- ビタミン欠乏性神経疾患
- 中毒性神経疾患
- 他臓器疾患に伴う神経疾患

図8-1　現在分類されているおもな精神疾患と神経疾患

けで分かります。そういう肉眼レベル、あるいは基本的な染色法で病変が観察できる病気のことを、これまで神経疾患と呼んできました。一般に、脳の器質的な疾患と言われるものです。

それに対して、いわゆる「心の病気」という意味で、内因性の精神疾患という言葉が使われてきました。しかし、精神疾患とされているものの多くにも、今の技術なら見える病変があるはずです。したがって、解明された時点で、精神疾患と神経疾患の区別は意味がなくなります。両者は、いずれ「脳の疾患」として一つに統合されていくでしょう。

ただ精神疾患は、そんなに単純でもありません。言ってみれば、ある人は脳の病気が、別の人は心の悩みが原因で、同じような症状が生じるということは、あり得るのです。

たとえば今、私がとてつもない大失敗をして、国に何十億円もの損失を与えてしまったとします。当然ながら落ち込んで夜も眠れないし、申し訳ないと思って食欲も出ないし、何もやる気がしなくて……という状態になるわけです。これは、ものすごく強いストレスを受けて、心がうつ状態になったということです。

ところがじつは、その何十億円もの損害は間違いで、逆に何億円もの利益が出る状況だった、と教えてもらったとします。その瞬間、「ああ、よかった！」と言って祝杯を上げたくなるような気持ちになれば、私は病気ではなかったと言えます。

しかし、間違いだったと聞いたのに、「いや、そんなはずはない、やっぱり私は失敗したんだ！　みんなに迷惑をかけたんだ！」と言い張って、いくら周囲が訂正しても認めようとしなくなったとします。

こうなってしまえばもう、うつ病です。つまりそのときの私は、自己回復力を超えた病的な状態になっているということです（図8－2）。

問題は、現状の技術では、自己回復力の範囲内の「うつ状態」か、本当の「うつ病」かを正確に診断できないことです。

現在の脳科学では、本当の「うつ病」なら、おそらく脳あるいは神経細胞のレベルで変化していて、環境が良く変わっても、もはや自己回復力だけでは元に戻れないところに来ているだろうと考えられています。ところが現状では、そのような脳の異常が本当にうつ病の患者さんで生じているのかも、完全には分かっていません。

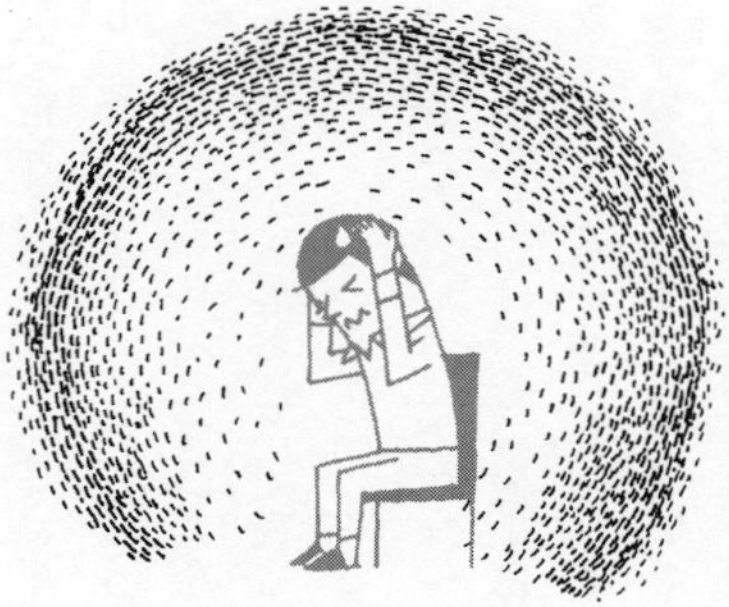

図8-2　うつ？　うつ状態？

## 心の病と脳の病を統合する

ざっくりと分けられている精神疾患と神経疾患を統合し、すべてを「脳疾患」として理解できる時代がくるまで、私たちは研究を進める必要があると思っています。ただし現状では、神経疾患と精神疾患では、研究の戦略がまったく異なります。

神経疾患の代表としては、アルツハイマー病やパーキンソン病があります。アルツハイマー病では老人斑（神経細胞と神経細胞の間にできる染みのようなもの）、あるいは神経原線維変化（神経細胞の突起の形状変化）が観察できます。こうした目に見える異常が、どのような物質で構成されているのかを調べたところ、アルツハイマー病では、老人斑にはアミロイド、神経原線維変化にはリン酸化されたタウ、というタンパク質が関係していることが分かりました。そこでそういった物質に焦点を当てて、アミロイドが溜まる理由やタウがリン酸化される理由を世界中の研究機関で探ってきました。

その中で注目されている物質の一つに、ネプリライシンという物質があります。我々と同じBSI（理化学研究所脳科学総合研究センター）の西道隆臣《さいどうたかおみ》博士が、このタンパク質分解酵素にアミロイドを分解する作用があることを発見したのです。世界中が、どうやってアミロイドが作られ脳に蓄積するのかを研究しているところを、逆に脳内でアミロイドを壊すシステムに注目することで発見されました。発症のメカニズム解明や創薬のターゲットとして、研究が進められています。

精神疾患に含まれる大きなカテゴリーとしては、発達障害があります。とくに最近注目されているのが自閉スペクトラム症（自閉症）と呼ばれる疾患です。自閉スペクトラム症には「社会性の障害」「コミュニケーションの障害」「こだわり」といった症状が現れるのですが、２００９年に、これらすべての特徴を示す世界初の自閉症モデルマウスが現・ＢＳＩの内匠透《たくみとおる》博士によって作られたことで、研究が大きく進歩しました。これは、自閉症で多く見られる染色体異常をマウスで再現したものです。このマウスを使った研究から、自閉症は、神経細胞レベルで、シナプスができやすく壊れやすいことが原因かもしれないと分かってきました。

シナプスは神経細胞同士をつなぎ、情報を伝達するための神経細胞の構造です（52ページ参照）。そのシナプスが、できても固定せず、すぐになくなってしまうという異常がこのマウスで観察されたのです。

こうしたさまざまな研究によって、現在、発達障害は、脳の細胞レベルの異常として捉えられるようになりつつあります。アルツハイマー病やパーキンソン病などの神経疾患や発達障害では、非常に大きな研究の進展がありました。

それに比べて他の精神疾患の研究は、正直なところ、まだまだこれからです。それだけ難しい研究に挑んでいるということでもありますが、その難しさは、専門外の人たちにとっては、なかなかイメージしにくいかもしれません。そこでここからは、どのように精神疾患の研究を進めているのか、具体的に説明していきましょう。

## 精神疾患の謎をどうやって解くか

ＢＳＩでは、いわゆる精神疾患について、統合失調症と双極性障害（躁うつ病）・うつ病などの気分障害を中心として研究を行っています。

統合失調症では、妄想や幻聴に支配されてしまい、思考がまとまらなくなり、意欲、自発性が低下するといった症状が現れます。一方、私が研究している双極性障害は、以前は「躁うつ病」と呼ばれていた精神疾患で、異常なほどの高揚感でトラブルを起こしたりする躁状態と、何もできなくなってしまうほど抑うつ感の強まる抑うつ状態を繰り返すことが特徴です。ちなみに「うつ病」と「双極性障害のうつ状態」とは、異なる病態と理解されています。

私が双極性障害を専門に選んだことには、二つの理由がありました。一つは、患者さんの社会的な苦しみです。臨床医として患者さんを診たとき、双極性障害というのは、治ってしまえば本当に元通りなのです。けれども、躁状態のときにいろいろな問題を起こしたり、周りの人と諍《いさか》いを起こしたりしたことによって、元に戻ったときに然るべきチャンスが与えられないことがしばしばあります。たとえば、左遷や失職、家庭を失うこともそうです。これは社会的なハンディキャップと言えるでしょう。能力があるのに機会が与えられないというのは、本当に辛いことです。そのために苦しんでいる人たちを見て、これはなんとかしなくてはいけないと思いました。

もう一つの理由は、すっかり治った状態と、まったく人が変わったような躁状態やうつ状態を見て、これは決して心の問題ではなくて、脳が変化した「脳の病気」だと、非常に強く直感できたからです。したがって双極性障害は、現代の科学で解明できないわけがない、難しい脳の病気の中でも真っ先に解明できるのではないか、と思いました。実際は、そんなに簡単なものではなかったわけですが。

解明が難しかった一番の理由は、神経疾患のような分かりやすい病変が、脳内に見つからなかったことです。このように、目に見える原因が見つからない精神疾患のような現象を研究する場合、遺伝学が大きな手がかりになります。しかし、最終的にはやはり、亡くなった患者さんの脳（死後脳と言います）を調べる研究が大切です。

## 本当の原因はどこにある？

精神疾患は、生まれ持った遺伝子と外部環境との相互作用によって発症します。この二つの因子が関係していることは明らかです。したがって、この二つを解明して、それを動物で再現することが、研究戦略の大きな方向になります。

まず、再現性の高い動物モデルを探す、あるいは作ると同時に、その動物モデルが、どのくらい人間の精神疾患に近い状態なのかということも調べる必要があります。もしモデル動物が人間の精神疾患と似た行動の変化を示し、同時に、精神疾患の研究で見出される変化（ただし因果関係は確定していない）を示したとします。たとえば、脳画像の違いや血中の化学成分の変化です。ところが、その次のステップが、じつはとても難しいのです。つまり、脳のどこに病変があるかを探索しなければならないのですが、脳は顕微鏡で見るととても大きく複雑なもので、しかも場所ごとにまったく機能が異なるので、ほんの小さな領域の病変が大きな影響を引き起こす可能性があります。

しかし当然ながら、脳に境界線が書いてあるわけではなく、ある脳部位が他の脳部位とどのようにつながっていて、そのつながりがどのような機能を持っているのかは、徹底的に調べないと分からないのです。病気の原因が解明されることで、新たな脳の場所が解明される可能性もあるわけです。そういう中で、既存の知識にとらわれず、本当の病気の原因となっている場所を探さなければなりません。

さらに、動物モデルで見出された脳の変化が、本当に実際の患者さんの脳でも見られ、この脳の変化が病気の原因となっているのかを調べる必要があります。最終的には、アルツハイマー病における老人斑や神経原線維変化のように、精神疾患モデル動物の脳から、野生型（遺伝学の用語で、基本となる遺伝子の表現型、あるいは、それを持つ動物のこと。ここでは、モデル動物を作るもとになった動物のこと）との違いが見つかり、精神疾患の患者さんにも同様の変化が見られることが分かれば、そこで神経疾患・精神疾患という境界線は意味がなくなって、どちらも同じ「臓器としての脳の病」として定義できるようになるのではないかと考えています。脳の病変さえ見つかれば、そこを標的とした診断法や治療法の開発もできるのです。

## 「トリオ」で調べる

もう少し詳しく遺伝子レベルの研究を紹介しましょう。技術の進歩によって、現在、統合失調症には、100個以上の関連遺伝子が見つかっていますし、双極性障害でも10個近くの遺伝子が報告されています。

この10年の間に精神疾患研究へ応用できるようになった画期的な手法に、両親と患者さん本人、合わせて3人のゲノム（全遺伝子）をすべて読む研究があります。すべてといっても、今のところタンパク質を作るような重要な部分だけですが、ゲノム解読が安くできるようになったので、そのような網羅的な解析ができるようになりました。

両親と患者さん本人の3人を「トリオ」と言うのですが、両親が疾患を発症していないトリオを調べると、新しい突然変異を直接に検出することができます。つまり、患者さんの両親が持っていなくて患者さんが持っている、新しい突然変異に何か発症の手がかりが期待できるのです。

以前は、同じようなことを探る目的で一卵性双生児の一方だけが発症したケースを研究していましたが、ついにゲノム全体を読めるという時代になり、トリオを比較して、世代間で生じた新たな突然変異を検出できるようになりました。

自閉症や統合失調症の研究では、すでにこの手法が取り入れられています。とくに欧米でさかんに研究が進んでいて、２５００家系の自閉症の人たちが調べられ、新しくできた突然変異が自閉症に関係している、ということも分かってきました。

我々も、双極性障害について同様の研究を進めていて、すでに１００家系以上の患者さんとご家族にご協力いただいています。こうして得られたデータをもとにして、世界で初めてとなる、はじめに、双極性障害のトリオによる、新しくできた突然変異の研究を報告しました。

双極性障害ではない両親と双極性障害の患者さんのトリオを1家系として、計79家系の方々にご協力いただいて調べたところ、患者さんは両親の持っていない新しい変異（デノボ突然変異）を持つことが分かりました。

健康な人にもデノボ突然変異はあるのですが、患者さんの変異が入っている遺伝子の詳細を調べると、健康な人では変異の入りにくい遺伝子に多く含まれていました。とくに、タンパク質に変化を与えるような突然変異を持っている患者さんは、発症年齢が若いことも特徴でした。79家系の分析だけでは数が十分ではないので完全なことは言えませんが、変異の入っている遺伝子には、さまざまな神経機能に関係するものが含まれています。中には、カルシウムシグナル伝達に関係するものもありました。神経機能に関係する遺伝子が突然変異を起こせば、何らかの影響を及ぼして、精神疾患になってもおかしくありません。

我々は、自閉症での研究と同様に、双極性障害でも、両親にはなかった新しい突然変異が発症に関係している可能性を、世界で初めて示したと考えています。

こうした研究から、どの遺伝子の変異が双極性障害の原因となるのかを解明できれば、その遺伝子変異のモデル動物を作ることができます。そして、モデル動物の脳を調べることができれば、神経回路レベルでの病状を明らかにできるでしょう。

COLUMN 5

## カルシウムシグナル

一般にカルシウムは、脊椎動物の細胞質（細胞内）で低濃度に保たれていて、細胞の内側と外側では、約1万倍のカルシウム濃度の差があります。ほとんどのカルシウムは、生体の中では硬組織（骨など）を構成していて、細胞内では小胞体、ミトコンドリアなど一部の小器官に集中しています。

カルシウムシグナルとは、細胞内のカルシウム濃度の変化が、細胞内の化学反応を進める引き金になることです。

神経細胞の場合は、神経伝達物質の刺激

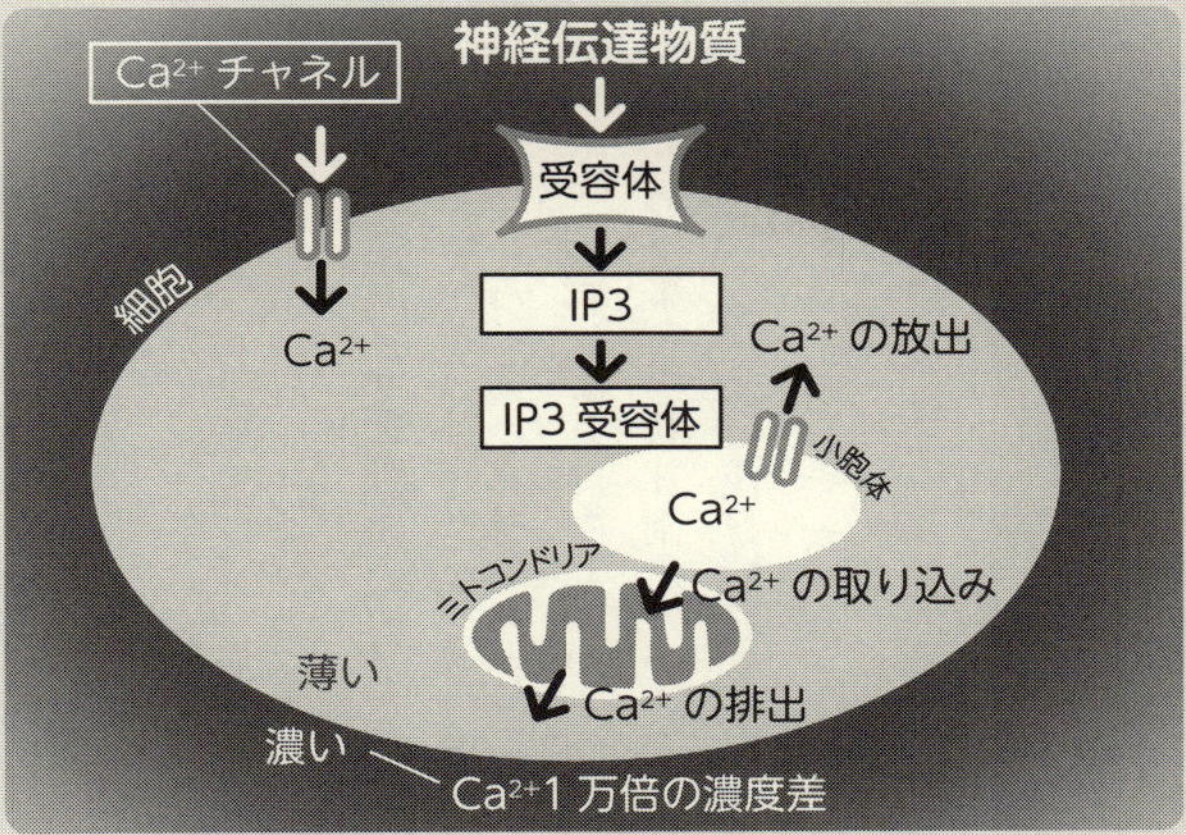


図8-3　カルシウムシグナルの仕組み

をきっかけにして、膜電位が変化して細胞外からのカルシウムイオンが流入したり、ＩＰ３（イノシトール三リン酸）というシグナル分子を介した小胞体からのカルシウムイオンの放出によって、細胞内のカルシウムイオンが上昇します。

細胞内のカルシウム濃度が上がると、細胞内のタンパク質と結びつき、細胞の機能発現を調節します。細胞内の活動は、そうしたシグナルの伝播やリレーで制御されています。

神経細胞に限らず、同じシステムは他の細胞にも存在し、これを「シグナル伝達」と呼んでいます。とくに神経細胞では、神経伝達物質の放出や、記憶や学習に関わるシナプスの変化などに、細胞内カルシウムが大きな役割を果たしています。
また、細胞内のカルシウムイオンが過度……に上昇すると、細胞死が引き起こされます。

## 治療薬はなぜ効くか？

現状では、いろいろな精神疾患の治療法や治療薬の臨床試験は、患者さんから直接に症状や経過を聞いて、それにより診断して、といった対話による症状評価から改善度を調べています。すなわち、問診による症状評価だけで臨床試験を行っているのです。

さらにその臨床試験に使う治療薬は、1950年前後に偶然に近い形で発見された薬がヒントになっているものばかりです。たとえば統合失調症の治療薬であるクロルプロマジンという薬は、最初はアレルギーのかゆみを抑える抗ヒスタミン剤として使われ、後に睡眠導入剤や麻酔前投与剤として使われるようになりました。そのうち、精神症状の変化に気付いた外科医が、精神疾患の治療薬として使える可能性を示唆したのです。

つまり、今の精神疾患の治療薬は、病気の原因に合わせて開発されたものではありません。逆に、こうして見つかった薬で、作用メカニズムを手がかりに病気の原因を解明しようとしているのが現状です。たとえばクロルプロマジンの持つ作用のうち、ドーパミンという神経伝達物質の遮断が作用に関係ありそうだ、したがって、統合失調症の原因にはドーパミンが関係しているのではないか、というように進められています。

しかし双極性障害では、こうしたアプローチすら困難です。たとえば双極性障害に処方される薬品にリチウムがあります。ところがリチウムは、金属元素の一種です。あまりにも物質として単純すぎ、多くの作用を持っているため、なかなか作用メカニズムが特定できません。この20年ぐらいの間に、統合失調症やてんかんの薬が双極性障害にも有効であることが次々と示されましたが、双極性障害の原因にもとづいて新薬を開発するプロジェクトによって作られた薬は一つもありません。

その理由はまず、躁状態やうつ状態を自発的に繰り返すような双極性疾患のモデル動物がないことです。また、患者さんの状態を客観的に評価する、血液検査や画像診断のような検査法がないことも、新薬開発の障壁となっています。つまり治療法を開発するには、薬の開発と同時に、患者さんがその臨床試験に適しているかどうかを確認する検査法や、治療薬が病状を改善したか否かを評価する検査法も開発する必要があるということなのです。

こうした生体の情報にもとづく指標は、バイオマーカーと呼ばれています。ようするに、バイオマーカーと治療法をセットで開発していかないと、双極性障害を克服できないことが、徐々に分かってきたのです。

## 別の病気から双極性障害に迫る

先に説明したゲノム研究では、双極性障害の原因となる遺伝子を探していました。しかし、原因遺伝子が同定されるまで、ただ待つわけにもいきません。

そこで我々は、並行して動物モデル開発の研究も進めてきました。ここでも戦略が大切になります。双極性障害の原因遺伝子が特定されていない段階で、どういう研究アプローチがあり得るだろうかと考えたときに、我々は、身体の病気で同じ症状を呈するものに注目しました。病気の中には、双極性障害と同じ症状を伴う遺伝病が、いくつかあるのです。その遺伝病の遺伝子変異を脳だけに起こさせるようにすれば、双極性障害の動物モデルになるのではないかと考えたのです。

着目したのは、「ミトコンドリア病」でした。ミトコンドリア病とは、細胞内でエネルギー（アデノシン三リン酸／ＡＴＰ）を産生する小器官のミトコンドリア（図８－４）が、何らかの異常でエネルギーをうまく産生できなくなることが原因の病気です。どの臓器の細胞でミトコンドリア異常が起きるかなどによって、さまざまな疾患があります。

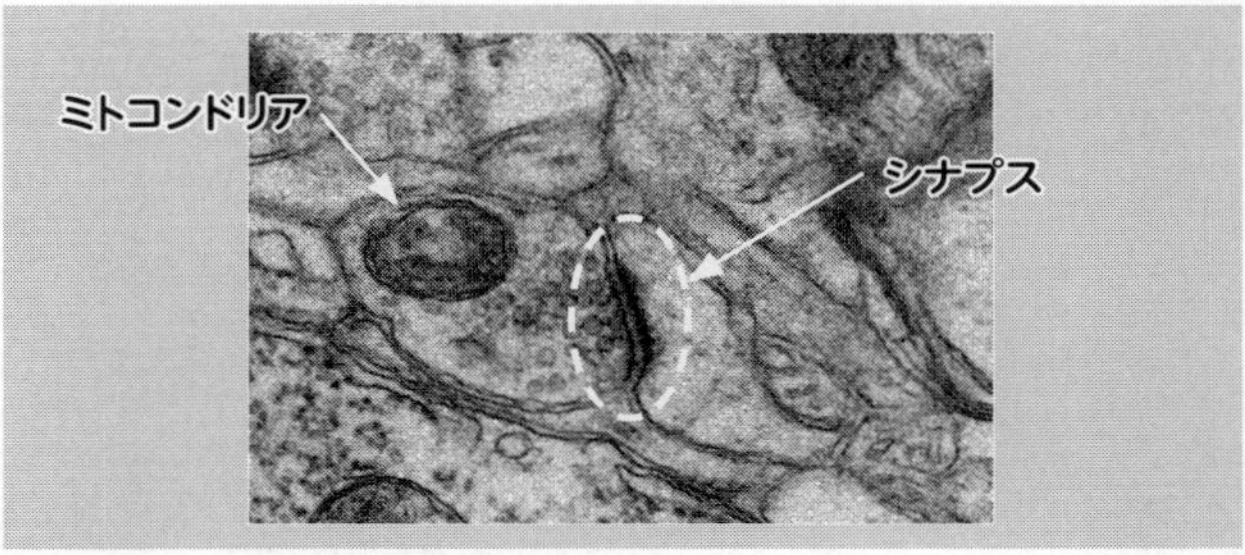


図8-4　**細胞内のミトコンドリア**

ラット大脳皮質の電子顕微鏡写真。
点線で囲んだ部分がシナプス、矢印で示したのがシナプス前部のミトコンドリア。ミトコンドリアは細胞内小器官の一つで、エネルギー産生や細胞内カルシウムの調整を行っている。太古の昔に我々の祖先の細胞に共生した微生物の名残と考えられており、独自の遺伝因子であるミトコンドリアDNAを持つ。そのDNAの異常は、脳や筋肉の病気（ミトコンドリア病）を引き起こす。（提供：理研BSI・端川勉博士）

我々がミトコンドリアに注目した理由は、二つあります。一つ目の理由のヒントは、カルシウムです。じつは昔から、カルシウムは、双極性障害の原因として疑われている物質の一つでした。カルシウムが疑われたのは、双極性障害の第一選択薬が、先に説明したリチウムという元素だからという要因がありますす。リチウムは今も広く使われていて、双極性障害の躁状態もうつ状態も予防する効果が確認されています。しかも単純なアルカリ金属元素なのに、なぜか双極性障害の症状を予防するという、非常に不思議な薬なのです。

リチウムの作用機序を調べたところ、イノシトールリン脂質系というシグナル伝達系を介して、カルシウムシグナルの伝達を変化させることが分かりました。さらに、患者さんの血液細胞を調べると、どうやら双極性障害では、細胞内のカルシウム濃度が上がりやすい傾向にありました。他にもいくつかの知見があって、細胞内のカルシウムシグナル伝達が、双極性障害に関係しているだろうと、昔から言われているのです。

先に、カルシウムシグナルの説明で触れましたが、基本的には、細胞内のカルシウム濃度は低く保たれています。一部の細胞内小器官の中に、例外的にカルシウムが集中しているのですが、それがミトコンドリアと小胞体です。じつは双極性障害を伴う遺伝病には、ミトコンドリアか小胞体か、どちらかの細胞内小器官の働きに異常が生じる病気が多いのです。この二つの細胞内小器官の病気が、双極性障害を併発するということは、決して偶然ではないでしょう。

ミトコンドリアに注目したもう一つの理由は、我々の1990年代の研究がきっかけでした。その頃、磁気共鳴スペクトロスコピーという非侵襲的な方法で、患者さんの脳を解析していました。磁気共鳴スペクトロスコピーとは、臨床用の高磁場MRI装置を用いて、生体の化学分析を行う方法です。

我々は、その手法で、患者さんの脳にエネルギー代謝の変化を見つけました。たとえば、うつ状態におけるクレアチンリン酸（ATP生成に利用される物質）の低下や、症状が落ち着いている時期における細胞内pHの低下などが起こっていたのです。

当初、自分たちでは、これらのデータをどのように解釈するべきか、よく理解できていませんでした。しかしその後、イタリアのミトコンドリア病研究者が、ミトコンドリア病の患者さんで同じようなデータを報告したのです。それまで私は、ミトコンドリアと双極性障害を関連付けて考えたことはありませんでした。しかし、そのイタリアの研究者たちが報告した症例を勉強してみると、慢性進行性外眼筋麻痺というミトコンドリア病の症状で、眼瞼下垂（まぶたが垂れること）が特徴だったのです。ちょうど私も、臨床現場で、双極性障害の患者さんに眼瞼下垂が観察されることを経験していたので、これは本当に関係があるかもしれないと思いました。

ところが、エネルギー代謝の異常を検出したところから、それより先に研究を進めることが困難でした。それ以上となれば、やはり分子レベルで調べるしかないと思ったのです。そこで、ミトコンドリアＤＮＡを調べることにしました。

ミトコンドリアＤＮＡは、細胞のゲノムとは別の独立したものです。ミトコンドリア病ではミトコンドリアＤＮＡが変異しているのですが、疾患によって変異する臓器が異なります。つまり、ミトコンドリアＤＮＡの変異が溜まった臓器で症状が出る、という特徴があります。

当初は、主に血液を調べることしかできなかったのですが、アメリカの共同研究者の協力で、患者さんの死後脳を調べることができました。そのとき初めて、双極性障害の患者さんの脳に、ミトコンドリアＤＮＡの変異が多いというデータが得られたのです。

そこで、磁気共鳴スペクトロスコピーのデータとそのＤＮＡのデータを合わせると、双極性障害の少なくとも一部は、ミトコンドリア病と似たような分子レベルの変化があり、脳のエネルギー代謝に障害が生じて発症している可能性があると仮説を立てました。この仮説から、脳にミトコンドリアDNAの変異を溜めるような遺伝子改変マウスを作れば、躁うつ病的にふるまうかもしれないと考えました。ただし、先に述べたように、いまだに遺伝子のレベルで確実なことが分からない現状なので、当時は仮説優先の実験でした。そこで、ある遺伝子に注目して、脳にミトコンドリアDNAの変異が蓄積されるようなモデル動物の開発をしたのです。

その遺伝子は、ミトコンドリアDNAポリメラーゼ（POLG）といいます。DNAポリメラーゼは、ほどけた二重らせんを鋳型にしてDNAを複製するときに機能する酵素で、POLGはミトコンドリアDNAを専門に複製する酵素です。我々は、脳の神経細胞だけに発現しているプロモーター（遺伝子が発現するスイッチのようなDNA配列）とPOLGの変異体をつなげて、トランスジェニックマウス（36ページ参照）を作りました。つまり、このマウスの脳では、ミトコンドリアDNAが正しく複製されないため、変異が蓄積するのです。

## ヒントになった一匹の行動

我々は、この双極性障害モデルマウスのメスに性周期に伴った行動の波があることや、昼と夜の行動の差に特徴があることなどを確認しました。マウスの行動量は、回し車の回転数で測るの

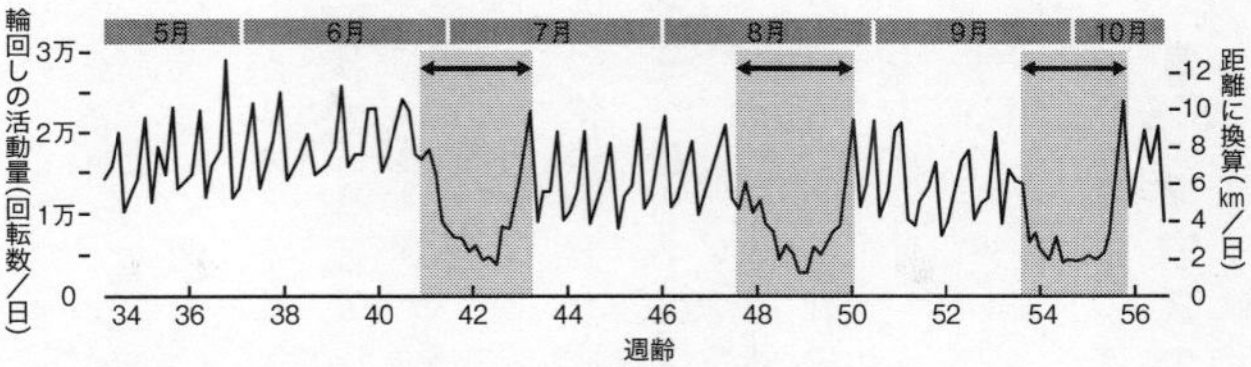


**図8-5　うつ状態が現れたマウスの活動量の変化**

矢印で示した部分が、輪回しの活動量が著しく低下し、うつ状態であると考えられる期間。それ以外の期間のジグザグした増減は、性周期に伴う変化（メスのマウスのデータのため）。

ですが、夜行性のはずのマウスが明るくなってからも活動的だったり（明るくなってからも輪回し行動が観察された）、3〜4日の周期で行動量が減ったりしたのです。

しかし、観察したマウスたちの中に、1匹だけ変な動きを示す個体がいました。飼育期間の中で、2週間ほど動きが鈍くなり、その間は昼夜のメリハリが悪いという、妙な状態を示す個体でした。

その個体の様子は、人間でいう一種の睡眠障害のようでした。しかも、2週間ぐらいで元の様子に戻るわけです。それは、双極性障害における、うつ状態のようでした。

それまで、マウスの行動解析は1ヵ月程度行っていました。ですが、もしかしたら1ヵ月くらい観察しただけでは期間が短すぎるのではないかと気づいたのです。

双極性障害は、何年かおきに、うつ状態や躁状態が発症する病気です。いくら人間より寿命の短いマウスとはいえ、たった1ヵ月の観察では、うつも躁も分からないだろう、半年、1年と長く観察するべきかもしれない、ということです。ただ、それを検証しようとする実験には、当然ながら、ものすごく時間がかかりました。

そうして何十匹ものモデルマウスを調べたところ、平均して半年間に1回、2週間ぐらい輪回しが少なくなる期間が観察されることが分かりました（図8-5）。この2週間の症状こそ、うつ状態の発症ではないだろうかと思ったのです。

しかし、ここから先に研究を進めることは、さらに困難でした。なぜなら、マウスのうつ症状はいつ出てくるかわからず、そして、マウスと会話ができないからです。人間の患者さんには、うつ状態かどうか、問診することができますが、マウスに「気分はいかがですか？」と聞いても答えてはもらえません（笑）。

これまで神経科学の分野では、うつ病研究というと、マウスを水に入れて泳がせて、じっとしている時間を計る（強制水泳試験と言います）とか、しっぽから持ち上げて吊るすとか、さまざまな方法を使って評価していました。泳がずにじっとしていたり、吊るされてもがかなくなったりするのを、うつ状態だとされていたのです。しかし、私は臨床医でもありますので、そうした指標は不自然で、うつ病と関係があるとは思えませんでした。

## マウスの〝うつ〟をどう見極めるか

そこで、人におけるうつ病の診断基準を改めて見なおしてみました。「抑うつ気分」「自責感」「希死念慮（死にたい、という気持ち）」の3つをマウスで確認することは、絶対に無理だと思いましたが、意外とマウスでも客観的に評価できる基準は多いのです。

たとえば、「食欲」「睡眠」「動作が緩慢」「疲れやすい」といったものは、既存の行動試験で十分に調べられます。「集中力の低下」「興味喪失」も工夫次第で何とかなりそうでした。

ところが、これまでに、誰も人のうつ病の診断基準をマウスに適用して調べたという人はいませんでした。不思議に思われるかもしれませんが、一つは実験が大変だからです。一つの行動試験をするだけでも、実験装置から動物まで準備に時間がかかりますし、それを何種類も確認するわけです。しかも我々の場合は、いつ起きるとも分からない〝うつ状態〟にマウスが陥るのを待って、こうした試験を行わなければならなかったのです。結局、最終的にすべての試験をやり遂げて次の論文を出したときには、最初の論文から9年も経っていました。

ちなみに、診断基準の中にある「興味喪失」に関しては、輪回し行動（回し車で走ること）で評価しました。回し車に乗ると、脳の側坐核《そくざかく》という報酬系（欲求が満たされると活性化する神経回路）が活動するぐらいなので、そもそもマウスは輪回し行動を積極的にするのですが、うつ状態のマウスでは輪回し行動が減りました。ところが、輪回し以外の普通の行動には、大きな差がありませんでした。つまり、報酬になる行動だけが下がっているということは、やっぱり興味喪失に近い症状だろうと評価できます。

そして食欲に関しては、摂食量や体重を測定すると、むしろよく食べる、太るということが分かりました。さらに睡眠に関しては、脳波を測ってみると、寝るべき時間には不眠、寝なくていい時間に眠りすぎるという睡眠パターンでした。人間のうつ状態でもありがちな、睡眠障害のパターンです。

動作が緩慢かは、輪回しの速度を測ってみたところ、有意に遅いことが分かりました。それから、疲れやすさは、トレッドミル（ランニングマシンのような器具）の上を歩かせて測りました。やはり、野生型に比べて歩く時間が短く、疲れやすいという結果が得られました。

集中力の低下に関しては、少し特殊な実験装置を使いました。その装置には、穴のある箱が5つ並べられ、内側が一瞬光った穴に首を突っ込むと、そこにエサがあるのです。この実験は、マウスの訓練も必要ですからすごく大変でしたが、実際は非うつ状態と差はありませんでした。しかし、集中力に差がなかったということは、逆に言うと、このトランスジェニックマウスの症状は、単なる意識障害（意識がもうろうとしている状態）ではないことを証明したという意味にもなります。もし意識障害だとしても、同様の結果になることはあり得るからです。

## マウスの職業って？

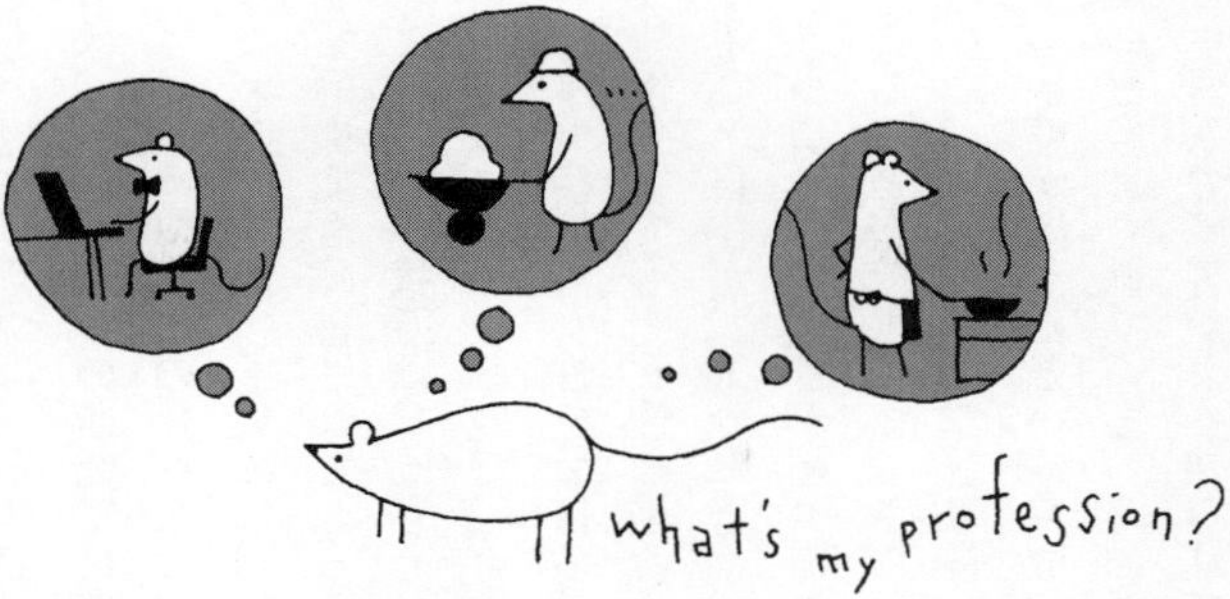


図8-6　マウスの「職業」は……？

感覚や行動は問題なく調べられましたが、うつ病の診断基準には社会的・職業的機能の障害の評価というものもあります。そのときに、改めて考えたのですが、マウスの職業ってなんでしょうか（笑）？　これを真面目に研究室のメンバーと議論しました（図8－6）。

そして、マウスにとって一番社会的な機能として重要で、測定可能な行動は、「子育て」ではないかと考えたのです。

そこで、うつ状態での社会的・職業的機能を評価するために、「子集め行動」を観察することにしました。子集め行動は、目の前に置かれた新生仔（赤ちゃん）を巣に集めて温める行動です。

出産・子育ての経験があるメスマウスなら、目の前に置かれた赤ちゃんマウスを短時間のうちに集めますし、子未経験のメスマウスでもスムーズではありませんが、子集め行動をします。これは自分が産んだ赤ちゃんでなくてもいいし、じつは、オスでも交尾経験があれば、観察できるのです。この方法を教えてくれたのは、以前、我々の研究室に在籍していた黒田公美博士です（第9章）。

さて、うつ状態のマウスですが、普段の行動を見ている限り、野生型や非うつ状態と大きな差はないのですが、子集めはしませんでした。やはり、このマウスがうつ状態のときは、社会的・職業的機能も障害されているのだろうと考えられました。

この、うつ状態は、そもそもメスにしかありません。手術で卵巣を取ったマウスには、うつ状態が見られなくなるので、ホルモンが関係していると予想されますが、詳細は不明です。そもそも、うつ病は、女性で2倍多いと言われていますが、その原因も未だ解明されていないのです。双極性障害でも、女性の場合は、うつ状態の頻度が多いと言われています。今のところ、女性であること自体が、気分障害や、双極性障害の一部の危険因子と考えられています。

うつ病診断の項目が揃ったので、我々のモデルマウスは、表面的には人のうつ状態と相同だと考えることができます。さらに、人に使われる抗うつ薬を投与すると、うつ状態が減りました。とくに、双極性障害の予防薬として用いられているリチウムに関しては、投与をやめたときに、うつ状態が増えるという特徴的な症状が見られました。これは、双極性障害の人の薬物に対する反応ともよく似ていました。さらに、うつ状態のバイオマーカーとして、視床下部・下垂体・副腎皮質系の障害がよく知られていますが、この系で分泌されるコルチコステロンというホルモンは、うつ状態で高くなりました。

## ミトコンドリア機能障害のある脳部位を探す

以前は、双極性障害の原因の一つはミトコンドリア機能障害だということで、なんとなく納得しようとしていましたが、何年か研究しているうちに全然それではダメだということが分かってきました。

なぜなら、ミトコンドリア機能障害が関係している病気は山ほどあるのです。たとえば、糖尿病は膵臓のランゲルハンス島のミトコンドリア機能障害ですし、パーキンソン病は黒質（ドーパミンを神経伝達物質に持つ神経細胞）のミトコンドリア機能障害です。それでは、双極性障害がミトコンドリア機能障害だと言ったときに、どこの組織のミトコンドリア機能障害なのかを特定することが何より重要な課題だろうということになります。つまり、双極性障害の患者さんの脳内で、ミトコンドリアDNAの変異が溜まっている場所を探せばいいだろう、ということです。

ところが、それを調べる技術はどこにもなく、技術開発を行っても、どうしてもうまくいきませんでした。仕方がないので、強行突破するしかない、と決めました。

そこで、マイクロダイセクション装置というものを使うことにしました。これは本来、がんの組織から一部を切り出して、それを分子生物学的に解析する装置です。しかし、我々の場合は病変が分からないので、特定の部位を切り出すことはできません。その代わりに、脳を小さく四角に切って、全部調べることにしたのです。脳を均等に400ほどに分割し、それぞれの小片全部からミトコンドリアDNAを抽出して、リアルタイムPCR法を使って、そのすべてのDNAで変異を定量して、最終結果を画像化するという、これまでにない実験をやりました。

膨大な手間をかけた結果が、この脳スライスをマスに区切っている画像です（図8－7）。そして、この苦労して作った画像から、ミトコンドリアDNAの変異が溜まっているところを見つけました。それは、「視床室傍核《ししょうしつぼうかく》」という脳部位でした。

読者の方で、視床室傍核という脳部位を知っている人は、ほとんどいないでしょう。視床室傍核は、大きな区切りで言うと視床上部と呼ばれる場所にあります。視床下部は非常に有名ですが、それに比べると、視床上部はマイナーな場所だと思います。主に視床上部には、視床室傍核と手綱核《たづなかく》と松果体《しょうかたい》が含まれています。3つともあまり注目されていなかった脳部位ですが、手綱核は、良くないことが起きることを予想したときに活動し、報酬系を抑制する働きを持つことから、うつ病との関係が最近注目されています。また、いずれも行動のリズムやストレスに関係していると考えられている場所です。

視床室傍核にミトコンドリアDNAの変異がもっとも溜まっていたことが分かり、さらにマウスの視床室傍核の機能を止める実験を行ったところ、うつ状態の原因は、やはり視床室傍核の機

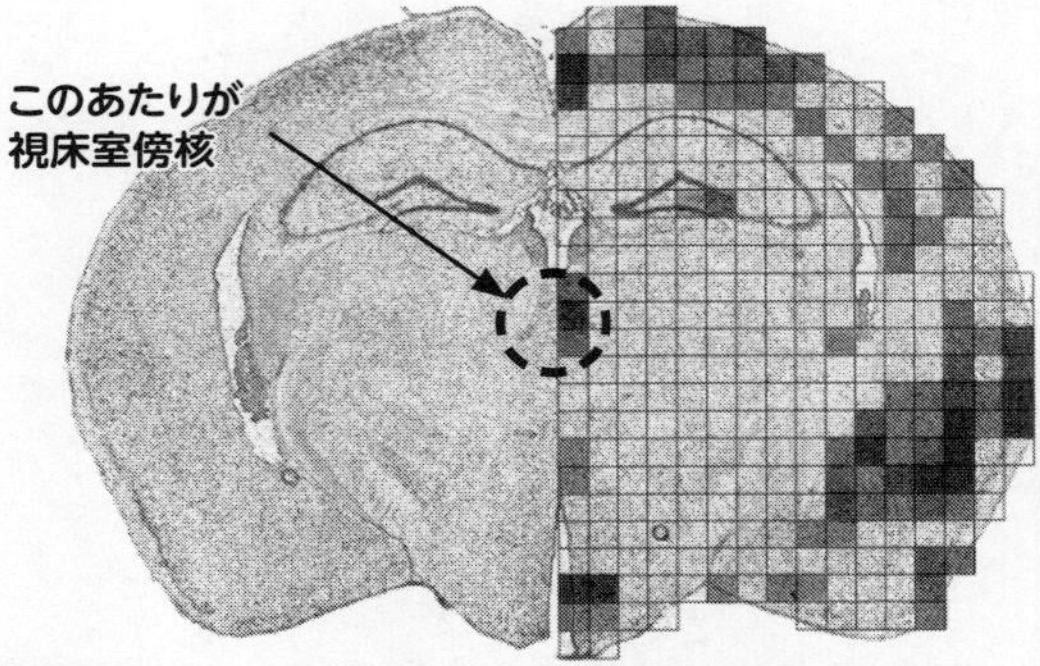


図8-7　ミトコンドリアDNAの変異が見られた脳部位

右半分の細かいマス目のように脳を均等に分割して、ミトコンドリアDNAの変異を調べた。マス目の色が濃いほど変異が多い。矢印で示した中央部分が、視床室傍核を含む部分。

能障害であることが疑われました。

## 知られざる脳部位

ただし、これが人の双極性障害における、うつ状態の原因と同じか否かは、患者さんの死後脳で調べてみなければ確定できません。そこで、ミトコンドリア病で、かつ気分障害を持っていた二人の患者さんの脳を調べたところ、やはり、この視床室傍核と思われる場所に、似たようなミトコンドリア機能障害を持つ細胞が集積していることが分かりました。

ただ、これが一般の双極性障害やうつ病の原因となっているかについては、まだ確定していません。また、その脳部位が視床室傍核とは断言できないのです。なぜなら、じつは人の視床室傍核は、あまりにマイナーすぎて解剖学的に注目されていなかった脳部位なので、どこからどこまでが視床室傍核なのか、まだ完全に同定できていないからです。

ですので、我々はいま、ヒトの視床室傍核がどこなのかを調べています。それと並行して、双極性障害の患者さんで、その視床室傍核と思われる部位に、同じようなミトコンドリア機能障害を持つ細胞が溜まっているのかを調べたいと考えています。

しかし、脳を調べようとしても、調べる脳がなければどうにもなりません。そこで、「ブレインバンク」といって、精神疾患の患者さんに登録していただいて、亡くなったときに脳を保存するという活動を推進しています。これによって患者さんの脳を蓄積して、それを調べさせてもらうわけです。

患者さんの脳が集まっていないことが研究進展の障害になってはいますが、脳さえあれば、原理的には解明できると思っています。100年前は限られた初歩的な染色法しかありませんでしたが、今は、あらゆる生体分子を選択的に染色して画像化できます。ですので、あらゆる生体分子に関して、患者さんのすべての脳部位を画像化できるとしたら、間違いなく病気について解明できるはずです。

当初は手探りに思えた精神疾患の研究も、ずいぶんと見通しが良くなってきました。しかし、正直に言うなら、まだ20年は研究しないといけないと思っています。解剖学的には、視床室傍核が双極性障害に関係する神経回路の一部だとは思いますが、ネットワークの全体像を解明し、さらに、ネットワークのどんな変調が、双極性障害を引き起こすのかを解明していく必要があります。そして、そこをターゲットとした治療も開発しなければなりません。まだまだ研究には先があるのです。

## 病気が心の解明にもつながる

じつは私は、双極性障害などの精神疾患を解明することが、心の解明にもつながると思っています。

たとえば先にも紹介したように、パーキンソン病という脳の疾患があります。パーキンソン病では、黒質という黒い神経核がなく、うまく歩けないなど、運動に支障をきたすことが分かっています。しかしパーキンソン病の患者さんは、自ら歩けなくても、飛んできたボールを反射的に取れたりします。そういう非常に不思議な運動の障害を引き起こす病気なのです。その黒質に含まれていた物質がドーパミンであると判明し、脳の中におけるドーパミンの機能に注目が集まりました。つまり、パーキンソン病の存在によって、ドーパミンの研究が進んだわけです。そして、ドーパミンは、報酬系や意欲にも関わることが分かってきたのです。

これに倣うと、双極性障害の原因が解明されれば、双極性障害に関わっている神経核や神経細胞、神経伝達物質の研究が進み、そこから派生して、脳機能に関わるさまざまなことが分かるはずです。

感情、あるいは情動の中には、いくつもの要素があります。一番研究されている「情動」は、秒単位で生じる現象です。とくに恐怖や報酬などの早い反応は、動物で研究しやすいため、比較的、研究が進んでいます。たとえば、ヘビを見て瞳孔を開くとか、毛が逆立つとか、血圧が上がるとか、そうした一瞬で起きる反応です。その下には、もう少し社会的な行動に関わるような情動があります。好ましいとか、敵対的とか、そういったレベルの情動です。

そうした社会的な情動の、さらにもっと手前にあるものが、基本的な情動です。何週間、何ヵ月単位で続く「気分」のことですね。この気分が、双極性障害に関係する主な情動だと私は考えています。

しかし、秒単位の生理学的な情動と、何週間単位の気分を決める情動が、どのようにつながっているかということは、まったく解明されていません。しかしながら、双極性障害の病態を解明することによって、心を知る手がかりになるのではないかと期待されるのです。

たとえば躁状態になると、非常に情動が不安定になります。ささいなことで怒りだしたり、逆に感激したりします。じつは躁病の人たちは、誰とでも一瞬で友達になれるような、非常に情動が豊かな人たちでもあるのです。ですから、躁状態（気分が高ぶっているとき）は、秒単位で生じる感情にも甚大な影響があるはずです。双極性障害では、そういった感情の根源的な部分が障害されているのです。これまでに、生理学的な情動、恐怖や報酬などの意義は十分に分かっていますが、もう少し長い単位で、気分の変動が生物にとってどういう意味を持つのかは、双極性障害の解明を通して分かってくるものがあるはずです。

これまで、評価基準が曖昧な「気分」は、動物で研究しにくかったのですが、もし完全な双極性障害の動物モデルがあれば、そこを手がかりに、動物を用いた気分の研究ができるかもしれません。うつ病の診断基準の中で、自責感や抑うつ気分などは、マウスで確認できない（主観的な報告を受けられない）、という話をしました。しかし、それ以外の客観的な指標から、うつ状態と診断できるマウスには、抑うつ気分が生じているだろうと仮定できます。つまり、抑うつ気分を通じて、マウスの主観的な体験を研究できるかもしれないのです。

たとえば、うつ状態のときのマウスに、心理的に影響を与える課題をさせます。その結果、うつ状態と普通の状態で認知的な変化を観察できれば、気分という、マウスの主観を問うような実験ができるでしょう。双極性障害を研究のスタートとして、もっと基礎的な脳機能の研究へと転化していくということも十分可能ではないでしょうか。

病気の研究を通じて心の仕組みにもアプローチしていくと、「気分」というつかみどころのない現象も、分子や細胞の言葉で語れるようになるはずです。いずれ、すべての脳の病気を克服し、脳の仕組みを解明して、「心」に科学の手が届くようになることを目指して研究を進めています。

◉プロフィール――かとう・ただふみ／1963年、東京都生まれ。東京大学医学部卒業。滋賀医科大学精神医学講座助手、東京大学医学部精神神経科講師などを経て、2001年より現職。2015年から副センター長を兼務。現在、脳科学研究戦略推進プログラムプログラムスーパーバイザーも務める。2014年、「精神疾患の神経生物学的研究」により塚原仲晃記念賞を受賞。趣味は音楽（鑑賞も演奏も）。

第9章

# 親子のつながりを作る脳

親が子を育て、子どもが親を慕う「親子関係」に、脳はどう関わっているのでしょうか?

最終章では、脳から見た親子のつながりに迫るとともに、脳研究が今後どう役に立っていくのか、「社会とのつながり」も皆さんと考えたいと思います。

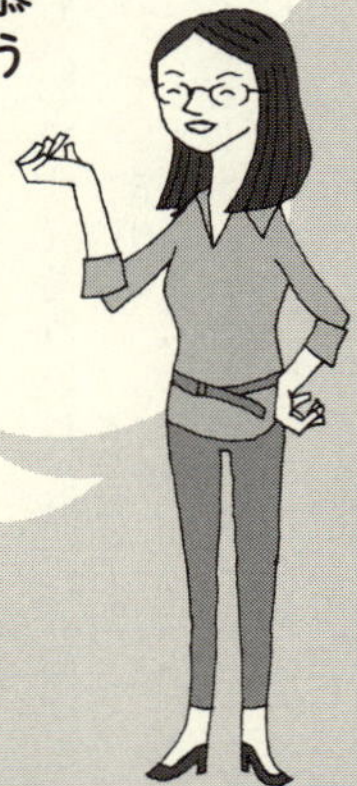

黒田公美
親和性社会行動研究チーム チームリーダー

誰にでも子どもだった時期があり、誰かに育てられて成長します。そして大人になれば、子どもを育てるという経験をする人も多いでしょう。その意味で、親子関係は誰にとっても身近な話題です。

私たち人間をはじめ、哺乳類の赤ちゃんは未熟な状態で生まれるので、親が子育てをしなければ成長できません。親は授乳するだけでなく、保温をする、体を清潔にしてあげる、危険から守るなど、子に対してさまざまな世話をします。一方、子どもは、世話をしてくれる親を慕い、後を追い、姿が見えなくなれば泣いて呼ぶなど、親子関係を維持するために積極的に働きかけます。これらを「愛着行動」と呼びます。

そもそも、こうした「親と子のつながり」とは何でしょうか?

私は、脳の研究からそのメカニズムを解明したいと思っています。子育てと愛着は本能的欲求にもとづく行動ではありますが、とても高度で難しいものです。それには、脳のどのような機能が関わっているのか、親と子のそれぞれの側から研究しています。

親と子の間にはつよい絆があって、はじめから愛情で結ばれているはず——そう考えている人も多いかもしれません。ですが、子育ては、経験もなしにはじめから上手にできるほど簡単なものではありません。さまざまな事情から、育児放棄（ネグレクト）や虐待など、親子関係において問題を抱えている人は少なくないというのが現状です。親子関係を脳から研究することで、そうした問題の解決にもつなげたいと考えています。

## 脳研究の過疎地に挑む

私は精神科の研修医時代に、いろいろな悩みや心の問題を抱えた人のうち、かなり多くの方々が、過去の親子関係に悩んでいることを知りました。そのときの経験から、親子関係を脳のレベルで解明したいと思い、基礎研究の道に進みました。

しかし、じつは親子関係の脳研究は、あまり盛んではありません。脳科学では、たとえば空間記憶は非常に人気のある分野です。空間を動物がどう認知し、その中での自分の位置や運動状態を理解し、いかに記憶するかなどのメカニズムは、海馬などを中心に多くの脳科学研究者が研究しています。視覚や嗅覚、運動制御なども人気の高い分野です。心の感情的な働きの中では、恐怖や不安などの不快な感情が、病気との関連が高いこともあって注目され、研究人口も多いのです。

一方で親子関係や愛情のような心地よい感情は、一般の方にもなじみのあるテーマだと思うのですが、なぜか研究人口が少なく、過疎地のようなものです。親子関係の中では「親子を分離したときに、子どもの発達にどんな悪影響があるか」という研究は、第二次世界大戦前後の孤児院での研究から始まり、今でも人気のある分野ですが、親子関係を築くための親や子の行動がどのような脳内回路によって制御されているのか、研究している人は多くありません。子育てと子の親への愛着を司る脳神経回路の解明に特化して研究しているのは、私たちの研究室を含めて世界でもわずかしかないのが現状です。

## 子育てに影響する遺伝子はどこ？

1996年にアメリカの研究グループによって、世界で初めて「特異的に子育て行動ができないノックアウトマウス」が報告されました。ただしこれは、もともと子育てを解明するための研究ではありませんでした。別のテーマで研究をしていた人が、ある遺伝子に注目してノックアウトマウスを作ったら、結果的に子育てができなかったという経緯でした。子育てを研究したいと思っていた私は、彼らの結果に感銘を受け、そのテーマでポスドクとして働きたいという手紙を出しました。

しかし「私たちは子育てにとくに興味があるわけではなく、今後その研究を継続するつもりはない」という返事だったのです。そこで私は、このマウスをはじめ、いくつか報告されはじめた子育てのできないノックアウトマウスを譲り受けて集め、その共通点を探すことで、子育ての分子機構を解明しようと思い、独自に研究を始めました。

ですが実際に研究を始めると、遺伝子をノックアウトして特異的に子育てに影響を与えることは、とても難しいことでした。ほとんどは他の行動にも影響が出ていたり、健康状態に問題があったりし、その結果として子育てが困難になっていたのです。15年前から始めて、10種類以上の遺伝子変異マウスを調べましたが、残念ながら、遺伝子1個の変異によって、特異的に、かつ決定的に子育てができなくなるという知見を見出すことは今でもできていません。

おそらく、子育ては哺乳類にとって非常に大切であるため、たった一つの遺伝子に完全に頼ってしまうことはなく、リダンダンシー（冗長性）があるのだろう、と考えられました。

## 小さな脳部位が関わっていた！

ところが、少し視点を変えて遺伝子ではなく脳の場所（脳部位）に着目することにより、「子育てに特異的に必要な脳内の物質的基盤」を解明する糸口が見えてきました。

一つの小さい脳部位が、子育てに大きな影響を持っていたのです。それは「内側視索前野《ないそくしさくぜんや》中央部（ｃＭＰＯＡ）」という部位です。２０１２年に母親マウスで同定し、２０１５年には父親マウスでも子育てに必須であることを明らかにしました。

それまでに、「内側視索前野（ＭＰＯＡ）」という領域が子育てに大切だということは、ラットを用いた実験で解明されていました。内側視索前野は、視床下部の前方に位置する領域で、正確には視床下部ではありません。ＭＰＯＡを破壊すると子育てに支障が出るということはわかって

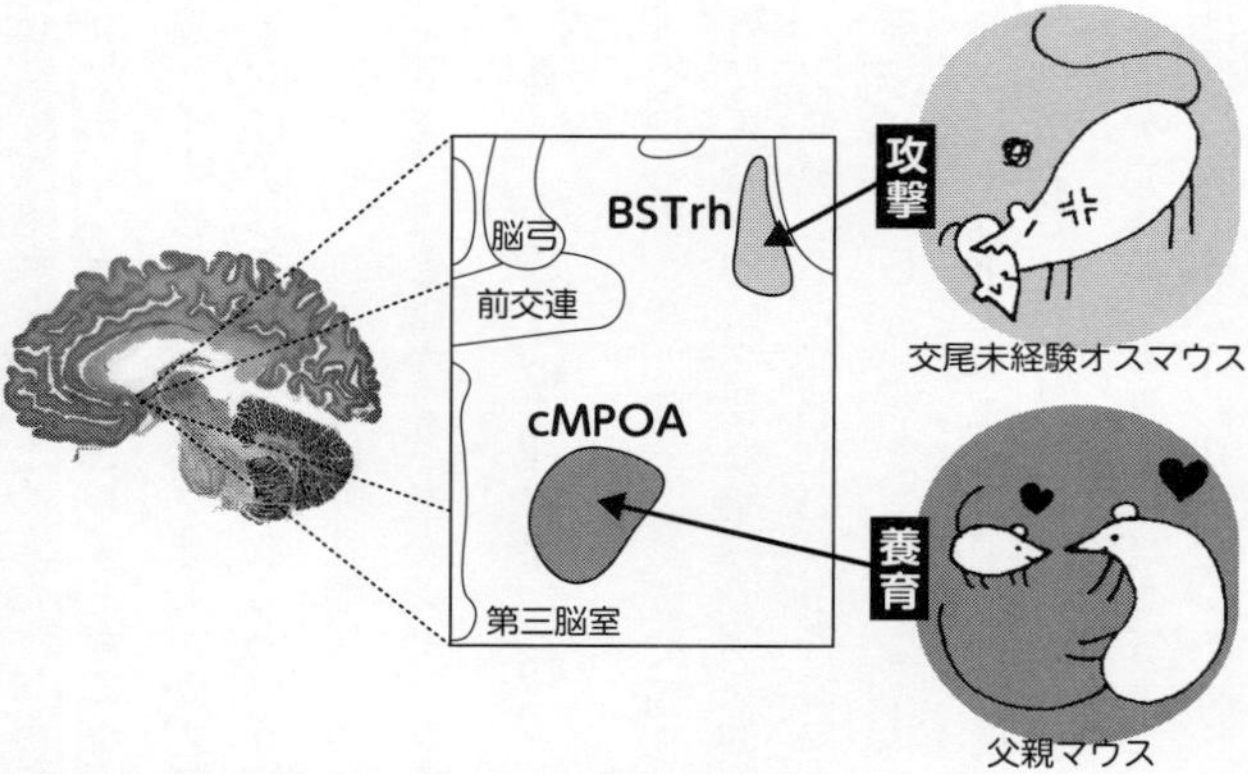


図9-1 子育てに関わる脳の部位

cMPOA（内側視索前野中央部）は子を養育するのに関わり、BSTrh（分界条床核菱形部）は、子を攻撃するのに関わる脳部位だと判明。中央の図は、マウスの脳地図で、冠状断で見た様子を模式化したもの。ヒトの脳では左に示したあたりに相当する。（Tsuneoka & Tokita et al., 2015より改変）

いましたが、その中でとくにどのようなニューロンが必要なのか、また、どのような他の脳部位から情報を受け取り、どこに情報を発信するのかなど、回路の全容は明らかになっていませんでした。

そこでマウスを使ってより詳しく調べていくと、ＭＰＯＡという領域の中の後方の中央付近にある小さい部位が、マウスの子育て行動には必須であるということが分かってきました。

この脳部位の機能が抑制されると、子育て経験を積んだ母親マウスでさえ、自分の子を殺してしまうことが判明したのです。この脳部位を明確に示す名前はまだ脳地図上になかったので、「cMPOA」と名付けました（図9－1）。

脳地図とは、脳のどこにどんな脳部位があるかを網羅した、文字通り「脳の地図」です。脳科学の研究者にとっては必須の資料ですが、研究者が少ないために脳地図がまだ確立していない脳部位もあります。MPOAやその周辺もそうで、いろいろな分子の分布などを調べることによって、地図自体を自分で作りながら研究を進める必要があります。

ヒツジなど他の哺乳類の実験でも、MPOAが子育てに重要であると考えられています。今回、マウスの実験で、MPOAのなかでもとくにcMPOAという微小部位で、子育て行動がコントロールされていることが分かってきました。

MPOAやcMPOAは人間の脳ではまだ正確に同定はされていないのですが、現在は、マウスでcMPOAに特異的な分子を探索し、それを小型のサルであるマーモセットで検出することで、マウスでのcMPOAにあたる部分を霊長類で明らかにする研究を進めているところです。

## メスとの経験によって「父性」が目覚めた

さらに、オスマウスでは「分界条《ぶんかいじょう》床《しょう》核《かく》菱形部《りょうけいぶ》（BSTrh）」という広義の扁桃体に属する脳部位（図9－1）が、赤ちゃんマウスに対する攻撃性に関係することも分かってきました。

「オスの子殺し」については、野生動物の生態や行動学の話を聞いたことのある方もいるかもし

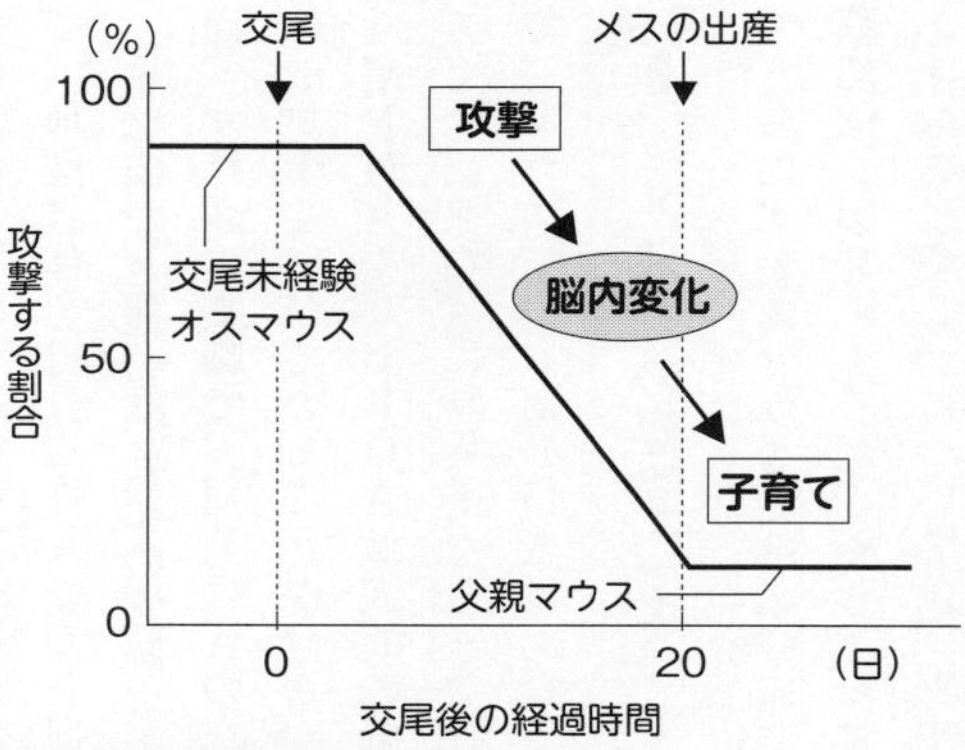


図9-2　交尾をすると
オスマウスは父性が目覚める

交尾未経験のオスマウスは子マウスを攻撃するが、交尾を経験し、20日ほど経ってそのメスが出産をする頃には子を養育するようになる。

れません。ハーレムのように、1匹のオスのリーダーを頂点にした群れを構成する一夫多妻制の動物種で、リーダーが新しいオスに倒されて群れが乗っ取られると、前のリーダーの血を受け継ぐ子どもを新しいリーダーが皆殺しにし、それをきっかけに群れのメスが発情して交尾を始めるのです。

　これは人間から見るとショッキングですが、オスが自らの遺伝子を効率よく複製するための、生物学的には適応的な行動です。

　そして交尾の結果、新しいリーダー自身の子が生まれてくる頃になると、オスは子殺しをせず、むしろ子どもを守り育てるという、「父性の目覚め」が起こります。

　これは、すでに50年以上前にハヌマンラングールというサルで見つかった現象です。ほかにも、ゾウアザラシ、ライオン、ヒヒやマウンテンゴリラにも同じ現象が観察されていますが、そのメカニズムは解明されていませんでした。

マウスにも同じ現象があることがわかっていましたので、私たちはマウスでこの「父性の目覚め」現象の解明を目指しました。

興味深いことに、交尾しメスと同居する経験を経たオスマウスは、自分の子だけではなく、よその子でも殺さずに子育てをします（図9－2）。オスのマウスには、自分が交尾して生まれた子と他人の子を確実に見分けることはできないので、安全のためすべての子を同じように扱うのでしょう。

よその子からくる匂い、見た目などの感覚入力は、交尾をする前の子殺しのときと交尾後の子育てをする時期でまったく同一なので、メスと交尾し同居したという社会的記憶がオスの脳を変え、子に対する行動を正反対に変化させると考えられました。つまり、社会的な文脈で子育てするか子殺しするかを瞬時に切り替えているのです。

## 「子育て」「子殺し」のとき脳内で起きていること

では、子育てと子殺しのどちらにするか、決断する脳部位はどこにあるのでしょうか？　そして、メスとの経験はオスの脳のどの部位に蓄えられ、決断する脳部位に影響を与えているのでしょうか？

この問題を解くために、まず私たちは、子マウスを攻撃する未交尾のオスと、子育てをする父親オスを、それぞれ子マウスと同居させ、2時間後に脳を摘出し、どの脳部位の活性が高まっているかを調べました。

脳部位の活性は、遺伝子発現を調整するタンパク質である、c－Fosという転写因子の量で調べることができます。神経細胞が活発に機能して遺伝子発現も活発になるとき、転写因子c－Fosタンパク質の発現量が上昇するため、神経細胞の活性化の指標になるわけです。

結果、子マウスを攻撃する父親マウスでは、BSTrhという場所でc－Fosタンパク質が増加しました。一方、子を養育する父親マウスでは、MPOAの後方中央部（cMPOA）でc－Fosタンパク質が増加していたのです。

しかし、この実験では、脳部位の活性化と行動の間に相関関係があることは言えますが、因果関係までは分かりません。脳部位の活性化によって行動に至ったのか、あるいは行動の結果として脳部位が活性化したのかを区別できないのです。

そこで、今度は同居させる子マウスを金網で覆い、実際には攻撃や養育ができない状況で、同じ実験を行いました。金網ごしにオスマウスと子マウスを対面させたあとに、オスマウスの脳を調べたのです。

結果は、先ほどとほぼ同じでした。つまり、BSTrhやcMPOAの活性化は、子マウスに

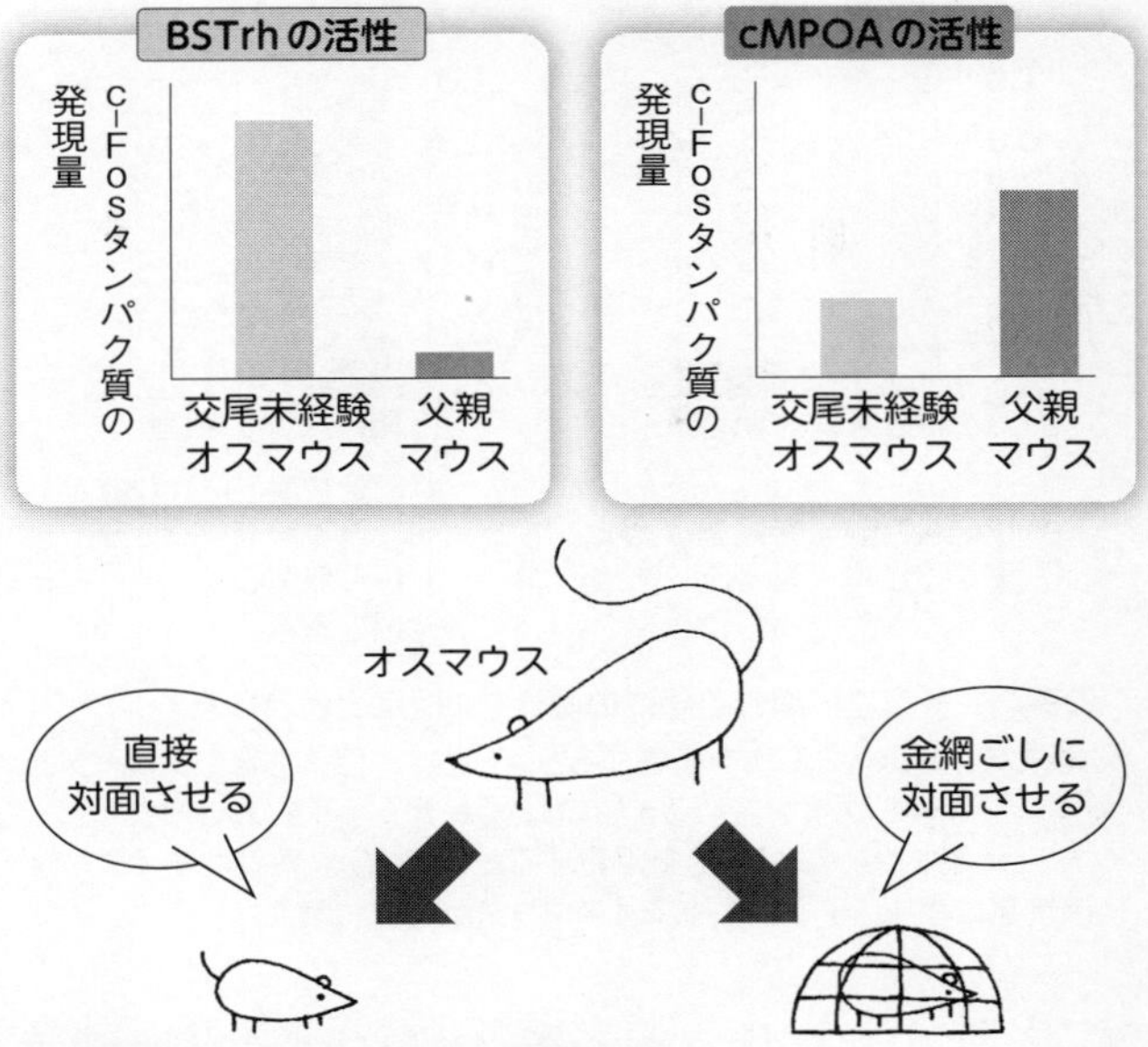


**図9-3　脳を見れば、子を攻撃したいのか子育てしたいのか分かる**

子マウスと同居（直接対面）させたあとのオスマウスの脳のc-Fos活性を調べると、上図の通り、子を養育する父親マウスではcMPOAで活性化し、子を攻撃するオスマウス（交尾未経験）ではBSTrhで顕著に活性化した。金網ごしに子マウスと対面させたあとでも同様の結果に。

対して起こした行動の結果ではなく、行動を起こそうとする意欲や動機を反映していると考えられるのです（図9－3）。

さらに、ｃＭＰＯＡとＢＳＴｒｈの活性化が子マウスへの攻撃や養育に必要かどうかを確かめる実験を行いました。

交尾未経験のオスマウスのＢＳＴｒｈの働きを薬剤注入によって阻害すると、

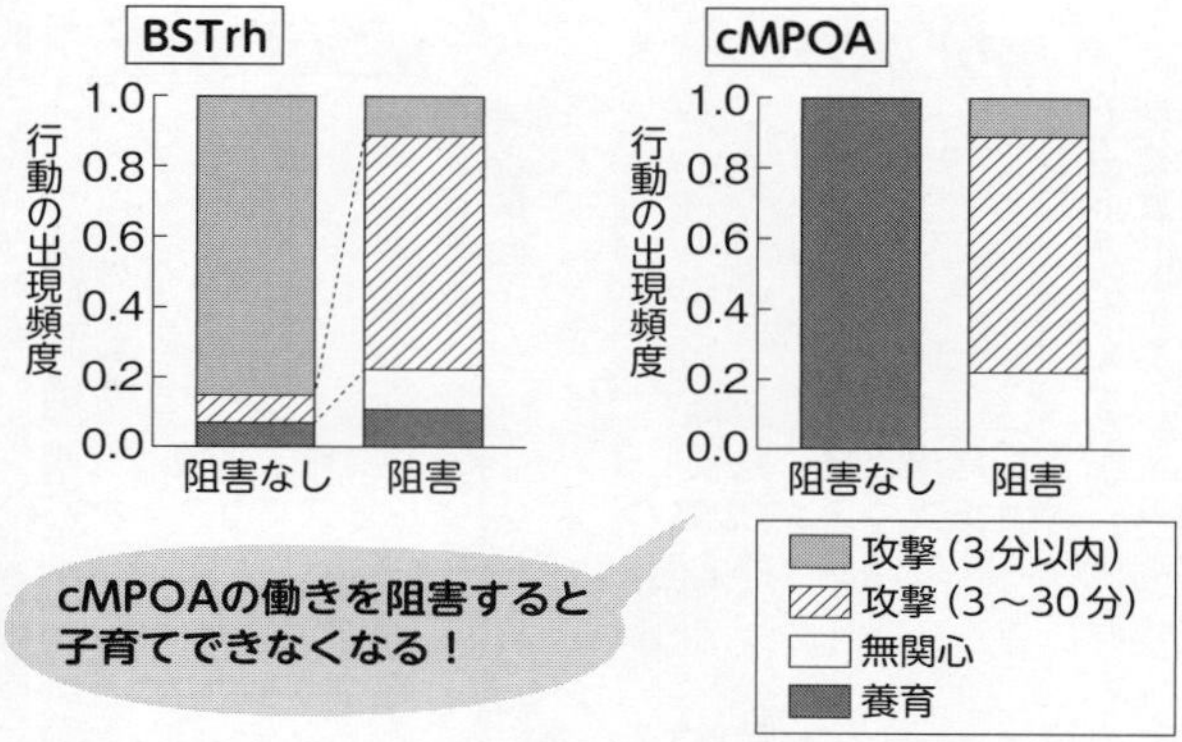


図9-4 **子育てに関わる部位の働きを抑えるとどうなる？**

交尾未経験オスのBSTrhを阻害すると（図左）、阻害しないグループと比べて、子への攻撃を始めるまでの時間が長くなるマウスが増えた。一方、父親マウスのcMPOAを阻害すると（図右）、養育するオスマウスは皆無になり、子を攻撃するオスマウスが有意に増えた。

子マウスを攻撃する頻度が減りました。

これは、ＢＳＴｒｈの働きが子マウスへの攻撃を促進することを示しています。

一方で、父親マウスのｃＭＰＯＡの働きを阻害すると、まったく養育しなくなっただけでなく、子マウスを攻撃するようになったのです。さらにｃＭＰＯＡの働きを阻害したときは、ＢＳＴｒｈが活性化されていました。

つまり、ｃＭＰＯＡはＢＳＴｒｈを抑制していると考えられたのです（図９－４）。

実験結果からは、養育行動に関わるｃＭＰＯＡが活性化されると、子マウスへの攻撃に関わるＢＳＴｒｈの働きが抑えられるような神経回路が形成されていることが推測できます。

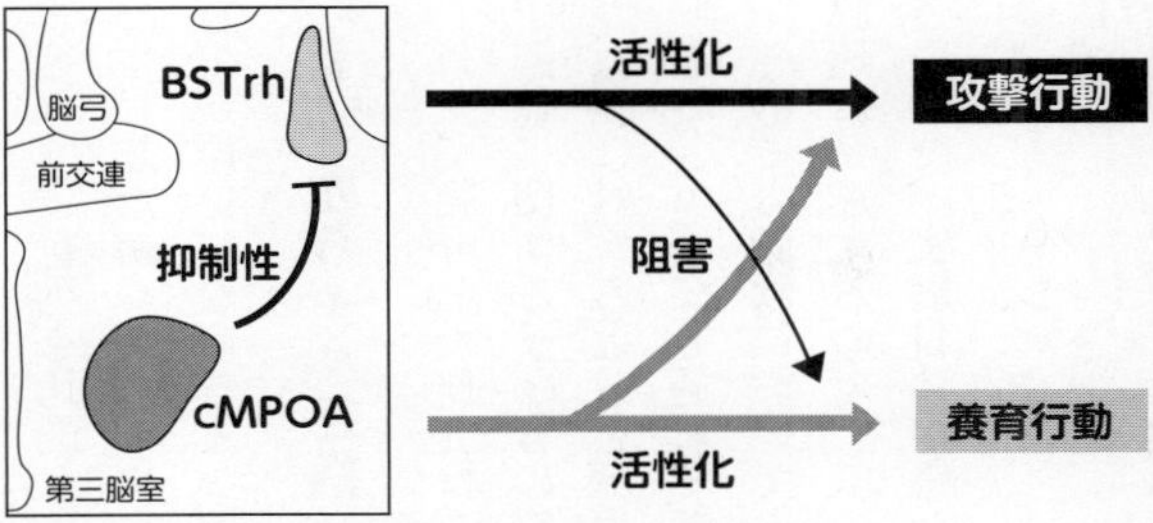


図9-5　子育てに関わる神経回路の仕組み
BSTrhは攻撃行動を促進しcMPOAは養育行動を促進するという、互いに反する機能を持つ。cMPOAはBSTrhの働きを抑えている。BSTrhもcMPOAを阻害する機能を示すが、限定的である。

実際に、ＢＳＴｒｈとｃＭＰＯＡの結合様式を解析すると、ＧＡＢＡ作動性の抑制性ニューロンが、ｃＭＰＯＡからＢＳＴｒｈへ投射していることが分かりました。ちなみにＧＡＢＡ作動性の抑制性ニューロンとは、ＧＡＢＡ（γ-アミノ酪酸）を神経伝達物質に持つ、投射先を抑制するニューロンのことです。

そこで次に、光遺伝学的手法を用いて、ｃＭＰＯＡの活性化が攻撃行動へ与える影響を確認しました。光遺伝学（オプトジェネティクス）については、41ページを参照してほしいのですが、簡単に説明すると、ウイルスベクターを利用して、光が当たると神経細胞を活性化するチャネルロドプシンというタンパク質をｃＭＰＯＡの神経細胞にだけ作らせ、ｃＭＰＯＡを照らせるように光ファイバーを手術で埋め込みました。このことで、外から人工的にｃＭＰＯＡの神経細胞を活性化させることができます。

そして、光をcMPOAに当てながら子マウスと同居させたときと、光を当てないで同居させたときで、行動を比較します。すると、予想通り子マウスに対する攻撃は光によって減少したのです。したがって、cMPOAが興奮するとBSTrhが抑制され、子殺しへの意欲が減って子育てが優位になる、という回路があると考えられました（図9－5）。

## 赤ちゃんを抱っこして歩くと泣き止んだ！

以上で紹介した研究は、子育てをする親側の脳の話ですが、より一層分かっていないのが、親子関係に関する子どもの脳の活動です。子どもが泣いたり泣き止んだり、親を後追いしたりといった親に対する愛着を示すために必要な脳部位については、最新の脳科学でもほとんど分かっていないといっても過言ではありません。

そもそも動物においても、成体（おとな）に比べて子どもの研究は難しいものです。子どもは急速に発達するので、脳の大きさも行動も成長にともなって日々変わっていきますし、身体が小さいので、実験自体が難しいのです。しかし、泣くなどの愛着行動はヒト・サル・マウスでかなり共通しているので、方法さえ工夫すれば、子どもの愛着の脳内メカニズムを研究することは可能です。

愛着の中でも、最近私たちは、赤ちゃんを抱っこして歩くと泣き止む、という現象を突き止め

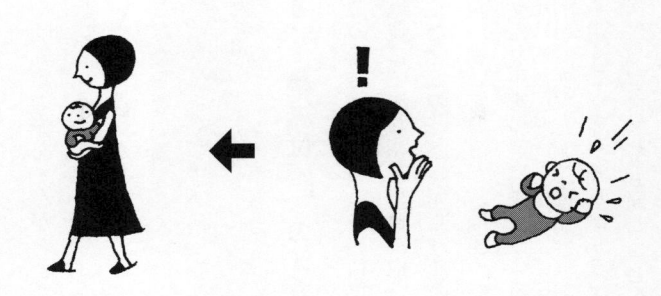

図9-6　赤ちゃんを抱っこして歩くと泣き止む!　——輸送反応

ました。子育てをしたことのある方は、思い当たるのではないでしょうか。

ネコやイヌ、ライオンなど他の動物でも、親が子を運ぶときに子がおとなしくなって運ばれることは、経験的には知られていました。

しかし意外にも、この現象は科学的にまだ調べられていませんでした。それをヒトの乳児とマウスの実験で確認したのです。親が抱っこして歩くと赤ちゃんはリラックスして泣き止み、おとなしくなるのですが、それはマウスも人間も同じでした（図9－6）。

私たちは、この現象に「輸送反応」という名前をつけ、2013年に報告しました。通常はこのような基礎研究が実際の生活に役立つまでには時間がかかるのですが、この研究は、すぐに一般の家庭でも取り入れられて役立てることができました。

「輸送反応」という言葉はすでに、運ばれるときに人間や哺乳類の赤ちゃんがおとなしくなる現象、という意味で一般に使われ始めています。また輸送反応というキーワードでインターネットを検索すると、これを利用して子育てしているブログがいくつも見つかります。とくに、お母さんがいないときに慣れない子守りや寝かしつけをしなければならないお父さんが、「こうすれば泣き止むとわかって、赤ちゃんへの苦手意識がなくなった。みなさんもぜひ試してみてください」などと書かれているのを見ると、研究したかいがあったと思います。

## 「輸送反応」のメカニズム

この輸送反応について、私たちが行った実験を簡単に紹介します。

母親に、赤ちゃんを腕に抱いた状態で「座る・立って歩く」を約30秒ごとに繰り返してもらいました。このときの赤ちゃんの行動を映像で、生理的反応を心電図で記録しました。その結果、母親が歩いているときは座っているときに比べて、赤ちゃんの泣く量が約10分の1になり、足を蹴ったり手をつっぱったりする自発運動の量が約5分の1に低下しました。さらに心拍数は、母親が歩き始めて約3秒程度で顕著に低下しました。これらの結果から、母親が赤ちゃんを抱きながら歩くと、赤ちゃんがリラックスしおとなしくなることが分かったのです。

次に、マウスでも同じことが起こるかどうかを調べました。母親マウスは子マウスを運ぶと

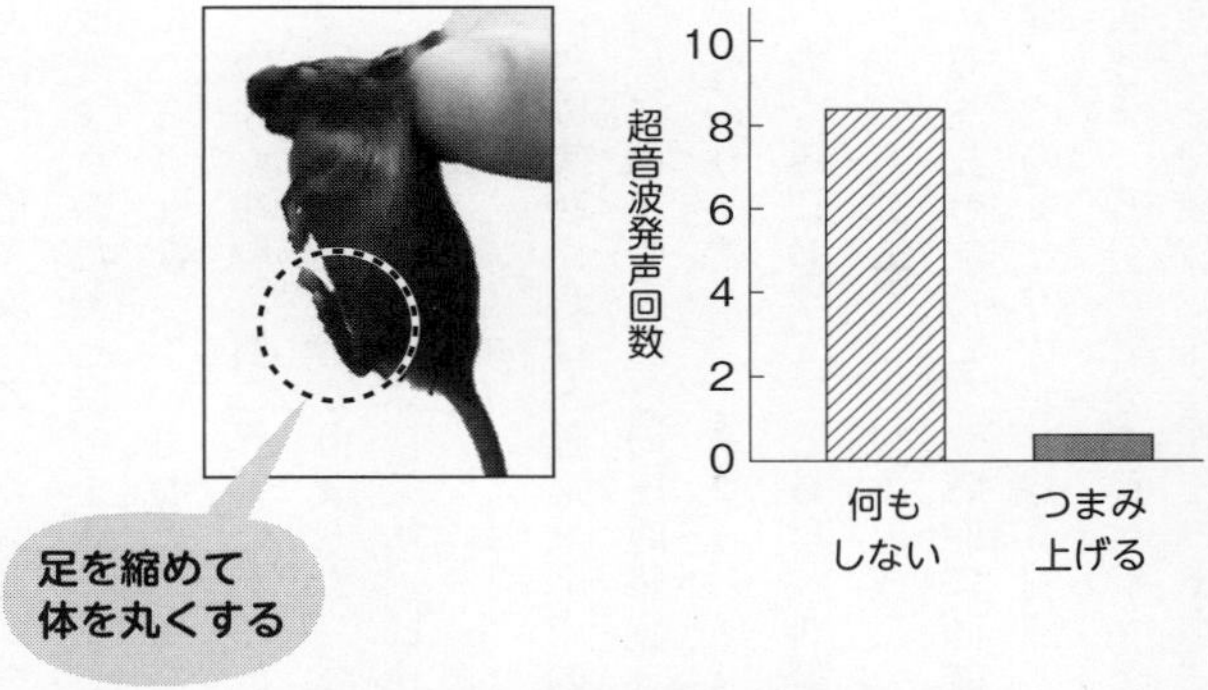


図9-7　子マウスも、輸送運動によっておとなしくなる
子マウスは親マウスにくわえられたときのように首の後ろをつまみ上げられると、下肢を縮めて丸くなり、心拍数も低下する。そのとき、鳴き声（超音波発声）をあげる回数も、何もしないときの約10分の1に減った。

き、子マウスの首のうしろを軽くくわえます。離乳前の子マウスは、このように運ばれるときおとなしくなります。また、母親マウスの動作をまねて人間が首のうしろの皮膚をつまみ上げても、子マウスはおとなしくなり、心拍数も低下しました。

子マウスも人間の赤ちゃんと同じように、母親がいなくなったら泣いて呼びます。ただし、子マウスの泣き声は超音波で人間には聞こえないため、特殊な装置で測定します。その超音波で泣く回数も、つまみ上げたときは、何もしないときの10分の1ほどに低下しました。

これらの結果から、母親が子を運ぶときには、マウスでも人間でも子が泣き止んで、おとなしくなり、リラックスすることが明らかになりました（図9－7）。

次に、輸送反応のメカニズムを脳や生理機能のレベルで明らかにするため、さまざまな遺伝子改変マウスで輸送反応を調べました。マウスは母親に運ばれるとき、リラックスしていても完全にだらりとなっているわけではなく、下肢を縮めて丸くなることが知られています。

ですが小脳皮質に異常のあるマウスで実験をしたところ、輸送されるときに体を丸める姿勢ができないことが分かりました。また、正常なマウスでも、首のうしろの皮膚の感覚をリドカインという麻酔薬でなくしたり、ピリドキシン（ビタミンB6）の過剰投与で空中を運ばれている感覚を阻害したりすると、おとなしくする時間が短くなりました。

この実験からは、輸送反応中の姿勢制御（体を丸める反応）には小脳皮質が、おとなしくなる反応には首のうしろの皮膚感覚と空中を運ばれるときの固有感覚が、それぞれに重要であることが分かります。

ちなみにビタミンB6は、神経細胞の活動に必須のタンパク質です。通常の食生活で、欠乏症や過剰症になることはありません。しかし実験的に普通の食生活やサプリでは起こりえないほどの量を投与すると、一時的に固有感覚を麻痺させることが知られています。固有感覚とは、筋や腱、関節などの状態を知る内部感覚で、自らの手足がどうなっているのかを把握するために使われます。自分の体が動いているという感覚は、固有感覚と平衡感覚（前庭感覚）、そして視覚の3つを統合して作られています。

## 赤ちゃんがおとなしくなるのには理由がある

では、なぜマウスと人間に共通して、赤ちゃんは運ばれるときにおとなしくなるのでしょうか？　この輸送反応という現象の役割を知るために、ピリドキシンの過剰投与で運ばれていることが分からない状態になった子マウスを、母親マウスに運んでもらう実験をしました。すると、おとなしく運ばせてくれない子マウスは、普通のおとなしくしている子マウスに比べて、母親が運ぶのに時間がかかってしまいました。

このことから、子が運ばれるときにおとなしくするのは、運んでくれる親に対する「協力」と考えられます。多くの哺乳類で親が子どもを運ぶのは、何か特殊な事情があるときです。たとえば、巣の近くにゾウの群れが迫ってくると、ライオンの母親は、1匹ずつ子をくわえて何キロメートルも歩き、別の場所に引っ越しをします。このような緊急事態で、親も急いでいるときに子どもがおとなしくしてくれないと、その子は置きざりにされてしまうかもしれません。

したがって輸送反応は、親の子育てに対する協力行動だと考えられるのです。輸送反応自体の存在は経験的に分かっていたとしても、その機能は、このような実験をしなければ証明できません。一時的にでも体の感覚を阻害するような実験は、人間の赤ちゃんではできないので、マウスで人間と共通する現象を明らかにして初めて、実験可能になるのです。

## マーモセットで子育てを調べる

ちなみに最近、新しい霊長類モデルとして、先ほど出てきたマーモセットという中南米原産の小さなサルが注目されています(図9-8)。マウスやラットなどの齧歯類は、恐竜が絶滅した6500万年前頃、霊長類と分かれたと考えられており、カバやクジラなどと比べれば霊長類に近いのですが、それでも大きな違いがあり、マウスやラットを使って明らかになったことを人間に応用するには、相当の飛躍があります。そこで、霊長類のモデル動物が求められているのです。

その中でマーモセットには、さまざまなメリットがあります。まず、体が小さいことや、順調にいけば5ヵ月に一度、2匹ずつ子を出産する多産な性質から、飼育や実験には都合がよいこと。そして、マーモセットの大脳皮質にはほとんどしわがなく、表面がつるんとしているので、脳の研究にも有利です。通常の哺乳類の脳のしわにはかなり個体差があり、脳の区分を決める上で大きな障害になるからです。

そして、マーモセットは基本的に一夫一妻(野生では時に一夫二妻や二夫二妻)で強い家族の絆を築き、共同で育児も行うので、社会行動を調べるのに非常に適しています。密接な家族関係を持つため音声コミュニケーションも発達していて、マーモセットは、人間の耳にもはっきり分かる10種類以上のコールを鳴き分けます。また、独りぼっちにさせられると誰かが来てくれるまでずっと鳴いているところなど、人間の赤ちゃんの泣き声に機能的に似ているところがあるのです。今、こうした手がかりを用いて、マーモセットの愛着行動について調べているところです。

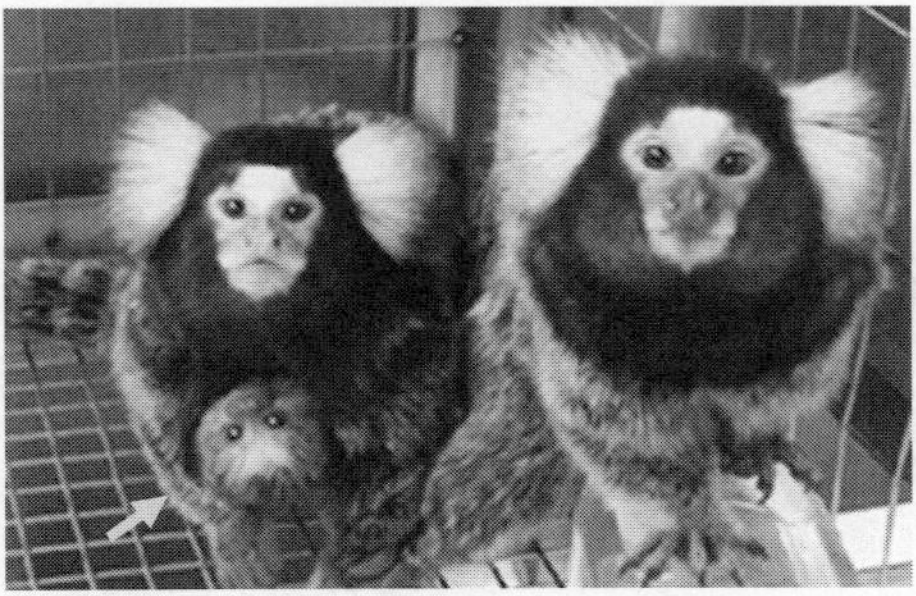

図9-8　マーモセットの家族

野生では主に樹上で暮らしており、父親や年上の兄弟も子育てに積極的に参加する。右が母親、左で子（矢印）を抱いているのが父親。（撮影：齋藤慈子）

## 「本能」への誤解

最初にもお話ししたように、哺乳類は未熟な状態で生まれるので、必ず親の子育てが必要になります。そのため子育ては本能行動と呼ばれることがありますが、本能という言葉は「まったく学習しなくてもはじめからできる行動」というように誤解されて受けとられることが多いので、ここで少し説明しておきたいと思います。

もし赤ちゃんが道端にいて泣いているとすれば、普通の人は周りに親がいないか探すものです。いなければ、抱き上げて保護しようと思うか、少なくとも誰かに伝えようと思うでしょう。

気にもかけずに通り過ぎて、その後も何も感じない人はほぼいないと思います。そうした気持ちは、教えられなくともほとんどの人が持っているものですよね。直接の利益はないけれど、それ自体にやりがいがある、やらずにはいられないからするのです。この意味で、子どもの世話・子育ては、基本的に「本能的欲求」の一種です。そうでなければ、子育てを必要とする哺乳類は生き残ってこられなかったでしょう。

しかし、「したいと思う」ことは本能ですが、実際の行動がうまくできるかは別問題です。本能行動にも学習は必要なのです。

私はよく、「1回目のセックスから上手にできた人はいますか?」と話します。母性についても、「母性は本能だから、上手に育てて当然」といわれることもあるのですが、これは母性神話という誤解です。

たしかに子育ては哺乳類にとって種の存続に関わる重要な行動ですから、子育てをしたいと思う意欲を司る脳内回路が、哺乳類の進化の中で保存されていることは間違いありません。しかし、初回から複雑な行為を思った通りにできるものではないのです。赤ちゃんがごはんを食べたり水を飲んだりするときも、最初は、こぼしてばかりで上手にできません。食欲が本能的であるにもかかわらず、です。

したがって、欲求が本能的であっても、上手に行うためには練習や経験が必要なのです。子育ては、あらゆる本能行動の中でも一番高度で難しいものであり、多くの経験が必要になります。はじめに上手くできなかったとしても、不思議ではありません。野生動物でも、初産では、世話がうまくできないため子どもの死亡率も高いですし、養育放棄（ネグレクト）もよく起こります。しかし2産目には同じ母親が上手に子育てすることがほとんどです。

## 親子関係の脳科学は役に立つのか

親子関係において脳の中で起きていることを探究し、そのメカニズムを明らかにすることは重要です。ですがその知見が現実に起きる親子関係の問題に役立たなければ意味がないと、私は思っています。では、親子関係の脳科学はどのように現実の人間社会に役立つのでしょうか？　たとえば、子ども虐待などに応用できる可能性はあるでしょうか。

虐待とまではいかなくても、子育てに難しさを抱える親や保護者の方々は多いですが、実際には、子どもとの関係以外に悩みを抱えている場合がほとんどです。とくに多いのが、自分自身が親に十分養育してもらえなかった、あるいは虐待を受けた、という幼少期のつらい経験が背景にある場合です。

こういった体験が子どもの脳の発達に影響を及ぼし、それが長じて自らの子育てを行う上で妨げになりうることは、統計的・心理学的な研究はされてきましたが、脳科学的には未知のままです。つまり、つらい過去の経験が、将来の問題行動や心の問題のリスクを高めること自体は分かっていても、その真ん中にある「脳」がブラックボックスだと、どうしてそうなるのか、またその影響の程度が人によって違うのはなぜなのか、分からないのです。

人間の心の働きのなかで、自分自身が意識できる部分はかなり小さく、大部分が「無意識」に働いているということ、そしてその無意識の働きに、小さい頃の親に対する愛着が関係しているということをジークムント・フロイトが初めて示唆しました。そして、それが確かだろうということは、その後多くの研究者によって検証されました。

心の働きとは、何か超自然的な存在を仮定するのでなければ、そのほとんどがすなわち脳の働きです。何かが記憶されたり、学習されたりすることも、すべて脳の中に物質的なこと、たとえばある分子が増えてくることや、神経細胞と神経細胞の間のつながり（シナプス）ができたり消えたりすることなどの現れのはずです。ですから、小さい頃の親との経験も、オスマウスがメスマウスと一緒に暮らした経験と同じように、物質的に脳の中に残り、それによってその後の脳の働きを変えていくことになります。

フロイトたちも、親子関係に関する問題について、具体的・物質的に脳の中で何が起きているのか知りたかっただろうと思います。しかし技術的に、手が出る時代ではありませんでした。たとえば神経解剖学はありましたが、まだ未発達でしたし、脳の小さい部分の働きを外から観察したり、定量したりすることはできませんでした。

今は動物を用いればそれが可能です。まずは動物実験で、つらい乳幼児期の体験が、脳のどこに、どのような影響を及ぼし、それが成長後のさまざまな心の問題のきっかけになるのか、明らかにする必要があります。それができて初めて、なぜ小さい頃に大切にされていないと、大きくなっていろいろな問題が引き起こされるのかが、はっきり分かってくるでしょう。

ほかにもたとえば、ドメスティック・バイオレンス、貧困、家族や自身の病気なども、子どもをかわいいと思う気持ちを混乱させたり、また、気持ちはあっても実際にかわいがる行動を難しくさせてしまったりする場合があります。その人の問題を明らかにし、解決を支援する上で、脳科学が役に立てば素晴らしいと思っています。

## 脳と心を操作する技術

「すでにマウスでは、光ファイバーを脳に埋め込んで、子どもに対する攻撃行動を抑制することが可能なのだから、その技術を子どもに虐待をしてしまう人間の親に応用するのはどうだろう？」と聞かれたことがあります。これは、技術を使って、「心」をコントロールすることと言えるでしょう。最後に、この問題について考えてみたいと思います。

まず、脳を直接操作することによって人間の行動を変えようとした過去の例として、１９３０

～1940年代に行われた前頭葉白質切裁術《ぜんとうようはくしつ》（いわゆる「ロボトミー」）があります。重篤なうつ病などの精神疾患に対して行われた方法で、うつ病などに関係していると思われた前頭葉白質を他の脳部位と切り離す手術です。

当初は治療法として大きく期待され、この方法を開発したモニスがノーベル賞を受賞したほどでした。しかし、対象が制限なく広げられ、犯罪者等にまで応用されてしまったこと、十分な安全対策なく行われたために事故で亡くなった方もいたこと、適切なインフォームドコンセントなしに行われたこと、人格の変化といった副作用があることが分かってきたこと、という問題点に加え、薬物療法が進歩したことから、その後、行われなくなりました。

しかし、脳を直接操作する治療法がなくなったわけではありません。たとえば、「パーキンソン病」という、体の動きがぎこちなくなったり手が震えてしまったりする病気があります。これは脳の中でドーパミンという、運動の制御に大切な物質の働きが不足することが原因で起こります。

そこで、脳の中でドーパミンをより多く作らせるように、脳に電気刺激を与える治療（脳深部刺激療法）があります。これはすでに保険適用となっており、多くの患者さんに行われています。また、事故などで脊髄が損傷したため手足が動かなくなってしまった人に、直接脳の活動を読んで手足を動かす信号を取り出し、機械を使って手足を動かす技術（ブレインマシンインターフェース）も開発されています。

つまり、脳から直接情報を読み出したり、外から活動を操作したりすることは、技術的に可能になっているばかりではなく、実際に行われ始めていることなのです。

しかし、それを子育ての問題、たとえば虐待をしてしまう親に応用してもよいのでしょうか？　とてもそうは思えない、とんでもない、というのが一般的な感覚だと思います。パーキンソン病と子ども虐待の間の、この違いはどこにあるのでしょう。

すでに1963年にコンラート・ローレンツというノーベル賞学者が、その名著『攻撃』の中でこの問題について述べています。

「今日わたしたちは自分の消化管の機能を知りつくしているばかりでなく、この知識をもとにした医学、ことに腸外科学のおかげで、年々幾千人もの生命が救われているが、それというのも、要するにわたしたちがだれひとりとして、この器官の働きに特別の畏敬や尊敬を払っていないという事情が幸いしているからだ」

「ところが人類は、かれらの社会構造の病理学的解決には無力であり、原子力兵器を手中にしながら社会のこととなると、まるでそこらの動物となんら変わらず、理にかなう行動ができないということは、大部分、みずからの行動を高慢にも過大評価し、その結果、人間の行動の問題を研究可能とみられる自然現象から除外しているせいなのだ」

――つまり、体の働きと異なり、愛情や憎しみ、社会性といった自分の心の働きに人間は誇りを抱くあまり、科学的に調べ、それを白日の下にさらすことに強い抵抗感を感じるのだろう、というのです。

「自分自身とは何か?」あるいはもっと具体的に、「自分にとってほんとうに大切な『自分の部分』、そこを変えたら自分ではなくなってしまうくらい、自分という存在の中心にあるものとは何ですか?」と問われたとき、多くの人にとって、体やその働きは、そこまで大事ではないと思うのです(スーパーモデルやトップアスリートは違うかもしれませんが)。

では、脳はどうでしょう。脳の働きの中でも、パズルや計算問題を解いたり、何かを学習したりといった道具的な知能はどうですか? もし将来、脳を操作して、ほかの部分はまったく変えずに学力だけを飛躍的に伸ばすことができるようになったら、やってみたいと思う人もいるかもしれません(図9-9)。

アイデンティティの根幹であり、変えられたくないと感じる心の部分には、やはり愛憎をはじめとする感情的な面があるのではないかと私は思います。

たとえば、大事な人を失って悲しみのあまり、ごはんも喉を通らない、眠れないほどの状態のとき、「この治療を受ければ悲しい気持ちがなくなりますよ」と言われたら、私たちはその治療を受けるでしょうか。もちろん、悲しみの持続やその強さにもよるでしょうが、何となく抵抗を

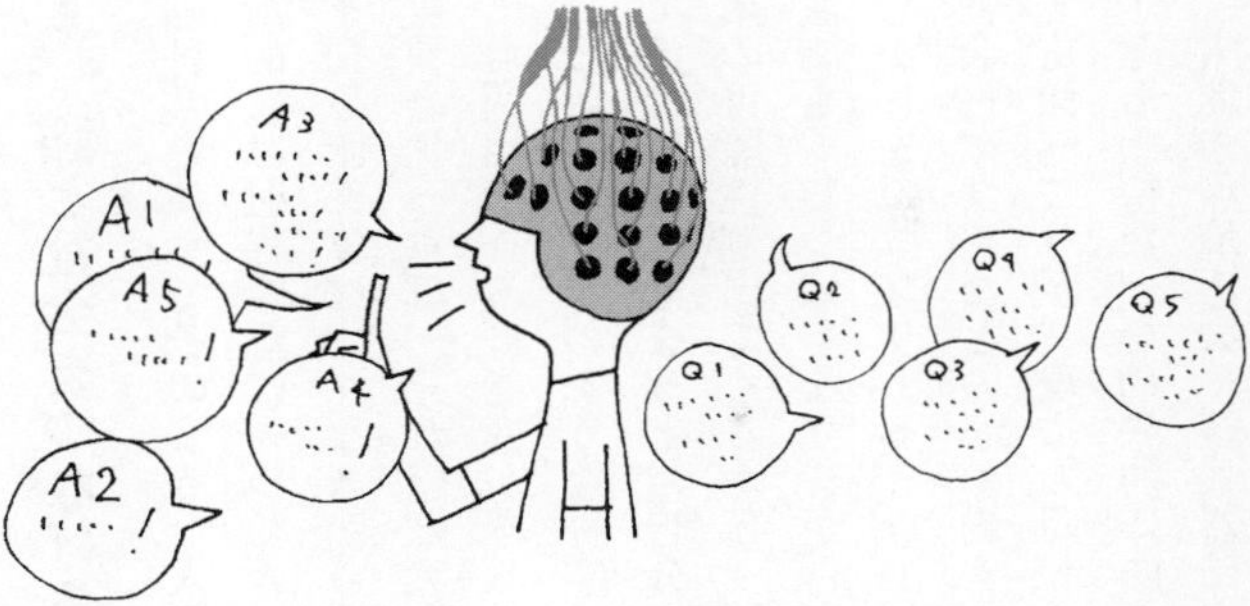


図9-9　脳が外からコントロールすることで、学力をアップが可能になったら……？

感じてしまいますね。もし悲しさがなくなってしまったら、その人に対する愛自体も減ってしまうような気がするからかもしれません。

また、「もっと優しい人になりたい」と思っていたとしても、「脳にチップを埋め込めば、他人に意地悪や暴力をしそうになったら、強制的にそのような感情が消えて、優しくできるようになれますよ」と言われたらどうでしょうか。

このような、人間の犯罪を治療によって強制的に消去しようとする未来社会を描いた『時計じかけのオレンジ』という小説の中に、「神は、善良であることを望んでおられるのか、それとも善良であることの選択を望んでおられるのか？」というセリフが出てくるのですが、それを思い出します。

## 脳と社会をつなげる

脳科学を使ってそのような人間性の根幹に関わる感情まで見たり操作したりすることが、今や技術的には射程距離に入ってきています。本能的な、すなわち哺乳類全体に保存された行動や感情を司る脳部位は、マウスからサル、人間に至る進化の過程で、より高次な認知や知能を司る大脳皮質と比べれば、それほど大きな変化はありません。マウスで可能なことは、原理的には、人間にも適用できる可能性があるのです。

ではいっそ、そのような科学はやめてしまったほうがよいのではないか？　これ以上、心について深く知ってしまうと、自分の大事な感情をのぞき見られたり、勝手に操作されたりといった悪用の可能性が出てくるから、研究自体をすべて禁止したほうがよいのではないか？　そういった議論も、じつはかなり昔からありました。

しかし先のコンラート・ローレンツは、人間がもっとも神聖なものであるかのように思っている社会性や共感などの心の働きを自然科学の題材とせず、ブラックボックスのままにしておこうとする傾向こそが、現に人間が示す社会行動の病理、すなわち戦争、テロリズム、いじめ、そして子ども虐待などを効果的に防ぐことができない原因なのではないか、という警告を発しています。人間が環境汚染や核兵器によって自らを滅ぼしてしまう瀬戸際に立たされているのは、科学や工業を発達させたからではなく、その果実を正しく利用するために必要な社会性が哺乳動物のままに留まっていることに、自分で気づいていないからではないのか、というのです。私も基本的に同意見です。

詳しく動物行動を調べてみると、たとえばオオカミやゴリラなどの高度な社会性を持つ動物の群れの中には、高い道徳性があります。その中には、たとえば順位に応じて挨拶をする、メスや子どもなど弱い立場の個体を攻撃してはいけないというルール・規範があり、メンバーはそれを守って群れの中で平和に暮らしています。しかし、群れのメンバー以外には、この規範が適用されないことが多いのです。

第二次世界大戦に医師として従軍し、ロシアの捕虜収容所に抑留されるという経験を経たローレンツは、異なる国や宗教の間の対立が、まさにこのような人間の動物としての社会性のあり方から説明できるのではないかと考えました。であるならば、動物の社会性が脳の中でどのように実現しているのか、突き止める必要があります。そうすることで、社会性がうまく機能しない場合はどの部位に問題があるのか、あるいは人権や法が現代人に求めるように、動物における規範を超えて社会性を機能させようとするならば何が必要なのかを、初めて明らかにできるのではないかと考えられるからです。

それでは、どうすればよいのでしょうか？　技術が実現すれば、誰かが、あるいはどこかの国がそれを人間に応用するかもしれません。とくに、犯罪に関わる問題の場合はどうでしょう。現在でも、脳への直接操作ではありませんが、性犯罪をやめられない人が自らも同意した場合に、手術により、あるいはホルモン投与によって化学的に去勢を行ってもよいとされている国も複数あります。

また、前頭葉など脳の衝動性を制御する領域の機能が低下することによって、犯罪のリスクが高まることも、かなり証拠が蓄積してきました。ある性犯罪者が逮捕されてから、前頭葉に脳腫瘍があることがわかり、手術で腫瘍を除去すると性衝動がなくなった、という報告もあります。つきつめていうと、罪を犯す人は悪人なのか、それとも社会性を制御する脳領域に障害を抱える病人なのか、どちらでしょうか？　もし後者だとしたら、それを人体や脳への直接操作によって治療してよいのでしょうか？　このような議論は、海外では「神経犯罪学」や「神経倫理学」と呼ばれる分野として盛んになってきていますが、日本ではまだ十分な議論が行われているとは言えません。

この問題について本章ではこれ以上述べませんが、脳の操作によって、人間の行動や感情を変えてよいのか、よいとするのならどのような条件がある場合なのか、脳科学と一般社会の対話によって議論していくべき時代が来ていると、このような研究を進めてきた私自身が思っています。

新しい科学技術が人間の生活や社会に与える影響については、新しく法律を作るなどして慎重に対応する必要があります。現在、高度生殖医療や、ｉＰＳ細胞やＥＳ細胞による再生医療の研究が進んで、生命倫理にも時代に合わせた議論が必要になってきました。

こういった議論で多くの人々のコンセンサスを得て、それを法律や制度に反映させるには時間がかかります。法整備が実際の臨床応用に間に合わず、たとえば精子バンクを利用して生まれた子どもの親を知る権利や、場合によっては財産を相続する権利まで、対策が後手に回ってしまっている例もあります。

脳と行動の関係については、その轍《てつ》を踏まないよう、今のうちから議論を開始したほうがよいと思っています。科学の進歩によって、私たちの心と行動を作る脳のメカニズムが明らかになることはとても素晴らしいですし、エキサイティングなことです。だからこそ、脳科学の発展を社会にとって有意義なものとして生かしていくためには、さまざまな分野、立場の人々の対話が必要です。今こそ、脳科学と社会との密接なつながりと、広い視野が必要になってきているのです。

◉プロフィール━━━━━━━━くろだ・くみ／1970年、東京都生まれ。京都大学理学部物理系卒業。その後、大阪大学医学部に入学、同大大学院医学研究科博士課程修了。カナダ・マギル大学博士研究員として留学した2002年から親子関係の研究を始める。理化学研究所基礎科学特別研究員などを経て、2015年より現職。趣味はヨガだが、仕事と家庭の両立でなかなかできないのが悩み。

# おわりに

いかがでしたでしょうか?

さまざまな領域へとつながる脳科学の世界を楽しんでいただけたことを祈っています。

皆さんに脳科学のおもしろさを伝えたいという思いを込めた一冊ですが、本音を言うと、こうした一般向けの脳の本を作るにあたっては、なかなか難しい面もあります。

まず、脳科学のことを隅から隅までもれなく解説しようとしたら、一冊では足りません。何しろ、私たちが毎日、しゃべったり、食べたり、眠ったり、走ったり、泣いたり、笑ったり。これらすべては脳がやっていることです。テレビをつけると毎日、どこかで戦争が起きていて、株価が変動し、犯罪が起き、タレントのスキャンダルが報じられ……。これらもすべて、脳がやっていること。それだけに、人間が存在する限り、脳研究のテーマが尽きることはありません。そして、人間の活動を脳の観点から研究すると、思ってもみなかったことが次々とわかってくるのです。

それから、本というのは、一人で書くに越したことはないのですが、脳研究の最前線を隅々まで分かっている人はいないのです。子ども向けの入門書ならかろうじて一人で書けるかもしれませんが、神経細胞を構成する分子の構造を調べている人から、社会の中での人間のふるまいを研究している人まで、あらゆる階層で、さまざまな研究が行われています。研究というのは、たった一つのテーマに一生をかけて取り組んで、その業績が教科書の一行になるかどうか、という世界です。一人の研究者がすべての最先端の脳研究について熟知することは、ほとんど不可能なほど、広くて深いのです。

そんなわけで、この本では、サイエンスライターである丸山篤史さんに、私を含めた9名の研究者にインタビューをしていただき、それを元に原稿を執筆して頂きました。そして、たった一行の記載に込められた事実の重みにこだわる研究者の立場と、多くの読者にとってわかりやすい内容にしたいという編集の立場の真剣勝負から、この本は生まれました。

苦労して完成したこの本ではありますが、決してすべての脳科学の領域を網羅しているという訳ではなく、カバーされていない脳科学の領域も山のようにあります。この本で、皆さんに脳についてすべて分かった気になっていただきたかった訳ではありません。むしろ、分かっていないことが山ほどあり、これから何を研究すればよいのかという脳科学の未来について、一緒に考えていただきたかったのです。

昨今、研究が「役に立つかどうか」という視点で捉えられることが多くなっています。国民の税金を投入していただいて研究を進めている以上、当然のことではありますが、実際には、好奇心から始まった研究が、後に大いに役に立つ結果となることもしばしばあります。オワンクラゲの蛍光タンパク質の発見でノーベル化学賞を受賞された下村脩博士は、この研究が役に立つとは思っていなかった、と語っておられます。にもかかわらず、その研究が社会に大きく貢献しました。

科学を一歩一歩進めていくのは、「なぜだろう?」という関心からはじまる研究者の飽くなき探究心です。逆説的ではありますが、役に立つ研究成果を上げるためにも、知的好奇心にもとづく基礎研究が大切なのです。

宇宙とならぶ人類のミステリーである脳の研究に終わりはありません。

脳科学はこれからどんな方向へ向かうのか。この本を読み終わった皆さんにこそ、ぜひ考えて頂ければと思います。

そして、この本を読んだ若者の中から、次世代の脳科学研究者が生まれてくることを願ってやみません。

編者を代表して　加藤忠史

## さくいん

N.D.C.491.371　322p　18cm

ブルーバックス　B-1994

# つながる脳科学《のうかがく》

「心のしくみ」に迫る脳研究の最前線

2016年11月20日　第1刷発行

編者　理化学研究所《りかがくけんきゅうしょ》 脳科学総合研究《のうかがくそうごうけんきゅう》センター
発行者　鈴木　哲
発行所　株式会社講談社
〒112-8001　東京都文京区音羽2-12-21
電話　出版　03-5395-3524
販売　03-5395-4415
業務　03-5395-3615
印刷所　（本文印刷）慶昌堂印刷株式会社
（カバー表紙印刷）信毎書籍印刷株式会社
製本所　株式会社国宝社



ISBN978－4－06－257994－0

## 発刊のことば

# 科学をあなたのポケットに

二十世紀最大の特色は、それが科学時代であるということです。科学は日に日に進歩を続け、止まるところを知りません。ひと昔前の夢物語もどんどん現実化しており、今やわれわれの生活のすべてが、科学によってゆり動かされているといっても過言ではないでしょう。

そのような背景を考えれば、学者や学生はもちろん、産業人も、セールスマンも、ジャーナリストも、家庭の主婦も、みんなが科学を知らなければ、時代の流れに逆らうことになるでしょう。

ブルーバックス発刊の意義と必然性はそこにあります。このシリーズは、読む人に科学的に物を考える習慣と、科学的に物を見る目を養っていただくことを最大の目標にしています。そのためには、単に原理や法則の解説に終始するのではなくて、政治や経済など、社会科学や人文科学にも関連させて、広い視野から問題を追究していきます。科学はむずかしいという先入観を改める表現と構成、それも類書にないブルーバックスの特色であると信じます。

一九六三年九月

野間省一